L'infirmier(e) en psychiatrie

Chez le même éditeur

Soins infirmiers et douleur. Évaluation de la douleur, modalités du traitement, psychologie du patient, par C. Metzger, A. Muller, M. Schwetta, C. Walter. 2012, 4e édition, 320 pages.

Processus psychopathologiques, par S. Langenfeld, J. Merckling. 2011, 304 pages.

Guide pratique de l'infirmière, par L. Perlemuter, G. Perlemuter et al. 2011, 3e édition, 1 776 pages.

Dictionnaire médical de l'infirmière, par J. Quevauvilliers, L. Perlemuter, G. Perlemuter et al. 2009, 8e édition, 1 224 pages.

L'infirmier(e) en psychiatrie

Les grands principes du soin en psychiatrie

Laurent Morasz

Annick Perrin-Niquet

Catherine Barbot

Clémence Morasz

2e édition

ELSEVIER
MASSON

ISBN : 978-2-294-08621-2

Elsevier Masson SAS, 62, rue Camille-Desmoulins, 92442 Issy-les-Moulineaux cedex
www.elsevier-masson.fr

Liste des auteurs

Laurent MORASZ, Psychiatre et psychanalyste à Lyon. Parallèlement à son activité libérale de psychothérapie, il dirige l'institut de formation continue Anaxis Santé, au sein duquel il poursuit ses travaux et son activité d'enseignement auprès des professionnels du soin psychique. Il a déjà publié aux éditions Dunod : *Le soignant face à la souffrance* (1999), *Comprendre la violence en psychiatrie* (2002), *Prendre en charge la souffrance à l'hôpital* (2003), *Comprendre et soigner la crise suicidaire* (2008).

Annick PERRIN-NIQUET, Cadre supérieur de santé d'abord au CHS de Saint-Cyr-au-Mont-d'Or puis aujourd'hui au Centre hospitalier Saint-Jean-de-Dieu à Lyon. Elle a été également enseignante en IFSI puis attachée à la formation continue au CHS le Vinatier. Elle exerce actuellement la présidence du Comité d'étude des formations infirmières et des pratiques en psychiatrie (CEFI-psy).

Catherine BARBOT, Psychologue clinicienne à Lyon. Elle exerce une activité de psychothérapeute et occupe des fonctions hospitalières d'accompagnement et de supervision d'équipes infirmières en psychiatrie. Elle est également formatrice et responsable du département « soins en psychiatrie » d'Anaxis Santé, au sein duquel elle développe différents thèmes de formation autour de l'application pratique des concepts psycho-dynamiques dans le soin en psychiatrie.

Clémence MORASZ, Psychologue clinicienne à Lyon. Ancienne élève de l'École des Psychologues Praticiens. Elle dirige actuellement le CNFE (Centre National de Formation aux techniques de l'Entretien) dont elle est l'une des fondatrices. Parallèlement à ses fonctions de direction, elle poursuit ses travaux et son activité d'enseignement centrés sur les techniques d'entretien et de relation d'aide à destination des professionnels du champ sanitaire et social.

Liste des collaborateurs

Jean-Pierre Vérot est cadre infirmier en psychiatrie, président de la commission Santé mentale à l'ANFIIDE, il est également titulaire d'une maîtrise en psychopathologie.

Françoise Pernot a été cadre supérieur de Santé et responsable de formation au CHS le Vinatier (Lyon), elle est actuellement formatrice en IFSI à Grenoble.

Le Dr Jérôme Lerond et l'équipe de l'unité de psychiatrie biologique du Dr Patrick Lemoine du CHS Le Vinatier (Lyon), pour le cas de Madame V. dans le chapitre 2.

Les équipes soignantes des hôpitaux du Vinatier, de Saint-Jean-de-Dieu (Lyon), de Saint-Jean-Bonnefonds et du CHU (Saint-Etienne), du Centre psychothérapique de l'Ain (Bourg-en-Bresse), du CHU de Reims et de l'EPSM Lille-métropole (Armentières), pour l'approche clinique des organisations limites dans le chapitre 2.

Le Dr Stefka Ivanov-Mazzucconi, psychiatre attaché à l'hôpital Esquirol, pour la thérapeutique médicamenteuse dans le chapitre 3.

L'équipe de l'unité de psychiatrie de liaison du Dr Claude Guillemarre du CH de Givors, pour le cas d'Angélique dans le chapitre 3.

Les équipes de psychiatrie du CHU de Saint-Etienne, de l'Hôpital Saint-Jean-Bonnefonds, et du CH de Saint-Chamond (Loire) et plus particulièrement F. Souchon, P. Escot, S. Varenne, F. Monnier, M.-P. Lange, V. Prebet, C. Grail, J.-L. Thizy, C. Dubanchet, Z. Idris, F. Vallet, J. Vialle, D. Blanc, S. Loguasto et E. Caltagirone pour la richesse de leur réflexion autour des actions infirmières dans le chapitre 6, ainsi que Messieurs Louche, directeur des soins, et Moularde, cadre infirmier supérieur, pour leurs apports et l'initiative de l'organisation des journées de formation autour de ce thème.

L'équipe de l'unité de psychologie médicale de l'hôpital de Charleville-Mézières ainsi que les équipes de psychiatrie adulte du CHU de Reims, pour le cas de Céline dans le chapitre 8.

Dominique Vérot, ISP au centre de Consultation pour adolescents et jeunes adultes du Dr Alain Braconnier (Paris 13e), pour le cas de Marc dans le chapitre 8.

Hélène Leduc, cadre infirmier, et l'équipe de l'unité de géronto-psychiatrie du Dr Joli (CHS Saint-Jean-de-Dieu à Lyon), pour le cas de Madame L. dans le chapitre 8.

Le Dr Régine Machabert, Mireille Duvert et l'équipe infirmière de l'Institut de traitement des troubles de l'affectivité et de la cognition (ITTAC) du Pr Jacques Hochmann (Villeurbanne), pour le cas de Damien dans le chapitre 8.

Didier Case, cadre supérieur de santé (CHS Saint-Jean-de-Dieu, Lyon), pour son éclairage sur les aspects méthodologiques de la démarche de soins ainsi que pour la rigueur et l'originalité de ses apports lors de nos échanges.

Remerciements

Outre les personnes déjà citées pour leur contribution spécifique, Laurent Morasz et Catherine Barbot tiennent à remercier tous leurs collègues soignants qui ont participé aux formations qu'ils ont animées ces dernières années, pour l'ensemble de leurs apports et la richesse de leurs échanges autour de la question de la position soignante infirmière en psychiatrie.

Toute notre gratitude à Pauline et Clémence Lee-Masdeumer pour leur aide et leur soutien dans la conduite de ce projet, ainsi qu'à Basile et Cyprien Bas-Koukane qui les ont rejoints pour cette 2e édition.

Tous nos remerciements à Marc Livet, qui nous a fait le plaisir de préfacer cet ouvrage. Son parcours d'infirmier en psychiatrie l'a amené à occuper différents postes soignants avant de devenir cadre infirmier supérieur. A ce titre, il a été pendant dix ans président de l'Association des cadres et infirmiers en santé mentale (ASCISM), membre du Conseil supérieur des professions paramédicales et de différentes commissions ministérielles en santé mentale. Il est par ailleurs un des co-fondateurs de la revue *Santé mentale* dont il a été rédacteur en chef durant plusieurs années.

Nous remercions également Dominique Friard d'avoir accepté de postfacer ce livre. Il nous a fait le plaisir de nous offrir un texte riche, alliant profondeur et poésie, pistes de réflexion et points de contestation, dans un dynamisme et une ouverture qui témoignent de ce qu'il est et de ce qu'il défend, dans son quotidien d'infirmier en psychiatrie, dans ses fonctions de formateur et dans sa responsabilité de rédacteur en chef de la revue *Santé mentale*.

L'engagement associatif et la très grande implication dans les réflexions et les évolutions du métier d'infirmier en psychiatrie de Marc Livet et Dominique Friard font d'eux des leaders d'opinion de notre profession dont ils défendent sans relâche la richesse et la spécificité.

Pour finir, nous remercions tous nos collègues rencontrés en service ou lors des nombreuses manifestations professionnelles qui sont l'occasion des échanges et des apports réciproques qui font la richesse et l'intérêt de notre métier.

Préface

Si les soins infirmiers en psychiatrie donnent souvent lieu à la publication d'articles, les ouvrages de référence qui abordent la globalité de ce domaine sont plutôt rares. Le livre que nous proposent Laurent Morasz et ses co-auteurs tombe donc à point nommé.

Entourés de plusieurs équipes soignantes de terrain, ces professionnels ont fait le choix ambitieux (et heureux) de nous livrer, dans un texte d'une clarté remarquable, un travail de synthèse centré sur la compréhension des mouvements psychiques inhérents à la maladie mentale et à sa prise en charge, plutôt que d'en rester au simple descriptif des modes opératoires des actions qui composent le soin.

Sur un plan pédagogique, l'alternance, au sein de chaque chapitre, de propos théoriques, de vignettes cliniques et de résumés facilite la lecture et la compréhension des contenus abordés. Ainsi, le professionnel averti ou profane, au contact direct des malades ou chargé de formation, trouvera dans ce livre matière à de nombreuses réflexions permettant de nourrir sa pratique dans l'ensemble des champs d'interventions infirmières au contact de la souffrance psychique.

Cet ouvrage a également le grand mérite de situer les pratiques infirmières en psychiatrie dans leurs différentes références conceptuelles, dans leurs contextes, avec toute la relativité et la subjectivité qui s'impose. C'est d'ailleurs cette recherche constante de compréhension individuelle et collective de ce qui est – *réellement et symboliquement* – mis en jeu dans le soin en psychiatrie, qui éclaire au fil des pages cette réflexion sur la nature et le sens de la fonction infirmière en psychiatrie.

Dans une première partie consacrée au fonctionnement psychique, le propos des auteurs se démarque des tendances normatives actuelles qui tendent parfois à délimiter de manière trop formelle le normal du pathologique. Cette question est ainsi abordée dans l'ouvrage avec prudence et humanisme, ce qui nous amène à penser ces différences en termes d'équilibre psychique respectant l'individualité et l'originalité du fonctionnement de chaque sujet.

Dans cette même dynamique, cet ouvrage évite l'écueil du « catalogue nosographique » dans son approche des maladies mentales en privilégiant une approche psychopathologique ouverte qui, en s'appuyant sur les particularités de fonctionnement des trois axes structurels que sont la psychose, la névrose et les organisations limites, nous permet de comprendre, *de l'intérieur*, le fonctionnement, le ressenti et les défenses de nos patients.

Dans la deuxième partie consacrée à la nature du soin en psychiatrie, les auteurs mettent l'accent sur l'implication nécessaire du soignant, sur l'impact de la souffrance du patient sur le psychisme du soignant et sur l'importance d'une réflexion individuelle et collective à propos de la relation soignant-soigné. L'analyse du lien soignant est abordée avec pertinence dans ce que le professionnel engage avec et auprès d'un patient, dans ce que cela suscite comme réflexion indispensable sur soi et dans les difficultés que cela induit. La subjectivité y a toute sa place et rappelle la nécessité de la mise en place d'espaces de réflexion indispensables à la compréhension du soin.

Dans une troisième partie, sont décrites par pôles (vie quotidienne, cadre, psychothérapique, activités spécifiques, somatique et institutionnel) les nombreuses pratiques et actions infirmières qui constituent le quotidien d'un infirmier en psychiatrie. À la lecture de ce texte, le lecteur comprendra aisément que la qualité de la pratique infirmière en psychiatrie se fonde avant tout sur les attitudes et les comportements des soignants. Les outils, techniques et autres méthodes sont remis à leur juste place, à savoir des *moyens de faire au service d'une manière d'être.*

L'abord de la démarche de soins permet ensuite d'analyser la problématique déjà ancienne de sa mise en place en psychiatrie, en questionnant l'identité professionnelle, les rapports entre les IFSI et les services de soins, les liens avec le diagnostic infirmier et l'appropriation générale de cette démarche dans un soin marqué par l'approche relationnelle. Les auteurs proposent de ne pas sacraliser l'outil, en illustrant leur propos par quelques exemples d'application du *principe* de la démarche dans différentes situations cliniques. Ces dernières nous permettent de mesurer et de comprendre l'écart entre les pratiques actuelles et l'utilisation systématisée et formalisée d'une démarche de soins infirmiers structurée.

Mais l'ensemble des actions soignantes ne peut s'entendre qu'en regard d'une équipe et d'une institution. C'est pourquoi, dans une quatrième partie, les auteurs développent largement les aspects fondamentaux et indispensables de la dynamique relationnelle en jeu dans un groupe soignant. Ils abordent la notion d'appareil psychique groupal comme déterminant du fonctionnement d'une équipe en psychiatrie. Les rapports de l'infirmier à l'institution, la spécificité de la culture, la pression de conformité, le champ de la psychothérapie institutionnelle y sont ensuite approfondis de façon éloquente.

La question de la violence y est abordée de la même façon, en analysant le phénomène d'un point de vue théorique puis clinique, insistant sur la nécessaire approche relationnelle de ces phénomènes fréquents permettant d'éviter le double écueil de la stigmatisation ou de la réponse opératoire compulsive.

Pour finir, le rôle du cadre infirmier, nouveau cadre de santé, n'est pas oublié, et les auteurs rappellent à juste titre que cette fonction a le devoir de rester proche du terrain, de la clinique, des équipes et de la souffrance.

En résumé, Laurent Morasz et ses co-auteurs nous proposent un ouvrage de grande qualité, accessible, tout en évitant toute banalisation du propos, emprunt d'une réflexion approfondie qui met le sens de l'humain et du collectif au centre des préoccupations. Nous nous trouvons plongés dans l'accompagnement de la souffrance et non de la maladie, dans la compréhension de ce qui se joue dans la relation de soin, dans l'analyse conjointe des vécus du patient comme du soignant.

La société actuelle s'organise de plus en plus autour du culte de la performance tandis que le monde de la santé se centre sur la production d'actes quantifiables, évaluables, protocolisés laissant peu de place à la subjectivité d'un malade que l'on pousse à devenir usager, dans un mouvement paradoxal consistant à lui donner de plus en plus de droits légaux tout en lui offrant de moins en moins de disponibilité et de personnalisation.

En insistant sur la nécessité impérative de donner du temps aux soignants pour penser, et de donner du temps aux patients pour se soigner, cet ouvrage s'inscrit sans dogmatisme à contre-courant de cette évolution et apporte un véritable bol d'oxygène dans un paysage sanitaire en grande difficulté.

Le soin en psychiatrie renvoie immanquablement à une situation de soins qui elle-même se réfère à une situation de vie. Une approche clinique de qualité ne peut se départir du contexte dans laquelle elle se situe tant du point de vue de la souffrance que du point de vue professionnel. Ce livre se situe pleinement dans cette démarche et permet aux soignants d'avoir la satisfaction de *comprendre avant d'agir*. Il confirme la nécessaire approche de la complexité du sujet souffrant et de la relation de soin pour donner sens et efficience à l'accompagnement de cette souffrance.

En conclusion : un ouvrage indispensable au service du respect des personnes et des situations rencontrées dans le champ de la santé mentale...

Marc Livet
Directeur d'Institut médico-éducatif
Président de la Société Française Droit
Déontologie et Soins (SOFRADES)
Ancien président de l'Association des cadres
et infirmiers en santé mentale (ASCISM)

Table des matières

Partie I

Comprendre la maladie mentale

Chapitre 1
Le fonctionnement psychologique normal

Laurent Morasz

Le développement psychique normal

L'étude du développement psychique normal (psychogenèse) peut se concevoir selon deux modes. L'approche descriptive, issue des travaux freudiens, en fait une succession de stades caractérisés par un niveau de structuration psychique et des modalités relationnelles particulières. Le stade oral inaugure ce mouvement, suivi ensuite des stades anal, phallique, de l'œdipe, de la phase de latence puis de l'adolescence. Cette approche présente un avantage : celui de sa systématisation. Mais cette dernière est aussi une de ses limites car elle ne met pas directement en évidence les véritables enjeux économiques d'une structuration psychique aboutie. C'est pourquoi nous la compléterons d'une approche dynamique qui nous montrera comment la pensée du nourrisson s'origine à partir de l'acte, dans des mouvements de symbolisation et d'individuation de plus en plus grands.

L'approche descriptive

Les stades de développement décrits ci-dessous ne répondent pas véritablement à une réalité biologique ou psychologique, mais à une commodité de description en fonction de la prévalence de certains modes de fonctionnement qui s'interpénètrent entre eux[1]. Chacun de ces stades va organiser un peu plus à

1 Nous renvoyons le lecteur désirant approfondir ces notions à l'excellente synthèse de M. Houser publiée dans l'ouvrage collectif *Psychologie pathologique* (Masson, 1993).

chaque fois la personnalité de l'enfant, tout en laissant des traces qui continueront plus tard à s'exprimer (par exemple sous la forme de traits de caractères ou de symptômes).

Le stade oral (première année de vie)

> *Exemple*
>
> Émilie n'a que deux mois. Sa journée est constituée de longs moments de sommeil entrecoupés de réveils qu'elle signale par ses pleurs retentissants. En réponse à ce qu'elle comprend comme un appel, sa mère s'empresse de lui apporter son biberon qu'elle tête goulûment. D'autres fois, elle crie parce qu'elle est mouillée ou parce qu'elle a mal au ventre. Mais dans tous les cas, sa mère « décode » la plainte. Sa réponse est ainsi rapide et adaptée, ce qui apaise et comble Émilie.
>
> Quelques mois plus tard, les choses sont plus complexes, sa mère ne répond plus avec la même célérité et Émilie semble de plus en plus attentive au monde extérieur. Par moments, si sa mère tarde par exemple à venir, elle se met « dans des états de rage impressionnants » allant jusqu'à mordre le biberon qu'on lui tend.

Sur le plan pulsionnel, ce stade se caractérise par un plaisir lié à la fonction alimentaire qui sert de médiateur principal à la relation symbiotique mère-enfant. L'enfant est dans un état de toute-puissance. Il imagine créer le « sein » qui arrive quand il le réclame. Au début de ce stade, l'objet (l'autre) n'est pas encore perçu. Le nourrisson ne différencie pas le dedans du dehors, ni le soi du non-soi. Progressivement, le bébé va développer, en appui sur cette fonction alimentaire une capacité propre à se faire plaisir par le biais du plaisir lié à la succion (doudou, tétine, pouce...) signant là l'émergence d'un espace psychique propre créé en appui sur les contacts physiques réels. Pour l'enfant, l'objet porté à la bouche est uni à lui, devient une partie de lui. Le plaisir « d'avoir » se confond avec le plaisir « d'être ».

Peu à peu, la réponse de la mère va normalement se distancier faisant intervenir un temps d'attente qui sera pour beaucoup dans la perception par l'enfant que la tension naît en lui alors que la satisfaction vient du dehors. Ceci l'amène à prendre conscience de l'altérité de l'objet porteur de la satisfaction. Cette sortie partielle de la toute-puissance (c'est la découverte de l'ambivalence, également décrite sous le terme de phase dépressive par M. Klein), suscite sa rage (cris, morsures...). Ce qui a fait dire à Freud que « l'objet naît dans la haine ».

Le stade anal (deuxième année de vie)

> *Exemple*
>
> Jean-Jacques a 20 mois. Ses parents ont décidé de « le mettre sur le pot ». Il est donc là, assis au milieu du séjour, sur un objet qui a l'air d'intéresser ses parents. S'il a déjà pu prendre un certain plaisir lié à l'expulsion de fèces avec lesquels il a pu jouer au grand dam de ses parents, le plaisir qu'il découvre maintenant est tout autre. Il « trône » au milieu d'adultes qui expriment leur grande attente qu'il « fasse dans le pot » en alternant encouragements, promesses ou menaces.

> Quand ses parents, exaspérés par l'inefficacité de l'attente, retirent le pot, Jean-Jacques, non sans malice, le réclame encore. Il s'y installe, regarde ses parents en souriant, sans pour autant y laisser l'objet tant attendu, ce bout de soi qui semble prendre pour ses parents une valeur de trésor...

Ce stade est caractérisé par un plaisir pulsionnel lié à l'excitation de la muqueuse ano-recto-sigmoïdienne par la défécation d'abord, puis par la rétention. Mais l'objet pulsionnel n'est pas que le boudin fécal. Il comprend aussi la mère et plus généralement l'entourage par la recherche d'une pression relationnelle sur les objets et les personnes. Lors de ce stade, l'enfant consolide la frontière entre l'intérieur et l'extérieur, entre le soi et le non-soi. Il prend plaisir à la manipulation des objets extérieurs (mère et substituts) dans une attitude active. Ce stade permet d'éprouver des sentiments de maîtrise et de découverte de la possession, dans un mouvement d'individuation le distinguant de la dépendance vitale caractérisant le stade oral. C'est ce que décrit Freud dans le jeu de la bobine[2] (Fort-Da) qui symbolise la présence et l'absence de la mère et signe l'accès à une certaine maîtrise symbolique.

Mais ce type de jeu donne aussi un pouvoir relationnel sur l'autre. En effet, la fin de ce stade, caractérisée par la recherche d'un plaisir lié à la rétention des matières fécales, n'est pas dénuée d'un certain sadisme envers l'adulte qui « attend ». Le même objet (l'objet fécal) peut donc être conservé ou expulsé et ainsi être à l'origine de deux plaisirs différents. De la même façon, il peut être perçu soit comme un bon objet (cadeau), soit comme un mauvais objet (arme relationnelle). Ce stade contribue ainsi au renforcement de la perception de l'ambivalence de l'objet (et aussi du Soi).

Le stade phallique (troisième année de vie)

> *Exemple*
>
> Thierry est fier de lui. Il ne fait plus pipi au lit, contrairement à sa cousine. La possession d'un pénis le ravit tout autant. D'ailleurs il n'hésite pas à le montrer en se promenant nu, assez content de prouver à tous qu'il « a un zizi » dont il s'enorgueillit comme on le ferait d'une médaille ou d'un attribut apportant reconnaissance et pouvoir. À d'autres moments, il se demande d'où viennent les bébés dans une interrogation qui n'est pas résolue par les réponses évasives ou poétiques des « grands ».

Au stade phallique, le pénis n'est pas perçu comme un organe génital mais comme un porteur de puissance et de complétude, c'est un « phallus ». La question « en avoir ou pas » est indépendante de tout usage, l'important c'est la possession. L'angoisse n'est donc pas une angoisse de castration mais une angoisse de mutilation pénienne. Les deux parents sont vécus en fonction de leur puissance et de leur faiblesse, directement en rapport avec le fait d'avoir le pénis ou

---

2 Dans ce jeu, l'enfant s'amuse à jeter loin de lui une bobine reliée à un fil. Une fois éloignée, il tire le fil, ce qui rapproche la bobine. Les enfants aiment répéter ce type de mise en scène de nombreuses fois sans se lasser. Elle métaphorise la question des alternances présence-absence, sauf que dans le jeu, c'est l'enfant qui en a la maîtrise.

pas. Ce que va revendiquer la fille à ce stade, c'est donc un phallus (narcissique) par l'intermédiaire d'un pénis (support anatomique : le clitoris poussera). Nous sommes donc encore à ce moment dans une économie prégénitale.

Le stade phallique peut se décrire sous quatre axes qui témoignent de la vie pulsionnelle de l'enfant à ce stade de maturation psychique. Il s'agit (Houser, 1993) de :

- l'*érotisme urétral* qui repose sur le plaisir lié à la miction. C'est le plaisir actif d'uriner (signification phallique active) mais aussi celui plus passif du « laisser couler » dans un abandon des contrôles. Ce contrôle entraîne une fierté en cas de réussite ou une honte en relation avec la réaction des parents en cas d'échec de celui-ci ;
- la *masturbation infantile* qui découle de l'excitation naturelle de la miction dans une recherche de répétition sensorielle.
- la *curiosité sexuelle infantile* qui soutient, elle, la découverte de la différence des sexes. L'enfant prend conscience de cette différence ou plutôt de la présence ou de l'absence de pénis. Le stade phallique est en quelque sorte le déni de cette différence. Le garçon pense que tout le monde l'a (le pénis) et la fille va imaginer la poussée ultérieure du clitoris ou prendre des attitudes phalliques (brutalité, conduites dangereuses, allures masculines...) pour compenser son absence.
- les *théories sexuelles infantiles* développées par l'enfant concernent autant la fécondation (fécondation orale par ingestion ou baiser, rôle de la miction, exhibition, échange du pénis contre un enfant...), que la naissance (anale, ombilicale ou par extraction forcée du corps...).

Le complexe d'Œdipe (entre 3 et 6 ans)

> ***Exemple***
>
> Catherine, cinq ans, l'a décidé : quand elle sera grande, elle « se mariera avec son papa ». Elle l'affirme d'ailleurs à sa mère avec arrogance dans une rivalité non feinte. Son papa est formidable, il lui a promis de « lui apprendre à skier et de l'emmener tout en haut de la montagne, là où il y a le chemin qui relie les deux vallées ». Maintenant, elle le sent. Catherine est une « grande ». C'est d'ailleurs pour cela qu'elle parade avec les chaussures de sa mère, les lèvres débordantes du rouge à lèvre dont elle s'est tartinée en cachette. Bien sûr, elle est triste quand son père lui dit qu'une fille ne se marie pas avec son père, mais sa mère lui a promis, quand elle serait grande, elle trouvera, elle aussi, un homme merveilleux qui fera peut être le même métier que son papa...

Le complexe d'Œdipe introduit une loi fondamentale qui structure le groupe familial et la société humaine tout entière : la prohibition de l'inceste. Il place l'enfant dans une situation à trois (père, mère, enfant), dans une relation triangulaire qui introduit la notion de tiers.

Les auto-érotismes pré-génitaux liés aux pulsions partielles précédentes (orales, anales, phalliques) s'unissent dans l'imaginaire d'une sexualité à deux, plus relationnelle et globale : c'est la sexualité génitale. Le complexe d'Œdipe sort ainsi l'enfant de sa situation duelle. En lui permettant des identifications plus nuancées, il permet l'avènement d'un objet global, entier et sexué.

Les choix objectaux (être quelqu'un) sont progressivement remplacés par des identifications (ressembler à quelqu'un). De plus, l'intériorisation des interdits parentaux (prohibition de l'inceste) joue un rôle crucial dans la mise en place du Surmoi et de l'Idéal du Moi.

L'acceptation de la différence des sexes (et donc de la castration) confère également une aptitude au deuil et à l'activité symbolique. Le complexe d'Œdipe joue aussi un rôle fondamental dans le développement de la personnalité.

Les deux formes du complexe sont la forme positive qui correspond à l'attirance pour le parent du sexe opposé et la forme négative qui correspond, elle, à l'attirance pour le parent du même sexe. La forme complète du complexe est en fait constituée par l'oscillation entre ces deux positions. L'amour œdipien est un amour doublement entravé. Il l'est de l'intérieur, car le mouvement vers un parent entraîne un certain renoncement à l'autre, mais aussi de l'extérieur, par la menace de castration que ces désirs interdits suscitent. Cette angoisse est centrale durant l'Œdipe. Tout se passe comme si, devant la constatation de l'absence de pénis chez la fille, apparaissait chez le garçon la peur de perdre le sien et chez la fille, le désir de l'acquérir. La phase œdipienne est ainsi caractérisée par une conflictualité psychique inconsciente forte, dans laquelle les mouvements réactionnels (angoisses, phobies...) ou dépressifs sont fréquents mais structurants.

La période de latence (entre 6 et 12 ans)

C'est une période classiquement décrite comme aconflictuelle. L'enfant entre dans une période de calme et de consolidation de positions acquises. En fait, les conflits des stades antérieurs persistent mais de façon moins aigüe. On assiste à une relative obsessionnalisation de la personnalité d'ailleurs mise à profit par le système éducatif pour faire accepter à l'enfant des rythmes scolaires et une discipline plus précise. C'est l'âge de « raison ».

On observe une désexualisation des pensées et des conflits grâce au travail de refoulement qui permet la sublimation. L'enfant se tourne vers d'autres investissements plus socialisés (jeux, copains, acquisitions diverses...). Ce désinvestissement libidinal partiel se traduit aussi par une métamorphose des sentiments amoureux sous la forme de la tendresse, du respect.

L'adolescence

Il ne s'agit à proprement parler ni d'un stade, ni d'une période mais d'une crise où vont se rejouer de nombreux conflits. Il s'agit tout à la fois d'une crise identificatoire et d'une crise narcissique sous-tendues par une ré-émergence pulsionnelle très forte concomitante d'un réaménagement critique de la question de la dépendance (au corps, aux parents, au social...). Les conflits développementaux antérieurs non résolus trouveront d'ailleurs dans l'adolescence un moyen de se régler une dernière fois de façon « physiologique ».

La notion de fixation

La traversée de tous ces stades va peu à peu organiser le psychisme de l'enfant. Des points de fixation persisteront en prédéterminant des modes particuliers de replis vers lesquels s'orienteront les éventuelles régressions lorsque le sujet, plus âgé, aura à faire face à des conflits psychiques ou à une souffrance particulière. La régression (retour en arrière) s'observe en pathologie, mais aussi dans le fonctionnement normal de la personnalité. Elle est à la fois un mécanisme de défense du Moi et un processus structurant quand elle est limitée.

> *Exemple*
>
> Pour faire face à un « coup de cafard », certains compenseront en dévorant une tablette de chocolat (régression orale), en faisant le ménage ou en cherchant à tout maîtriser (régression anale), en s'achetant un « beau sac à main » (régression phallique) ou en cherchant la réassurance auprès de l'être aimé... (régression plus œdipienne).

De la même manière, ces fixations donnent une coloration particulière à la personnalité de chacun d'entre nous. Il en est ainsi de certaines fixations orales (gourmandise, avidité...), anales (méticulosité, impulsivité, saleté...), phalliques (compétition, besoin d'être admiré...) ou œdipiennes (souplesse, stabilité, capacité d'échange...). Ainsi, la façon à chaque fois unique avec laquelle nous avons traversé ces stades donne à notre personnalité son originalité et sa richesse.

L'approche dynamique

Les enjeux de la psychogenèse

Les différents stades que nous venons d'aborder dans cette approche descriptive témoignent de l'évolution progressive du niveau de structuration du psychisme de l'enfant. En allant du stade oral à l'Œdipe, les différentes étapes de la psychogenèse assurent au bébé la constitution d'une enveloppe psychique propre à apporter une différenciation Moi/non-Moi, intérieur/extérieur qui permet l'émergence de la pensée. Comme nous l'avons vu, ce développement psychique n'est ni simple ni linéaire. Il est constitué d'une succession de conflits psychiques conscients, mais surtout inconscients, qui aboutissent – dans une certaine souffrance – à prendre conscience de l'altérité, à tenir compte du principe de réalité et à se confronter aux limites réelles et symboliques auxquelles tout sujet est soumis.

Les enjeux de la psychogenèse sont ainsi de permettre la différenciation Moi/non-Moi (différenciation de l'objet[3]) dans l'expérience de l'alternance présence-absence tout en permettant à l'enfant d'acquérir une capacité propre de pensée par étayage (appui) sur l'appareil psychique de son environnement maternel (ou ses substituts). Cette « mise à l'intérieur » des capacités de pensée de la mère au sein de l'espace psychique de l'enfant est décrite sous le terme « *d'introjection de l'objet contenant optimal* ». Cette introjection permet la mise en volume de l'appareil psychique de l'enfant qui continuera ensuite à se développer pour aboutir à un fonctionnement psychique stable assuré par l'équilibre entre des instances psychiques structurées (Çà, Moi, Surmoi) que nous décrirons plus loin. Dans la mesure où toutes les modalités de cette structuration psychique

3 Dans la culture psychodynamique, le terme objet désigne l'autre.

ne peuvent être développées ici, nous allons nous centrer sur les deux processus fondamentaux que sont, pour le bébé, la *perception de l'altérité* et l'acquisition d'un « *appareil à penser ses pensées* ».

L'importance de l'alternance présence-absence dans la différenciation du nourrisson

La différenciation du moi dans l'alternance présence-absence peut être aisément appréhendée par le biais d'une des expériences vitales que le bébé a à vivre : celle de l'alimentation. La lenteur de la maturation motrice du nouveau-né le place en effet dans un état de dépendance vitale par rapport à son entourage en général et à sa mère en particulier. Or, les tensions internes (telles que la faim) éprouvées par le bébé trouveront leur chemin et leur décharge *d'abord* dans l'agir (pleurs, cris, gestuelle...). Ce n'est que dans un second temps qu'ils se déploieront dans les contenus imaginaires du bébé initiant ainsi l'activité de pensée. En effet, lors des premiers jours de vie du nourrisson, il n'est pas question d'échanges de mots ni de pensées structurées mais d'expressions brutes et directes de ce dernier à destination d'une mère dont le rôle est justement de pouvoir – elle – y répondre par des actes soutenus par des mots et des pensées. Voyons comment ce processus se déroule.

Dès les premières heures de sa vie, le bébé est nourri par une mère qui va anticiper sa faim par expérience, transmission culturelle, conseils médicaux. La réponse à l'appel de la faim sera donc initialement rapide (voire anticipée chez les mamans anxieuses) pour le plus grand réconfort d'un nourrisson qui va éprouver la satisfaction d'être rassasié et apaisé de la tension interne et du malaise lié à la faim. La répétition de ces expériences positives va progressivement laisser une trace mnésique de la satisfaction. Ainsi, au bout d'un certain temps, l'enfant confronté à la faim va, dans un véritable « *automatisme de répétition* », se souvenir des premières satisfactions. Cette remémoration provoque une véritable hallucination du sein attendu, une pseudo-satisfaction qu'il vit d'autant plus comme réelle que la mère, encore en état de préoccupation maternelle primaire, va lui amener le sein rapidement après ses appels ou après l'éprouvé de manque. La quasi simultanéité de ce début de pensée (la remémoration) et sa satisfaction (la tétée réelle) fait vivre au bébé une véritable expérience de « création ». C'est ce que Winnicott appelle le « *trouver-créer* ». Le sein halluciné devenant réel, le bébé s'identifie à la satisfaction qu'il se donne. « L'enfant est le sein » (Freud) et vit dans l'illusion de le créer à la demande (sentiment de *toute-puissance originaire* décrit lors du stade oral).

Mais l'hallucination n'a qu'une efficacité éphémère et devient assez vite insatisfaisante car elle ne supprime pas la faim. Quand les absences maternelles vont augmenter (la mère reprenant normalement ses propres investissements de vie, amène le bébé à attendre un peu plus), l'estomac continue de crier famine. Le bébé va alors devoir différer de plus en plus l'assouvissement de ses besoins. Il est confronté à une situation difficilement tolérable, celle de l'attente et de l'absence, celle de la douloureuse confrontation au *principe de réalité*. Cet écart entre la pensée (le sein halluciné) et la réalité (le sein absent et la faim) va déréguler l'impression de toute-puissance dans laquelle il baignait par le *trouver-créer*. Il va alors éprouver du déplaisir, de la colère et de la rage envers le sein. Cette agressivité va lui donner l'impression d'avoir détruit le sein et par là même sa capacité de satisfaction car il continue de « penser » qu'il est le sein. Seulement – et fort heureusement – la mère va retourner vers son bébé. Le fait que le sein résiste à la haine destructrice amène ainsi le nourrisson à prendre conscience de l'altérité de ce sein. Ce qui a fait dire à Freud que « *l'objet naît dans la haine* » et dans l'absence pourrait-on rajouter. C'est ce début de perception de l'altérité de l'objet qui va pousser l'appareil psychique du bébé à se représenter l'état réel du monde extérieur pour rechercher dans celui-ci une modification réelle susceptible d'apporter la satisfaction.

Le travail d'individuation du nourrisson se fait donc dans une continuité relationnelle caractérisée par une alternance présence-absence bien tempérée. Il ne s'agit donc pas d'être toujours présent à la seconde, ni trop absent, mais d'être ce que Winnicott a appelé une « mère suffisamment bonne », acceptant également les mouvements d'attaque et de déception incontournables dans toute relation. C'est de cette capacité à maintenir la relation tout en y laissant de l'espace pour l'émergence d'une place propre pour l'enfant que dépendra la qualité de la différenciation Moi/non-Moi.

L'émergence de la « capacité à penser » de l'enfant par appui sur le psychisme maternel

L'état de grossesse prépare la mère à l'accueil de l'enfant. La gestation permet progressivement à la mère de se replier sur soi dans une position narcissique l'aidant à accepter psychiquement son enfant. Cette « préoccupation maternelle primaire » provoque la mise en phase des perceptions mère-enfant. Elle met la mère en position de percevoir les états psychiques de son enfant nouveau-né et de les lier à ses propres états psychiques, de les transformer et les renvoyer sous une forme « supportable ». Cet « accueil » des émotions du bébé est d'autant plus important qu'en cas d'expériences négatives, par exemple si la mère vit mal la rage du bébé, sent son enfant particulièrement tyrannique, ou se sent coupable, elle s'éloignera ou compensera, ce qui amènera alors un sentiment de discontinuité pour l'enfant qui ne retrouvera pas la relation qu'il croit avoir détruite par la colère. C'est ce que nous avons vu précédemment.

Mais, outre le fait d'avoir des limites, d'être un lieu de confort, d'intimité et d'exclusivité, la relation maternelle se doit également d'assurer une qualité essentielle que W.R. Bion appelle « *la capacité de rêverie* ». Cette contenance maternelle est inhérente à la mystérieuse « *fonction alpha* ». La fonction alpha de la mère correspond à une fonction de *détoxication* qui lui permet de transformer les éléments psychiques bruts du bébé (perceptions, émotions, malaises, angoisses, détresse...) en éléments psychiques « digérables » (paroles, gestuelle, actions, rapprochements...) par le bébé, car mis en mots et mis en sens.

Certes à ce stade le bébé ne comprend pas le sens des mots, mais il va pouvoir vivre l'expérience de la *projection à l'extérieur* de ses contenus psychiques bruts *dans un contenant* (l'appareil psychique de la mère) *apte à les symboliser, les médiatiser et les transformer.* Cette expérience d'accueil de ses émotions par le psychisme de la mère est suivie de leur restitution à l'enfant sous une forme assimilable par lui. Mais ce que va « ingérer psychiquement » le bébé, *ce ne sont pas seulement les contenus transformés mais aussi progressivement la capacité de la mère à les penser.*

Nous voyons donc que le développement d'un appareil psychique chez l'enfant passe par l'introjection d'un objet contenant externe (la mère et ses capacités psychisantes). Le prototype de cet objet contenant est le sein de la mère en tant qu'organe nourricier mais également l'enveloppe d'attention, de soins et de présence rassurante qu'elle déploie autour du nourrisson. C'est ce que Winnicott appelle « *la présence maternelle primaire* », spécifiée au travers des classiques fonctions de « holding », de « *handling* » et de « *présentation des objets* » qui correspond en fait au « mamelon dans la bouche joint à la façon qu'à la mère de tenir et de parler et son odeur familière ».

C'est l'ensemble de ces processus qui est désigné sous le terme « *d'introjection de l'objet contenant optimal* ». Grâce à cette introjection, ce qui devient contenable dans l'espace psychique interne du bébé devient pensable, l'objet contenant ayant été intériorisé avec ses qualités, entre autre ses capacités de fonction alpha. Une fois cette mise en volume effectuée, l'appareil psychique sera apte à accueillir les multiples mouvements introjectifs. En effet, à mesure que le nourrisson accumule des expériences de deuil et de récupération, grâce à l'alternance présence-absence que nous venons de décrire, son moi s'enrichit des objets qu'il a eu à recréer au-dedans de lui-même et qui deviennent partie intégrante de celui-ci. Il peut alors progressivement se représenter le monde qui l'entoure et les expériences qu'il y vit.

Pour résumer, nous pouvons dire que l'acquisition de la contenance psychique, de cette véritable capacité à penser ses pensées, est assurée par l'introjection d'un objet contenant optimal que l'on peut se représenter comme l'introjection (la mise à l'intérieur) dans le psychisme du bébé d'une représentation de la mère et de ses fonctions psychisantes.

La qualité de cette acquisition dépend tout autant de la qualité de mise en pensée de la mère que de la rythmicité (dans l'alternance présence-absence) de celle-ci. L'alternance des présences-absences amène donc la permanence de l'objet et du Moi, condition indispensable au sentiment de continuité de Soi.

De la contenance maternelle à la contenance soignante

L'introjection des fonctions contenantes de la mère dans l'espace psychique du bébé est d'autant plus importante à comprendre que nous verrons, dans la partie consacrée à la psychopathologie, que nombre de décompensations psychiatriques sont liées à une décompensation conjoncturelle ou à une carence plus structurelle de cette capacité propre qu'a chaque sujet à « pouvoir penser ses pensées ». Bien sûr, nous ne pouvons faire un parallèle direct entre le soin et la position maternelle primaire face à un nourrisson. Mais les faits sont là : *le soin, à l'image de ce qui s'est passé entre la mère et son enfant durant la psychogenèse, repose pour une bonne part sur notre capacité à transformer les émotions et éléments psychiques bruts de nos patients en contenus, paroles et mises en sens plus secondarisés et donc plus apaisants et intégrables par eux. Et cela ne peut se faire sans la mise à disposition dans le soin de notre propre capacité de penser, qui repose elle-même sur un préalable : l'accueil dans notre propre espace psychique d'une certaine dose de souffrance.* Cet enjeu soignant qui fait de notre psychisme le véritable outil du soin fera l'objet de la deuxième partie de cet ouvrage.

Par ailleurs, l'approche dynamique de la psychogenèse nous montre à quel point le travail d'individuation du nourrisson est porté par une rythmicité alternant harmonieusement présence et absence. Nous pouvons donc supposer que la présence psychique soignante repose, de la même manière, sur une alternance tenant compte d'une *continuité nécessaire* garante de l'apaisement des patients, mais d'une continuité suffisamment souple pour ne pas nous faire oublier la nécessité de laisser des espaces de vie et de pensée aux patients. C'est à cette double condition que nos patients pourront déployer leurs contenus psychiques tout en bénéficiant des vertus structurantes d'une alternance présence-absence (soignante) bien tempérée.

Au final, ce que nous apprend cette étude de la psychogenèse, c'est que la « bonne » distance soignante n'est probablement ni celle de la fusion – qui ne permet pas l'émergence de la subjectivité – ni celle d'une trop grande distanciation – qui ne répond pas au besoin psychique du patient d'être assuré dans la continuité.

Le fonctionnement psychique normal

L'enjeu principal de la psychogenèse est d'assurer la constitution d'un appareil psychique suffisamment souple et solide pour exercer une fonction de compromis entre les poussées internes (pulsions régies par le principe de plaisir) et les contraintes externes (celles du monde extérieur régies par le principe de réalité). Cet appareillage peut être décrit de différentes manières. Freud, dans son approche métapsychologique (théorisation du fonctionnement psychique) en a proposé trois angles d'études complémentaires[4] :

- le *point de vue topique* représente le psychisme sous la forme d'instances, elles-mêmes représentantes de différentes « zones » psychiques plus ou moins en équilibre entre elles ;
- le *point de vue dynamique* rend compte des conflits pulsionnels dont l'antagonisme sous-tend toute vie psychique ;
- le *point de vue économique* s'efforce d'étudier comment circule et s'investit l'énergie psychique.

4 Cet exposé reprend les notions exposées par J.-J. Boulanger (1993) dans l'ouvrage *Psychologie pathologique* (Masson, 1993) et P. Jeammet et coll. dans l'ouvrage *Psychologie médicale* (Masson, 2000).

Les instances psychiques (le point de vue topique)

Dans sa première théorisation de l'appareil psychique (*première topique,* 1900), Freud différencie trois instances l'inconscient, le préconscient et le conscient (aussi appelé perception-conscience) (fig. 1-1).

• Le *système perception-conscience* reçoit les informations venant de l'extérieur et permet de percevoir les sensations internes (plaisir-déplaisir). Mais il ne garde pas trace de ces perceptions. Nous nous situons ici dans un *registre sensoriel.*

• Le *préconscient* est souvent associé au conscient. Il qualifie ce qui échappe à la conscience actuelle mais sans être inconscient au sens strict. Le préconscient est « l'appareil à penser les pensées » que nous avons décrit précédemment. Nous nous situons là dans le *registre de la pensée.*

• L'*inconscient* est quant à lui la partie archaïque la plus proche de la source pulsionnelle. Il est constitué des représentants des pulsions (pulsions + charge affective). Le psychisme est préservé de l'irruption brutale des contenus inconscients par la censure qui refoule, déplace ou dérive les poussées archaïques venues de l'inconscient. Ainsi, nous n'avons pas habituellement directement conscience de notre inconscient. Nous nous situons ici dans un *registre pulsionnel.*

Freud a ensuite proposé une seconde manière de penser le psychisme (*deuxième topique,* 1920). Celle-ci l'a conduit à différencier le Ça, le Moi et le Surmoi :

• le *Ça* représente le pôle pulsionnel de l'appareil psychique. « À l'origine tout était Ça » (Freud). Les éléments inconscients du Ça sont innés ou acquis (conscients puis refoulés). Le Ça est régi par le *principe de plaisir.* Il fonctionne selon le *processus primaire* de pensée (l'énergie est libre, tout est possible. C'est le principe du tout, tout de suite) ;

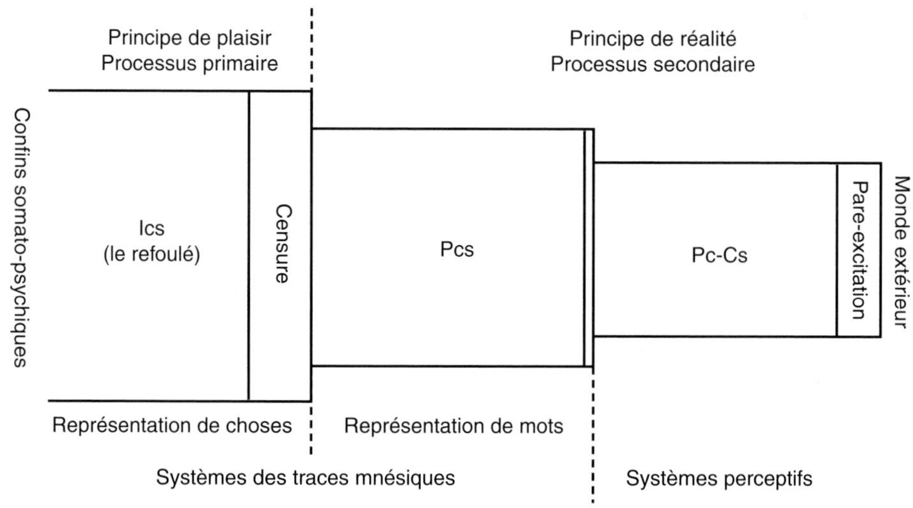

FIGURE 1-1. **Schéma de l'appareil psychique selon la première topique freudienne, par J.-J. Boulanger. Extrait de *Psychologie pathologique* (Masson, 1993).**

- le *Moi* est quant à lui à la fois :
  - un pôle défensif (mécanismes de défense du Moi contre l'angoisse),
  - et un pôle fonctionnel (de conscience, de connaissance, de mémorisation et d'auto-conservation). Le Moi s'approprie progressivement de l'énergie issue du Ça (la libido) qu'il va ensuite modeler au gré des processus identificatoires. Le Moi exerce une fonction de synthèse, il fonctionne selon le *processus secondaire* de pensée (énergie liée) et est régi par le *principe de réalité.*
- le *Surmoi* est dans sa forme définitive l'héritier du complexe d'Œdipe. Il se structure par identification aux images parentales, à leurs limites et à leur propre Surmoi. Il assure des fonctions de :
  - censure (conscience morale et instance interne d'interdiction à l'origine de la culpabilité),
  - auto-observation (le Surmoi apprécie la distance entre le Moi et l'Idéal du Moi – ce qui génère honte ou fierté),
  - idéal (par la fonction d'Idéal du Moi souvent décrite indépendamment) ;
- l'*Idéal du Moi* représente en quelque sorte ce que nous aimerions être, faire ou devenir. Il constitue un pôle attracteur d'action et de réalisation de soi.

La notion de conflit psychique (le point de vue dynamique)

Les apports théoriques freudiens mettent en avant le rôle fondamental du Moi et du préconscient dans la régulation du psychisme. Cette fonction est d'autant plus importante que le fonctionnement de l'appareil psychique prend en compte des poussées contraires que l'on peut par exemple approcher par l'opposition désir/interdit. Tout ce qui est inconscient et/ou qui relève de processus primaires constitue une poussée permanente en quête de satisfaction immédiate. Face à cette poussée, le Moi et son fonctionnement en processus secondaires sont là pour contenir, dériver, organiser la satisfaction en tenant compte de la réalité et des poussées des autres instances (Surmoi, Idéal du Moi). Mais la pression de l'inconscient persiste toujours et aura tendance inéluctablement à faire retour dans une poussée constante.

Le Moi dispose alors de plusieurs types de réponses pour aménager la situation et éviter le retour à la conscience d'un représentant pulsionnel dangereux pour le Moi. Il peut utiliser le *contre-investissement.* Dans ce cas, le Moi va investir des représentations, attitudes, systèmes susceptibles de faire obstacle à l'accès des désirs et représentants pulsionnels inconscients. Les mécanismes de défense que nous détaillerons plus loin sont pour la plupart sous-tendus par ce besoin de contre-investissement de la pulsionnalité inconsciente par le Moi.

> ***Exemple***
>
> À la puberté la poussée pulsionnelle sexuelle peut provoquer des contre-investissements dans le sens de l'intellectualisation et de l'ascétisme. Chez l'obsessionnel, c'est le contre-investissement dans des attitudes de propreté qui fera échec aux pulsions du registre anal.

Mais le plus souvent, ce contre-investissement n'est pas total. On peut ainsi observer différentes formes de retour du refoulé qui se traduisent par une émergence partielle d'un élément inconscient, rendu partiellement méconnaissable par sa transformation plus ou moins importante par les mécanismes de défense du Moi. Ce retour du refoulé peut prendre la forme de *retour non-pathologique* (actes manqués, lapsus...), du *transfert*, du *rêve,* ou d'une expression plus pathologique sous la forme du *symptôme.*

Le retour non pathologique du refoulé

Le *retour non pathologique du refoulé* que Freud a appelé la « psychopathologie de la vie quotidienne », comprend les actes manqués, les lapsus ou les oublis. Même si ces actions revêtent en apparence un caractère involontaire, elles sont le reflet indirect (et non maîtrisé) de la pensée ou de la pulsionnalité inconsciente sous-jacente.

> *Exemple*
>
> Michel doit rencontrer aujourd'hui son cadre infirmier qu'il ne peut plus supporter (la pulsionnalité est donc violente). Les limites de son Surmoi vont pousser son Moi à contre-investir cette violence pour ne pas la montrer. Son Moi va ainsi activer un mécanisme de défense classique : la formation réactionnelle. Michel va ainsi se montrer affable et respectueux en apparence alors que son inconscient le pousserait à « sauter à la gorge » de ce supérieur qui lui mène la vie dure.
>
> Mais le contre-investissement ne sera que partiel et de courte durée. En effet, l'entretien commence par un lapsus : quand il serre la main de son cadre qui arrive, Michel s'entend lui dire « au revoir » en lieu et place de ce qu'il comptait (consciemment) lui dire, soit « bonjour ».

Le transfert

Le *transfert* est le processus par lequel les désirs inconscients s'actualisent sur certains objets dans le cadre de la relation analytique. Le travail psychanalytique s'appuie d'ailleurs en grande partie sur ce dévoilement de la vie psychique du patient par la répétition sur l'analyste et sur la situation psychothérapique de schèmes relationnels ou de contenus affectifs non directement conscients.

> *Exemple*
>
> Catherine vient de sortir de chez son analyste. Elle croise dans les escaliers la patiente suivante. Un sentiment de colère la traverse. À la séance suivante, elle agressera son analyste sous un prétexte futile. L'analyse de ses propos mettra en évidence la souffrance liée à ce « croisement » dans ce qu'il est venu réveiller du désir inconscient d'exclusivité et de possession de Catherine. Les associations verbales de cette patiente l'amènent alors à parler de la naissance de son petit frère venu troubler la fusion maternelle en lui prenant « sa » place dans l'affection de sa mère. Cette remémoration a pu se faire grâce à la répétition (le transfert) sur la personne de l'analyste de cette souffrance enfouie.

Le rêve

Le *rêve*, cette « porte d'accès à l'inconscient », est aussi une expression du retour du refoulé qui demande à être interprétée en fonction de l'histoire personnelle du sujet. Il fonctionne selon le principe du plaisir. Il protège le sommeil de l'excitation pulsionnelle naissante en lui procurant une satisfaction hallucinatoire. Il subit des déformations car la conscience n'est jamais vraiment abolie. Si ces déformations sont insuffisantes, l'angoisse apparaît et le rêve tourne au cauchemar.

Il assure donc autant un rôle de maîtrise et d'élaboration des tensions internes qu'un rôle d'assimilation des expériences nouvelles et de leur intégration aux expériences et aux modèles plus anciens.

> *Exemple*
>
> François est agacé par l'arrivée d'une nouvelle collègue qu'il trouve « exubérante et superficielle ». La nuit suivante, il en rêve. Il n'est plus question alors de colère, mais d'amour. En effet, dans son rêve, cette jeune femme tente de le séduire.
>
> Nous voyons ici que le désir inconscient de François se dévoile mais indirectement. D'abord parce qu'il passe par la voie du rêve, mais aussi que dans le rêve même, le désir s'inverse, comme pour mieux ne pas se faire reconnaître. Ce n'est pas François qui exprime son désir inconscient de plaire à cette femme, mais cette dernière qui jette son dévolu sur lui…

Le symptôme

Le *symptôme* est aussi une voie possible de retour du refoulé, quoique plus pathologique. Mais son statut de retour du refoulé montre bien à quel point le symptôme est avant tout une formation de compromis. Il est en effet le meilleur équilibre qu'un sujet a pu trouver entre la satisfaction d'un désir inconscient et les interdits et les conflits qui s'opposent à son expression libre. En ce sens, le symptôme, quoique parfois très pénible, est toujours la « moins mauvaise solution » que le psychisme a pu trouver pour juguler le conflit psychique qui l'assaille. C'est pour cela que l'on parle à son propos de *bénéfice primaire*. C'est aussi ce qui explique sa fréquente *répétition* pour un sujet. Certains patients donnent d'ailleurs l'impression d'y tenir. Ce qui s'explique aisément : en effet, tout se passe comme si une partie du sujet voulait s'en débarrasser (la partie consciente) tandis qu'une autre partie s'exprime et s'équilibre au mieux au travers de celui-ci (la partie inconsciente).

> *Exemple*
>
> Christophe est obsessionnel. Il se lave trente fois par jour, ce qui le handicape considérablement dans sa vie sociale. Il se fait donc hospitaliser, à sa demande, pour « régler ce problème ». La consigne de soin est claire, il n'a droit qu'à une douche par jour. Pourtant il n'aura de cesse de supplier, puis de menacer l'équipe pour que quelqu'un lui ouvre la salle de bains.
>
> Le symptôme « compulsion de lavage » est pénible (consciemment), mais sa présence est le résultat d'un compromis entre le Moi et le Çà de Christophe. En déséquilibrant le compromis, on plonge Christophe au contact de sa conflictualité inconsciente ce qui génère angoisse et désorganisation.

Cet exemple nous montre que les symptômes sont sous-tendus par des mécanismes de défense qui, même s'ils s'accompagnent d'une certaine dose de souffrance, sont avant tout là pour juguler, dans une mesure de dernière ligne, la désorganisation psychique inhérente à une poussée inconsciente encore plus insoutenable.

Les processus psychiques (le point de vue économique)

Processus primaires et secondaires

L'appareil psychique est donc soumis à des poussées contraires entre les instances. Toute son activité est tournée vers l'équilibre (homéostasie interne), ou plutôt vers le compromis. Le préconscient joue avec le Moi un rôle très important dans ce fonctionnement. Il assure, entre autre, la transformation des processus primaires en processus secondaires. Ces deux termes désignent les deux modalités « économiques » possibles du psychisme. L'une concerne les affects bruts (les pulsions) : c'est le fonctionnement en processus primaires tandis que l'autre met en jeu des contenus psychiques plus élaborés (affects reliés à une représentation), c'est le fonctionnement en processus secondaires. Or, le psychisme humain n'est capable de contenir et de gérer que les contenus psychiques symbolisés (contenus secondarisés). Le fonctionnement primaire est donc celui de la soumission du psychisme à la pulsion (qui s'exprime directement) tandis qu'*a contrario,* le fonctionnement secondaire se caractérise par la contenance de la pulsion par l'appareil psychique.

Le *fonctionnement en processus primaires* est celui de l'inconscient, mais il peut envahir la vie consciente. D'autant que l'énergie n'étant pas liée (à une représentation), elle se déplace facilement d'une représentation à une autre. Ce fonctionnement soumet le psychisme à l'affect et son seul but sera la *satisfaction immédiate du désir.* Cette poussée vers la satisfaction, régie par le principe de plaisir, amène le sujet à utiliser des représentations hors de tout lien logique telles que le déplacement ou la condensation (c'est ce que l'on observe dans le rêve).

Il n'y a que deux voies de décharge possibles :

- la voie motrice ou végétative (*agir,* troubles psychosomatiques, stéréotypies...) ;
- le surinvestissement du monde fantasmatique conduisant à une identité de perception de nature hallucinatoire (rêve et délire).

Le *fonctionnement en processus secondaires* est quant à lui marqué par le fait que l'affect est *lié* à des représentations de façon stable. Ce sont donc des processus de la pensée logique qui viennent articuler les liens, les associations et les représentations et non plus l'intensité affective dont elles sont chargées. Le *principe de réalité* est prévalent. L'*attente* devient possible. Ce fonctionnement secondarisé est rendu possible par la constitution du Moi qui va :

- lier ces affects à des représentations ;
- les organiser pour les rendre compatibles avec la vie réelle, qu'ils modifieront pour y trouver les satisfactions nécessaires.

La place du préconscient

Le fonctionnement secondarisé est rendu possible par l'utilisation de mécanismes de défense souples et variés adaptés à la formation d'un compromis ni trop frustrant, ni trop désorganisateur. Cette capacité à faire des compromis entre vie interne et contraintes externes repose essentiellement sur l'*activité préconsciente.* Ce travail de liaison psychique se traduit également par une *capacité d'attente* et de *symbolisation* qui permet au sujet de différer la décharge grâce au développement de son monde psychique qui sous-entend la capacité à faire des liens (travail préconscient).

Le Moi et son fonctionnement en processus secondaires sont là pour contenir, dériver, organiser la satisfaction en tenant compte de la réalité et des poussées des autres instances (Surmoi, Idéal du Moi). Elle se constitue, rappelons-le par étayage sur l'appareil psychique de la mère qui saura nommer, contenir et transformer la pulsion. Les représentations (contenus de pensées, idées, images mentales) sont alors liées avec les affects. L'enjeu de la mise en place de cette capacité préconsciente est de lier les processus primaires aux représentations. Il s'agit donc de mettre du sens sur les mouvements affectifs, de mettre en pensée l'affect pour que celui-ci devienne « digérable » et gérable par l'appareil psychique. Ce travail de contenance et de transformation est le rôle dévolu au préconscient. C'est aussi souvent l'enjeu du soin.

La psychogenèse normale permet donc le passage d'un fonctionnement reposant sur l'extériorité, caractérisé par l'expression pulsionnelle directe dans le champ extérieur du bébé (champ de l'outsight) à un fonctionnement plus intériorisé caractérisé par une intériorité prévalente (champ de l'insight). Ce fonctionnement en intériorité repose sur la capacité à lier l'affect, c'est-à-dire à y associer des représentations par le biais du travail d'élaboration et de pensée (travail préconscient). La pulsion peut ainsi, dans la plupart des cas, être transformée, remaniée, contenue, déplacée, représentée, symbolisée, avant de s'exprimer éventuellement par une action, le plus souvent tempérée, tenant compte du principe de réalité et des limites fixées par le Surmoi, dans un travail de compromis des instances, témoin de l'intégration de l'ambivalence[5].

En ce sens, la psychogenèse normale est un processus qui repose sur l'acte dans son émergence et qui, au cours de son développement, tend à y substituer un travail de mise en pensée possible induisant de facto une tendance moins forte (parce que moins obligée) à l'acting (fig. 1-2).

Les mécanismes de défense

Les défenses psychiques

Dans son travail de gestion des poussées inconscientes et de compromis entre poussées pulsionnelles et exigences de réalité, le préconscient va utiliser ce que

5 L'intégration de l'ambivalence correspond à l'intégration psychique que les choses et les gens ne sont pas forcément noirs ou blancs, bons ou mauvais, possibles ou impossibles, mais qu'ils peuvent comporter en même temps des éléments de deux ordres.

Fonctionnement en extériorité	*Fonctionnement en intériorité*
Outsight	*Insight*
Immanence	*Attente*
Ça	*Moi*
Agir	*Pensée/Parole/Fantasme*
Inconscient	*Préconscient*
Processus primaires	*Processus secondaires*
Déliaison	*Liaison*
Principe de plaisir	*Principe de réalité*
Clivage bon et mauvais objet	*Ambivalence*
Économie narcissique	*Économie objectale*

FIGURE 1-2. **De l'agir à la pensée : l'évolution économique dans la psychogenèse normale, par L. Morasz. Extrait de *Comprendre la violence en psychiatrie* (Dunod, 2002).**

l'on a nommé les mécanismes de défense. Ces mécanismes de défense procèdent d'une activité du Moi destinée à protéger le sujet contre une trop grande exigence pulsionnelle. La défense opère, au moins partiellement, d'une façon inconsciente. Le Moi se défend ainsi contre les pulsions du Çà, les représentations qui y sont associées (souvenirs, fantasmes...) ou les situations capables de les déclencher. Selon A. Freud plusieurs motifs expliquent la mise en action de ces opérations défensives à destination des pulsions et de ses représentants : la peur du Surmoi, la peur réelle, la crainte que les pulsions ne deviennent excessives, la nécessité d'une certaine harmonie entre tendances opposées (ex : passivité/activité, sadisme/masochisme...).

Mais attention, la présence des défenses n'est pas en elle-même une preuve de pathologie. Elles sont en effet *indispensables à la vie* et à l'homéostasie interne de tout sujet. Quelqu'un n'est jamais malade parce qu'il a des défenses, mais parce que les défenses qu'il utilise sont soit inefficaces, soit trop rigides, soit mal adaptées aux réalités internes et externes, soit trop exclusivement du même type. Ce qui aboutit à un fonctionnement psychique entravé, voire amputé, dans sa souplesse, son harmonie et son adaptation. Par ailleurs, il n'existe pas à proprement parler de défenses spécifiquement névrotiques ou psychotiques. Toutes les défenses se retrouvent dans chaque personnalité. Ce qui varie est leur prévalence, ou leur utilisation trop exclusive.

Les mécanismes de défenses sont très nombreux. Il nous a paru important d'en citer les principaux (tableau 1-1) d'autant que plusieurs de ces termes font partie du vocabulaire courant des équipes de psychiatrie.

Tout sujet, qu'il soit malade ou non, utilise en permanence plusieurs types de défenses pour réguler son activité psychique. C'est ce qu'illustrent les deux exemples qui suivent.

Exemple

Robert est amené aux urgences par les pompiers qui ont été appelés par ses voisins. Il a en effet mis le feu à certains de ses meubles préalablement empilés dans son jardin. Une fois le feu démarré, Robert s'est mis à interpeller verbalement ces voisins en les menaçant de leur faire subir le même sort s'ils continuaient à le persécuter. Hospitalisé, il explique le lendemain aux soignants qui le reçoivent être victime d'un complot. « Certaines personnes m'en veulent. Ils me jettent des sorts. Mais je peux me défendre. Je leur ai montré ». Poussé par les interrogations du médecin sur ces « sorts », Robert s'emporte violemment s'en prenant directement à lui et l'accusant « d'être bien placé pour savoir de quel envoûtement il souffre ». L'entretien s'arrête rapidement mais ce qui surprend beaucoup l'équipe c'est que Robert va plutôt bien quand on n'aborde ni de près ni de loin ce qui lui est arrivé la veille.

Robert montre ainsi deux personnalités, l'une adaptée, l'autre délirante (clivage du Moi). Pour lui, les choses sont claires, il n'est pas malade (déni), tout va bien, même si son état physique et son odeur (régression) montrent bien qu'au-delà de ce qui se passe dans sa tête, Robert a du mal à assurer le quotidien. La plupart du temps, il se montre très affable, voire obséquieux (formation réactionnelle), ce qui contraste avec la rage et l'agressivité dans laquelle il se trouve quand il délire. En entretien, Robert n'admet aucune colère en lui, il est « quelqu'un de gentil », ce sont les autres qui lui en veulent (projection) ; lui, ne fait que se défendre. En crise, Il exprime de nombreuses obsessions concernant l'envoûtement d'objets (déplacement). Il pense aussi pouvoir contrôler les autres en leur transmettant directement ses pensées (identification projective).

TABLEAU 1-1. **Les principaux mécanismes de défenses. Élaboré à partir des ouvrages** *Les mécanismes de défenses* **de S. Ionescu et coll. (Nathan, 1997) et** *Le vocabulaire de la psychanalyse* **de J. Laplanche et J.-B. Pontalis (PUF, 1992).**

Activisme : gestion des conflits par le recours à l'action plutôt qu'à la réflexion ou au vécu des affects.
Affiliation : recherche de l'aide et du soutien d'autrui en situation angoissante.
Affirmation de soi par l'expression des sentiments : face à un conflit, le sujet communique sans détour sentiments et pensées.
Altruisme : dévouement à autrui qui permet d'échapper à un conflit.
Annulation rétroactive : illusion selon laquelle il serait possible d'annuler un événement, une action, un souhait, porteurs de conflits grâce à la toute-puissance d'une action ou d'un souhait, sensés avoir un effet de destruction rétroactive.
Anticipation : consiste lors d'une situation conflictuelle à imaginer l'avenir : – en expérimentant ses propres réactions émotionnelles ; – en prévoyant toutes les conséquences ; – en envisageant toutes les réponses et éventualités possibles.
Ascétisme : refus de toutes les jouissances corporelles (adolescent).
Clivage du Moi et clivage de l'Objet : action de division, de séparation du moi (clivage du Moi) ou de l'objet (clivage de l'objet) sous l'influence angoissante d'une menace, de façon à faire coexister deux parties ainsi séparées qui se méconnaissent sans formation de compromis possible.
Condensation : figuration, dans une représentation unique, de plusieurs chaînes associatives à l'intersection de laquelle elle se trouve (rêves, actes manqués, jeux de mots…).
Contre-investissement : énergie psychique qui s'oppose à la tendance à la décharge de la pulsion.

Dénégation : refus de reconnaître comme siens, immédiatement après les avoir formulés, une pensée, un désir, un sentiment, à l'origine d'un conflit. Par extension, refus d'une interprétation exacte.
Déni : action de refuser la réalité d'une perception vécue comme dangereuse pour le Moi.
Déplacement : fait que les qualités d'une représentation (affect, intensité...) puissent se déplacer sur un autre objet relié à la première par une chaîne associative.
Formation réactionnelle : substitution de tendances opposées (qui deviennent permanentes) en lieu et place de tendances inacceptables.
Humour : présentation d'une situation vécue comme traumatisante de manière à en dégager les aspects plaisants, ironiques, insolites (uniquement appliqué à soi-même).
Identification : assimilation inconsciente sous l'effet du plaisir ou de l'angoisse, d'un aspect, d'une propriété, d'un attribut de l'autre, qui conduit le sujet à une transformation totale ou partielle sur le modèle de celui à qui il s'identifie. L'identification est constitutive de l'identité.
Identification à l'agresseur : identification à l'agresseur en reprenant à son compte l'agression, en imitant l'agresseur, en adoptant certains symboles de puissance.
Identification projective : fantasme dans lequel le sujet s'imagine introduit partiellement ou en totalité dans l'autre, dans le but de lui nuire, le posséder, le contrôler... en y introduisant ses propres pulsions ou sentiments.
Intellectualisation : recours à l'abstraction et à la généralisation face à une situation conflictuelle. Évite l'implication.
Introjection : inclusion fantasmatique de l'objet qui sert de repère au Moi pour l'appréhension de l'objet extérieur dont le détachement est alors possible.
Isolation : élimination de l'affect alors que la représentation reste consciente. Séparation artificielle entre deux pensées, ou deux comportements liés.
Mise à l'écart : tentative de rejet volontaire, hors de la conscience, de problèmes, sentiments, ou conflits douloureux ou gênants.
Projection : expulsion dans le monde extérieur des pensées, affects, désirs, que le sujet méconnaît ou refuse en lui. Ainsi il les attribue aux autres et/ou à l'environnement.
Rationalisation : justification logique mais artificielle qui cache les vraies motivations d'actes, de pensées, de sentiments.
Refoulement : rejet dans l'inconscient de représentations conflictuelles qui demeurent actives, tout en étant inaccessibles directement à la conscience. Le retour du refoulé (pas toujours pathologique) survient en cas d'échec ou d'insuffisance du refoulement.
Refuge dans la rêverie : rêverie diurne excessive qui, devant une situation douloureuse, se substitue à la poursuite des relations et à la résolution des conflits.
Régression : retour à des modes antérieurs de pensée, de conduites, ou de relations objectales.
Renversement dans le contraire : mécanisme où une pulsion est non seulement refoulée mais aussi remplacée par la pulsion opposée.
Retournement contre soi-même : report de sa propre agressivité contre soi.
Retrait apathique : détachement protecteur fait d'indifférence affective, de restriction des relations et de soumission passive aux événements.
Sublimation : deux sens à ce terme : – désexualisation d'une pulsion (transformée en tendresse, affection...) ; – dérivation de l'énergie sexuelle ou agressive vers des activités socialement valorisées (artistique, intellectuelle, morale).

Le cas de Robert illustre bien l'utilité des défenses psychiques. En effet, tant qu'on ne creuse pas autour de cette question d'envoûtement, il reste à peu près calme, montrant là la relative efficacité de ses défenses. Mais dès que ces dernières sont « mises en travail », elles cèdent la place à l'expression directe de mouvements pulsionnels issus du Çà, qui ne peuvent rester inconscients tant les capacités de refoulement de Robert sont faibles. Son inconscient surgit donc brutalement et directement dans la réalité à la moindre sollicitation. En parallèle, la réalité envahit son inconscient en y apportant excitation et motif d'explosion. Sa symptomatologie est donc en grande partie portée par l'expression violente d'une pulsionnalité qui ne peut rester inconsciente, insuffisamment filtrée par un Moi altéré aux capacités de censure limitées.

Le cas de Clémence est d'une tonalité différente. En effet, cette dernière, structurée sur un mode névrotique est protégée par une défense principale : le *refoulement*. Ce dernier lui permet de limiter l'expression de sa conflictualité psychique à un retour du refoulé, lui-même canalisé secondairement par d'autres mécanismes de défense.

Exemple

Clémence arrive ce matin au travail en retard. Elle a eu une altercation violente avec son mari ce matin. Pour le moment, assise derrière son bureau, elle essaye de ne pas y penser (*mise à l'écart*). Mais rien n'y fait, la colère reste là, brute et froide. Pour trouver du soutien, elle téléphone à son amie Nathalie (*affiliation*); après avoir exposé les faits, elles se lancent toutes deux dans une longue discussion sur les différences fondamentales de fonctionnement entre les hommes et les femmes, à partir d'un livre qu'elles ont toutes deux lu (*intellectualisation*). Après ce bon moment, n'ayant pas l'esprit au travail, elle décide de ranger complètement son bureau, ce qu'elle doit faire depuis plusieurs mois. Elle s'y lance avec beaucoup d'énergie (*activisme*) ce qui ne manque pas d'étonner ses collègues. À midi, elle rentre chez elle et se met au lit pour manger en regardant la télévision (*régression*). Ne prêtant que peu d'attention aux images qui défilent, elle repense à sa relation précédente, à ce si gentil petit ami qu'elle appelait « mon écureuil ». Elle se remémore leurs bons moments (*refuge dans la rêverie*), et son visage s'orne alors d'un sourire béat tandis que sa pensée s'échappe pour imaginer ce qu'aurait pu être sa vie si finalement elle ne l'avait pas quitté...

Elle décide alors de ne pas retourner au travail l'après-midi. Elle part à sa salle de sport et se dépense sans compter éprouvant une satisfaction certaine à passer sa rage dans de longs exercices de musculation qui lui laissent le corps meurtri (*retournement contre soi*). Sous la douche, elle repense à sa mère, et plus précisément au fait qu'elle non plus n'a jamais rien compris. Cette simple évocation la remplit de colère. Cette année, c'est décidé, elle ne passera pas la voir pour Noël (*déplacement*).

Le soir arrivant, elle rentre chez elle. Dans la voiture elle échafaude différents scénarios et tente de prévoir comment les retrouvailles vont se passer avec son mari (*anticipation*). Une fois chez elle, elle explose sans même dire bonsoir. Son mari est avachi dans le canapé; il lit son journal sportif. Sans attendre, elle lui dit tout ce qu'elle a sur le cœur (*affirmation de soi par l'expression des sentiments*) en refusant d'admettre une quelconque responsabilité dans le conflit matinal (*dénégation*).

Son mari, surpris, lui répond d'un ton grave : « je te comprends ma chérie, c'est vrai j'ai commis une très grande faute, j'ai oublié de sortir la poubelle ce matin, je te demande humblement de me pardonner cette cruelle et fondamentale erreur » (*humour reposant sur un préalable renversement dans son contraire de l'agressivité de cet homme plein de bon sens*). Ensuite, en la surprenant totalement, il sort de derrière le canapé un magnifique bouquet de fleurs qui déconcerte totalement une Clémence retombée sous le charme (*annulation rétroactive*).

La notion de symptôme

Dans l'absolu, une défense réussie serait une défense :

- qui réussirait quant au point de vue du Moi (et non du monde extérieur) ;
- qui empêcherait la pulsion interdite d'entrer dans la conscience ;
- qui écarterait l'angoisse qui y est associée ;
- qui permettrait au sujet d'échapper à tout déplaisir.

En ce sens, et comme le souligne A. Freud, une défense entièrement réussie serait « toujours dangereuse », tant elle restreindrait la vie psychique et le champ de la conscience. En effet, dans ce cas la défense réussirait à couper totalement le sujet de sa vie psychique interne, le laissant dans un fonctionnement clivé entre une vie inconsciente déniée et une vie consciente opératoire et désubjectivée. Ainsi, la plupart du temps la défense va se contenter de servir à rendre supportable ou « digérable » le conflit ou la pulsionnalité sous-jacente qui ne disparaîtra pas totalement. La pulsionnalité se trouvera aménagée, déplacée ou s'exprimera indirectement par un retour non pathologique du refoulé tel que nous l'avons décrit plus haut.

Par contre il est des cas dans lesquels les défenses échouent. L'angoisse ne peut alors être contenue, les symptômes apparaissent. Ils constituent une mesure de dernière ligne en utilisant les défenses, non plus dans la mobilité, mais dans une crispation qui exacerbe ou fige toute l'économie psychique autour de cette défense. Cette dernière n'a plus alors une fonction d'aménagement, mais celle d'un barrage, dernier rempart avant la désorganisation psychique (anxieuse, dépressive ou dissociative).

Comme nous l'avons évoqué quand nous parlions du retour pathologique du refoulé, la fonction de compromis du symptôme ne doit pas être oubliée. En effet, ne s'en tenir qu'au symptôme reviendrait à nier la souffrance sous-jacente qui le fait naître. Mais à contrario, ne s'intéresser qu'aux « dessous » du symptôme peut conduire à oublier que ce dernier génère en lui-même une part de souffrance, par le handicap psychique ou relationnel qu'il induit. Le soin doit donc consister en une « écoute » du symptôme nous permettant de prendre contact avec la souffrance sous-jacente du patient. Mais cette écoute ne doit pas induire de la passivité. Nos patients ont en effet autant besoin d'une aide sur l'implicite de leurs symptômes (qui leur permettra d'en avoir moins « besoin ») que sur l'explicite invalidant de ces derniers.

Exemple

Reprenons le cas de Christophe évoqué plus haut. Quand il vient demander à l'équipe soignante de le laisser prendre sa douche, il exprime son symptôme. Il le fait parce qu'il est angoissé. Seulement cette angoisse est et reste inconsciente car elle est gérée au prix de l'apparition du symptôme. Ainsi, ce dont a conscience ce patient c'est de son besoin d'aller se laver, besoin moins désorganisant que la prise de contact directe avec sa conflictualité inconsciente.

La position soignante sera ainsi de l'accompagner (entretien, présence rassurante…) afin de répondre à l'implicite inconscient du symptôme (l'angoisse non perçue) sans favoriser l'emballement dans le renforcement du symptôme (qui reviendrait à le laisser aller se laver), ni nier la fonction de compromis de ce dernier (ce qui reviendrait à refuser d'écouter ses demandes concrètes en le renvoyant froidement au cadre).

En terme de fonctionnement psychique, l'*angoisse* peut donc se comprendre comme une inefficacité globale des mécanismes de défense, la *dépression* comme une crispation sur un « retournement contre soi » ou comme un épuisement dans de multiples contre-investissements coûteux, et le *délire* comme une fixation sur un clivage du Moi et sur des projections tenaces.

Le normal et le pathologique

La notion de structure de personnalité

La personnalité peut s'appréhender comme l'ensemble psychique réunissant les différents éléments métapsychologiques pour un individu. Pour J. Bergeret (1996), le caractère est l'émanation même de la structure profonde dans la vie relationnelle. Il constitue le témoignage visible de la structure de base de la personnalité. Ainsi, l'abord relationnel que l'on peut avoir avec quelqu'un traduit les modes de fonctionnement du Moi sur le plan défensif et adaptatif par rapport à la réalité interne et externe. *Le caractère de chacun apparaît donc comme le niveau de fonctionnement manifeste de sa structure psychique.* Mais s'il existe de nombreux types de caractères, il en est tout autrement de la structure de personnalité. La *notion de structure* correspond en effet à ce qui, dans un état psychique morbide ou non, se trouve constitué par les éléments métapsychologiques profonds et fondamentaux de la personnalité fixés en un assemblage stable et définitif que Freud a comparé à un minéral. Un minéral qui tombe à terre se casse en effet en fonction de lignes de force qui sont des lignes de clivages dont les limites, les directions et les angulations se trouvent pré-établies de façon précise, fixe et constante pour chaque cas particulier. Il n'existe pour chaque corps qu'une seule façon de cristalliser. De plus, ces lignes de clivages demeurent invisibles tant que le corps n'est pas brisé, ou tant qu'il n'est pas observé à l'aide d'un appareil d'optique particulier. À l'image du minéral, trois modes de structuration existent : la structure psychotique, la structure névrotique et l'astructuration limite. Ainsi, chaque personne fonctionne donc, en dehors de tout état pathologique, en fonction de la manière dont il est structuré psychiquement (c'est ce que nous développerons dans le chapitre 2). Donc, en cas de rupture de l'équilibre antérieur (la décompensation psychopathologique en est une), un sujet structuré sur un mode psychotique développera une psychose, et un sujet de structure névrotique développera une névrose.

Cette façon d'appréhender les choses permet deux avancées fondamentales. D'abord, elle permet de sortir de la flambée nosographique, qui somme toute, n'apporte que peu de choses dans le soin quotidien et dans la compréhension relationnelle et psychodynamique des patients, pour se concentrer sur le mode de fonctionnement psychique de base de ces patients, sur la nature de leurs angoisses et sur les conséquences dans leur rapport au monde et à l'autre qui vont s'exprimer dans le soin. Ensuite, elle ré-interroge la question de la normalité. En effet, il ne saurait être question de définir ici la structure névrotique comme la normalité, en raison de son caractère le plus abouti. La question de la normalité et du pathologique se trouve ainsi orientée du côté de l'équilibre de chacun dans sa propre structure.

La normalité en psychiatrie

Nous ne pouvons parler de pathologies sans nous poser la question de la normalité même si cette notion peut être dangereuse, comme nous le montre l'histoire des idéologies. Mais être soignant, c'est prendre en soin une pathologie qui ne peut se concevoir que dans une relation dialectique avec la normalité.

Classiquement la normalité est envisagée :

- par rapport aux autres (mais qui ?) ;
- par rapport à l'idéal (mais celui de qui ?) ;
- par rapport à la règle (mais laquelle quand elle existe ?).

Les réponses, nous le voyons, ne sont pas simples d'autant que parallèlement, la normalité psychique peut s'envisager sous la forme du constat « de bon fonctionnement intérieur », en tenant compte des données particulières à chacun. Mais la question qui se pose alors est celle de celui qui a à juger de ce bon fonctionnement intérieur. Est-ce :

- le patient, au risque du déni ?
- le soignant, au risque de l'hygiénisme ?
- le corps social, au risque de dérives normatives ou idéologiques ?

Bergeret (1993), émet une proposition qui reprend de manière ouverte les propositions faites plus haut tout en se décalant de leurs limites respectives. Il écrit ainsi que :

« *Le véritable bien portant n'est pas simplement quelqu'un qui se déclare comme tel, ni surtout un malade qui s'ignore, mais un sujet conservant en lui autant de fixations conflictuelles que bien des gens, et qui n'aurait pas rencontré sur sa route des difficultés internes ou externes supérieures à son équipement affectif héréditaire ou acquis, à ses facultés personnelles défensives ou adaptatives, et qui se permettrait un jeu assez souple de ses besoins pulsionnels, de ses processus primaires et secondaires sur des plans tout aussi personnels que sociaux en tenant juste compte de la réalité, et en se réservant le droit de se comporter de façon apparemment aberrante dans des circonstances particulièrement anormales.* »

Il ne s'agit donc pas dans cette définition de « coller » à tel ou tel critère, mais de trouver son équilibre au sein de ses particularités psychiques tout en se permettant d'être « fou » quand les circonstances sont particulièrement difficiles. La normalité est donc indépendante de toute notion de structure. Un sujet réputé normal peut à tout moment entrer dans le champ de la pathologie, tout comme un sujet de structure psychotique décompensé peut après des soins « réintégrer » la normalité. *La normalité doit ainsi se concevoir comme un état d'adéquation heureuse au sein d'une structure fixe (psychotique ou névrotique). Alors que la pathologie correspond à une rupture d'équilibre au sein d'une même lignée structurelle.* Il existe autant de passages de la normalité à la structure psychotique décompensée, que de la normalité à la structure névrotique décompensée.

En revanche, Bergeret récuse toute normalité chez les sujets d'organisation limite (qu'il qualifie d'astructurés), tant cette pseudo-normalité nécessite la mise en place d'énormes contre-investissements en raison de la précarité et de l'instabilité de ces organisations. Nous garderons une certaine réserve sur cette position, quoique justifiée sur un point théorique. En effet, notre exercice clinique nous montre que certains états limites trouvent dans des aménagements une certaine forme de normalité ou en tout cas d'équilibre interne et externe.

Voilà ce qu'il en est de l'approche psychodynamique de la normalité. Complémentairement et malgré les réserves exprimées précédemment, la pratique infirmière quotidienne nous amène malgré tout à appréhender la question de la normalité autour de critères « objectivables » qui vont guider les démarches de soins. Il s'agit par exemple du bon fonctionnement intérieur et d'un rapport minimal à la norme sociale.

Pour le premier critère, celui de la norme sociale, il s'agit de se conformer au minimum aux comportements adoptés par une majorité de personnes. Ces normes varient selon les lieux et les époques. Juger de la normalité sur ce seul critère risque de conduire à l'arbitraire. Mais l'ignorer pour l'homme, cet « animal social », est impossible.

Pour le second, celui du bon fonctionnement intérieur, nous pouvons utiliser le guide du service infirmier qui nous propose comme repères de « normalité » différents axes :

- vivre en accord avec soi-même :
  - conscience de soi et de ses valeurs,
  - sens de son identité,
  - confiance en soi, estime de soi ;
- se développer et accroître ses connaissances :
  - motivation à évoluer,
  - intérêt pour les autres, pour soi, pour les activités,
  - connaissance de ses limites, volonté de les dépasser ;
- équilibrer forces intérieures et exigences de la réalité :
  - intégration de sa personnalité,
  - capacité à donner un sens à son existence,
  - résistance au stress ;
- devenir et rester indépendant :
  - satisfaire ses besoins des plus primaires aux plus différenciés,
  - assumer ses besoins ;

- percevoir le monde extérieur :
  - établir des relations sociales, affectives et sexuelles,
  - développer ses capacités à aimer, jouer et travailler,
  - établir des relations harmonieuses avec autrui, s'adapter.

Pour conclure ce chapitre, nous pouvons souligner que même si ces repères importants peuvent guider nos objectifs et nos actions de soin, nous devons nous méfier des tendances hygiénistes ou normatives qui peuvent en découler. *Rappelons-nous que la question à nous poser dans le soin n'est pas d'amener le patient là où nous aimerions être nous, mais de l'accompagner dans ce qui constitue pour lui, en fonction de ses capacités psychiques et de sa réalité, le meilleur équilibre.*

Cette démarche implique pour une part de ne pas occulter la question du désir et du choix du patient. D'autant que ce recentrage pragmatique et humaniste évitera bien des désidéalisations, d'attentes trop importantes ou d'actions inadaptées au degré de structuration du patient qui font le lit de la désillusion soignante et de l'épuisement professionnel si fréquent dans notre métier.

Chapitre 2
Les grandes lignées pathologiques

Laurent Morasz[1]

Nous allons maintenant aborder les différentes maladies mentales. Ces dernières sont nombreuses et leurs modes de classification le sont presque autant. D'un point de vue descriptif, il se dégage un courant global qui pousse à l'utilisation d'outils standardisés tels que le DSM-IV. Cet outil vise à « classer » chaque patient autour d'un tableau clinique comprenant un certain nombre de critères, symptômes ou signes qui doivent être présents pour justifier la validation du « diagnostic » évoqué. Un des principes de cette démarche est de tenter de s'éloigner de tout référentiel théorique spécifique au bénéfice d'une vision plus « objectivante » de la symptomatologie psychiatrique.

À côté de ce courant anglo-saxon, persiste une classification riche, issue de la culture sémiologique francophone, qui regroupe les maladies mentales autour de trois grands axes : la psychose, la névrose et les organisations limites, eux-mêmes subdivisés en de multiples sous-entités vivantes et parfois poétiques allant par exemple de l'hébéphrénie à la paraphrénie, en passant par le délire sensitif et les classiques névroses d'angoisse. Cette façon d'aborder la maladie mentale, née de deux siècles d'observation clinique, garde bien sûr toute sa force et sa pertinence dans l'exercice de notre profession. Mais plutôt que de trancher entre ces deux options, nous avons choisi d'emprunter dans cet ouvrage un chemin de traverse. En effet, nous ne poursuivrons pas notre propos par une approche sémiologique descriptive, dans laquelle de nombreux lecteurs ont été baignés dans leur formation initiale et qui a déjà fait l'objet d'ouvrages de qualité.

Nous allons plus simplement nous laisser guider par les grandes lignées structurelles (névrotiques, psychotiques et limites) autour desquelles sont organisés nos patients en nous attachant à mettre en perspective les particularités de

---

1 Avec la collaboration de Jérôme LEROND pour l'illustration clinique de la névrose et des différents équipes citées p. 41 pour leurs apports dans la réflexion autour de la dynamique clinique.

leur fonctionnement interne. Nous éviterons ainsi de nous perdre dans des classifications symptomatiques au profit d'un recentrage sur le vécu interne et les particularités de la souffrance des patients. Pour cela, nous allons nous intéresser à la façon dont la pulsionnalité s'organise dans les différentes lignées structurelles et décrire les mécanismes de défense principaux, la nature de l'angoisse qui les étreint ainsi que les rapports conflictuels entre leurs différentes instances psychiques. Les différentes notions que nous avons abordées dans le premier chapitre de ce livre vont ainsi prendre vie dans ce développement en éclairant de l'intérieur la dynamique psychique propre à chaque grande catégorie de patients que nous avons à rencontrer.

La lignée névrotique

L'économie névrotique

Dans la lignée structurelle névrotique, la personnalité s'est organisée sous le *primat de l'économie génitale*. C'est-à-dire que les différentes pulsionnalités partielles (orales, anales, phalliques...) ont été réunies au sein d'une personnalité structurée, par l'accès à la triangulation et à la symbolisation, dans un fonctionnement varié regroupant les apports des stades antérieurs.

D'un point de vue purement économique, le refoulement protège plus ou moins bien le sujet de l'angoisse de castration en fonction de l'équilibre entre la rigidité du Surmoi (agissant comme principe refoulant) et l'importance des fixations prégénitales (agissant comme principe aspirant). Mais le refoulement est rarement parfait. En cas de débordement, il sera aidé par des mécanismes de défense accessoires et d'autres mouvements libidinaux régressifs dont la nature dépendra du lieu, de l'intensité et de l'équilibre des fixations archaïques – incontournables – coexistantes dans la personnalité du sujet concerné. Cette pluralité des défenses secondaires activées autour du refoulement organisateur explique la richesse et l'originalité que nous pouvons (normalement) observer dans le fonctionnement névrotique. Son caractère incomplet garantit de la même manière un minimum de « retour du refoulé » s'exprimant sous la forme de traits de caractère particuliers, de symptômes ou d'actings.

La clinique névrotique

Cliniquement, cette prévalence du *refoulement* comme mécanisme de défense principal génère une symptomatologie essentiellement marquée par le retour symptomatique du refoulé lorsque le maintien dans l'inconscient de la conflictualité psychique n'est pas total. Les symptômes phobiques procèdent par exemple d'un *déplacement* de l'angoisse *sur des objets* phobogènes. Dans l'hystérie, ce *déplacement* s'effectue *sur la scène du corporel* : c'est la classique conversion. Les pathologies obsessionnelles, un peu plus régressives, reposent en grande partie sur l'*isolation* qui va détacher l'affect de la représentation gênante. L'angoisse se déplace alors librement, obligeant le patient à l'investissement de coûteux rituels destinés à juguler l'incontrôlable dans un fonctionnement de type anal valorisant la maîtrise, le contrôle et les inhibitions. Le patient obsessionnel peut aussi contre-investir la pulsion dans des formations réactionnelles l'amenant dans le réel à agir le contraire de ce que sa pulsion inconsciente le pousserait à faire (méticulosité pour lutter contre une tendance inconsciente à la saleté par exemple, ou une obséquiosité destinée à lutter contre les pulsions agressives...).

Mais dans tous les cas, la symptomatologie névrotique ne déstructure pas la personnalité. Le Moi reste stable et différencié. La relation à l'autre et à la réalité reste possible dans une conscience des troubles montrant que le patient maintient une capacité de distanciation et de pensée (fonctionnement préconscient efficace). C'est ce qu'illustre le cas suivant.

> ***Exemple***
>
> *« Une belle indifférence » par Jérôme Lerond et l'équipe de l'unité de psychiatrie biologique du Dr Lemoine (CHS Le Vinatier, Lyon)*
>
> Mme V., 50 ans, qui exerce actuellement la profession de secrétaire dans une PME, est admise dans l'unité de soin pour la réalisation d'un sevrage médicamenteux aux benzodiazépines. Elle consomme, en effet, et ceci depuis 20 ans, une multitude de médicaments psychotropes : « C'est pour soigner mes nerfs, je suis une dépressive chronique » dit-elle. Ces traitements l'aident, selon elle, à supporter les aléas de la vie, et surtout actuellement à dormir ; elle souffre en effet d'une insomnie d'endormissement.
>
> Mme V. qualifie son enfance de « malheureuse » : sa mère ne l'aimait pas, au contraire de son père avec lequel elle entretenait une relation « quasi fusionnelle ». Celui-ci est décédé lorsqu'elle avait dix ans.
>
> Elle s'est mariée à 17 ans, « sur un coup de tête », et a eu une fille peu de temps après. Son couple a vite connu une mésentente et c'est alors qu'elle réalise sa première tentative de suicide, par intoxication médicamenteuse volontaire. Son anamnèse en dénombre cinq au total. Mme V. évoque cet épisode avec un certain détachement : « Je ne voulais pas mourir, mais je ne savais pas comment appeler à l'aide... ».
>
> Un divorce a très vite fait suite à cette tentative de suicide. Peu de temps après, elle rencontre son mari actuel avec lequel elle a un garçon de 13 ans. « Ce deuxième accouchement a été la période la plus heureuse de ma vie, il m'a procuré un plaisir intense, pratiquement comparable au plaisir sexuel (...). Depuis, j'ai l'impression de ne plus sentir mon corps. Cela fait plusieurs mois que je n'ai plus de relation avec mon mari... ».
>
> À l'entretien, Mme V. est d'un abord avenant, la parole est facile, la tenue vestimentaire est très féminine et le maquillage prononcé. Lors de l'échange, on remarque un jeu de regards et d'attitudes assez surprenant, pouvant par exemple passer du rire aux larmes en quelques minutes. Cette présentation contraste fortement avec la multiplicité de doléances qu'elle livre, en particulier l'existence d'un « mal de vivre » qu'elle a du mal à définir précisément.
>
> Le comportement dans le service divise l'équipe soignante : une partie est agacée par son attitude tantôt séductrice tantôt plaintive, l'autre pense que cette personne est dans une souffrance qu'on ne comprend pas. Ces interrogations ont été relancées par le dernier événement en date : la veille, Mme V. s'est plainte de l'attitude de M. P., un patient de l'unité, qui lui aurait fait des « avances ». Elle les a « bien entendu » refusées, outrée, en rétorquant qu'elle était mariée. M. P., quelque peu décontenancé et surpris par cette réaction, et aussi un peu gêné par la publicité de cette affaire, conclut : « C'est une véritable allumeuse ».

Mme V., lors des différents entretiens, comme en cours de l'hospitalisation, présente plusieurs signes cliniques évoquant une personnalité hystérique :

- sa *présentation* tout d'abord : sa tenue vestimentaire féminine est très accentuée, voire provocante dans un contexte hospitalier; le soin apporté au « paraître » l'est tout autant (maquillage très marqué...) et surtout, elle se fait remarquer par son attitude : jeu de regards équivoques, dramatisation à l'excès de ses propos, avec l'emploi de termes volontiers emphatiques, le tout aboutissant à un véritable histrionisme;
- le *rôle de la séduction* : Mme V. cherche à capter en permanence l'attention de l'entourage sur elle, soit par la séduction (véritable érotisation des rapports sociaux), soit par la multiplication des plaintes ou doléances somatiques, vis-à-vis de l'équipe soignante. Ses propos témoignent d'un certain égocentrisme : tout est centré sur ses symptômes, ramenant tout à sa personne, unique sujet de préoccupation et de conversation;
- la *labilité émotionnelle importante* : la patiente passe du rire aux larmes de façon inopinée faisant suggérer une véritable facticité des affects, avec une vraisemblable tendance à l'hyperémotivité;
- les *antécédents de tentatives de suicides multiples* : imprévisibles mais sans gravité somatique franche, ces passages à l'acte surgissent en réponse à la faillite des mécanismes de défense habituels. Ils surviennent quand la frustration ou le malaise sont trop grands et ne sont plus compensés par l'expression symptomatique;
- enfin, comme souvent dans la névrose hystérique, on observe la *présence de troubles sexuels* (insatisfaction au minimum, voire frigidité). Cette frustration peut prendre des aspects paradoxaux, allant même jusqu'à une impression d'hypersexualité en raison du caractère séducteur de la personne hystérique. En réalité, on a affaire à une multiplication d'aventures insatisfaisantes et d'échecs, qui masquent la recherche profonde de l'hystérique. En effet, les difficultés sexuelles dévoilent le fait que l'érotisation du lien hystérique est avant tout un moyen d'obtenir de l'amour (et de l'attention) sous couvert d'une proposition de sexualité.

Exemple

En ce qui concerne ses antécédents médicaux, Mme V. apporte un volumineux dossier, comprenant une multitude d'ordonnances et d'examens, provenant de médecins différents : généralistes, gynécologues, gastro-entérologues, rhumatologues, neurologues, ostéopathes. « Car, voyez-vous docteur, chez moi, rien ne va, et on ne sait pas ce que j'ai ».

En reprenant plus précisément son histoire clinique, on retrouve en 1993 une paralysie brutale de l'avant-bras droit, spontanément résolutive, qui a nécessité une hospitalisation en service de neurologie. Les médecins se sont montrés rassurants devant les résultats paracliniques (électromyogramme, tomodensitométrie cérébrale, bilan biologique) qui se sont tous révélés normaux. La patiente, n'a semble-t-il montré à l'époque aucune inquiétude quant à ce symptôme et à son devenir. On note enfin il y a deux ans la survenue d'une aphonie apparue au décours d'un accident de voiture sans blessure physique. Là encore, les examens ORL se sont montrés négatifs, et Mme V. a recouvré sa voix au bout de quelques jours.

Nous voyons ici que les *symptômes de conversion* complètent le tableau clinique. Au niveau physique apparaissent des signes divers : multiplication de plaintes somatiques avec déplacement des symptômes selon les moments (atteinte pseudo-neurologique). Par exemple, la « paralysie » de l'avant-bras gauche apparaît subitement, au décours d'un conflit avec son mari ; elle ne respecte pas la systématisation nerveuse et est spontanément résolutive. De plus l'attitude de cette patiente vis-à-vis du symptôme est assez paradigmatique : une absence d'inquiétude et un détachement étonnant contrastant avec la gravité fonctionnelle apparente des troubles signent la classique « belle indifférence » décrite par Charcot au XIXe siècle. C'est aussi le cas de l'aphonie de Mme V. qui disparaît comme elle est venue, sans explication organique. Nous sommes bien dans des symptômes fonctionnels porteurs d'évocations symboliques, témoins du déplacement sur le corps du conflit psychique sous-jacent.

Par ailleurs, et pour rester sur le plan du psychique, Mme V. explique souffrir d'un mal-être diffus, difficilement identifiable, flou et principalement composé d'une insatisfaction globale de la vie et des relations avec les autres, d'où la souffrance psychique ressentie et la tristesse exprimée. Mais attention, ces deux symptômes sont souvent pris à tort pour des manifestations dépressives patentes. Ils sont très souvent réfractaires aux traitements antidépresseurs entrepris pour les soulager, ou alors, lorsque la composante anxieuse est importante, conduisent à une surconsommation médicamenteuse, voire à une véritable pharmacodépendance (en particulier aux benzodiazépines) ; ce qui est le cas pour Mme V. On peut légitimement penser que ces symptômes psychiques font partie des mécanismes de conversion (par un déplacement sur le psychique de la douleur qui devient morale). Une autre hypothèse consiste à interpréter leur résistance à toutes les tentatives thérapeutiques des soignants comme l'expression du désir hystérique, qui se montre (souffrant) pour mieux se refuser (au soin). Nous voyons là encore que sous couvert de la maladie s'exprime une sexualisation du lien, témoin indirect des mouvements pulsionnels inconscients qui opèrent en arrière-plan. Ce qui n'empêche pas d'ailleurs que l'on puisse observer dans l'évolution de ces pathologies, la survenue d'authentiques décompensations dépressives, qu'il faut savoir reconnaître et traiter comme telles.

En résumé

La structure névrotique se caractérise par :

• *un conflit entre le Surmoi et le Çà* au sein d'un Moi qui n'est jamais clivé, garant d'une certaine continuité et stabilité psychique d'un Moi aux capacités synthétiques bien installées ;

• *une angoisse latente de castration*, certes pénible, mais bien moins déstructurante et désorganisante que les angoisses de perte (du fonctionnement limite) ou de morcellement (du fonctionnement psychotique) ;

• *une relation d'objet génitale* dans laquelle l'objet (l'autre) est reconnu en tant que tel dans son existence et dans sa différenciation. Il est ainsi recherché pour ce qu'il est et pas seulement pour ce à quoi il peut servir au sujet (comme dans la dynamique limite) ;

• *un fonctionnement préconscient prévalent*, garant d'une bonne capacité « à penser les pensées » et d'une contenance propre à contenir, limiter et transformer ;
• *une fonction interdictrice du Surmoi installée*, « héritière du complexe d'Œdipe » dont les fonctions d'auto-observation et de censure participent grandement à l'équilibre dynamique et à la prise en compte des limites et de l'autre ;
• *un principe de réalité prévalent* résultant du travail synthétique d'un Moi solide qui peut dans cette structure plus facilement aménager les situations conflictuelles en organisant la satisfaction (principe de plaisir) tout en tenant compte de la réalité, de ses limites et de ses contraintes par le biais d'établissement de compromis (équilibrant principe de plaisir et principe de réalité) ;
• *une économie basée sur des processus secondaires* reposant sur la liaison psychique entre l'affect et les représentations permettant l'appui du sujet sur des capacités d'attente et de symbolisation structurantes ;
• servie par *une défense principale qui est le refoulement*, témoin et organisateur d'un fonctionnement équilibré entre conscient et inconscient.

La lignée psychotique

La violence des origines

La psychose trouve, quant à elle, ses sources dans des interactions complexes entre données organiques, équipement génétique et dysfonctionnement des relations intersubjectives familiales et sociales. D'un point de vue psychologique, elle s'origine dans la rencontre de la faillite de l'environnement contenant avec une destructivité excessive du nourrisson dans un alliage à proportions variables. Nous nous trouvons dans ce cas face à une *inadéquation de l'objet contenant amenant une faillite de la fonction alpha structurante.* Les relations précoces sont ainsi marquées par une *interaction qui se fait sous le signe de la violence et de la destructivité de la déliaison psychique* (ou de la non-liaison).

Pour des raisons complexes, l'incapacité ou la difficulté pour la mère de reconnaître et de nommer la pulsion de son bébé empêche en effet l'appareillage du fonctionnement psychique de l'enfant en étayage sur le préconscient de la mère, ce qui rend impossible un travail de liaison suffisamment symboligène. Tout se passe comme si les impressions sensorielles et les émotions éprouvées et projetées par le bébé dans le contenant maternel demeuraient inchangées et restaient brutes et improductives. Ces « éléments bêta » ne peuvent être ni refoulés ni pensés, d'autant qu'ils se cumulent avec ceux projetés dans l'appareil psychique en devenir du bébé par un entourage lui-même traversé par la déliaison. Ces inductions pulsionnelles particulièrement toxiques, ne trouvant pas de pare-excitation suffisant, sont à l'origine d'une véritable intoxication psychique du bébé, concomitante d'une non-détoxication alpha.

L'enfant est littéralement envahi de contenus psychiques destructifs qui empêchent les phénomènes introjectifs et le sentiment d'identité qui y est lié. Or, l'introjection de l'objet contenant, vécu comme une peau, est normalement, nous l'avons dit, à l'origine de la distinction des espaces interne et externe. La fonction contenante ne peut être introjectée par l'incapacité de la mère à tenir ce rôle ou par la violence des attaques fantasmatiques du nourrisson contre celle-ci. Le patient psychotique est donc constamment menacé de morcellement faute de pouvoir compter sur un bon objet interne unificateur.

Lacan (1966) préfère quant à lui parler de *forclusion* pour décrire ces mécanismes de destruction et de rejet, qui opèrent dans la psychose autour du signifiant particulier qu'est le Nom-du-Père. Cette instance est le support « de la fonction symbolique qui, depuis l'orée des temps historiques identifie sa personne à la figure de la Loi ». Le besoin pathologique d'exclusivité de la mère verrouille chez l'enfant toute possibilité d'ouverture vers l'extérieur, vers cet autre représentant de l'Autre qu'est le père dans un déni de la castration en tant qu'organisatrice de la symbolique du réel.

Ce n'est d'ailleurs pas tant l'instauration dans la réalité d'une relation triangulaire qui est mise en cause que l'effacement véritable de la représentation de cet autre dans l'imaginaire maternel et dans son discours. Ce que pointe cet auteur, c'est *la violence de la non-altérité, celle de la non-distanciation qui laisse l'enfant en prise directe avec le déferlement émotionnel et pulsionnel lié à l'archaïque du psychisme de l'autre et du sien.* Tout se passe comme si l'enfant ne pouvait bénéficier d'une ouverture à l'autre et à la réalité par manque d'appui structurant sur un environnement parental insuffisamment contenant, marqué par le déni des limites, de l'altérité et par une certaine confusion des espaces psychiques réciproques.

L'économie psychotique : entre agir et pensée concrète

De façon « condensée », nous pouvons dire que la psychose se caractérise par :

- une instance dominante : le Çà;
- un conflit dominant : entre le Çà et la réalité;
- une angoisse latente de morcellement;
- des défenses principales à type de clivage du Moi, de déni et de forclusion;
- une relation d'objet fusionnelle;
- un déni net de la réalité gênante;
- des processus primaires prévalents;
- la projection et l'identification projective comme défenses banales;
- une utilisation agie de la parole (support des pulsions agressives);
- un registre agi prévalent;
- une abolition (ou affaiblissement) de la fonction synthétique du Moi (ce qui libère des capacités abstraites hors des contraintes de la réalité).

Incapable d'accepter et de supporter la perte et la séparation de l'objet, et par là même d'en faire le deuil, le psychotique ne peut faire la différence entre l'objet réel et l'objet psychique qui le représente. Du fait de cette indifférenciation, le rapport du psychotique à l'objet oscille avec grande instabilité entre une *angoisse majeure de morcellement* désorganisatrice pour le Moi et une *proximité fusionnelle* intrusive et persécutoire. Le psychisme du psychotique répond à cette paradoxalité par une lutte active contre l'objet, lutte d'autant plus désespérée que le Moi peu différencié est amené à s'autodétruire avec l'objet. Ce fonctionnement unipolaire, qui ne permet pas la mise en place d'une différenciation entre la réalité interne et le milieu environnant, fait osciller la position du sujet entre le clivage absolu (fondamentalement autre, étranger), et la fusion (sans distanciation possible).

Ces caractéristiques interdisent au psychotique tout jeu d'alternance de séparations et de retours d'avec l'objet et par là même l'accession et l'utilisation de la représentation à la place de l'objet. Il existe donc chez ces patients une véritable *carence élaborative par faiblesse structurelle du préconscient* (en tant qu'appareil à penser les pensées) s'exprimant dans l'impossible évocation de l'absent. La prise de conscience interne des conflits, utilisée normalement et qualifiée par le terme d'insight, est alors remplacée par une tendance à l'action appelée par certains « extrajection réifiante ». Cette dernière est une véritable mise en dehors et mise en scène de la pulsion dans le champ externe de l'*outsight* qui tient lieu ainsi de champ de conscience extériorisé. Cette *tendance à l'action* concerne bien évidemment les mises en actes relevant du classique registre de l'agir mais aussi la pensée et la parole du psychotique qui, parfois qualifiées de pensée concrète, revêtent une valeur plus expressive que véritablement communicative les rapprochant d'un mode de fonctionnement par l'agir.

La psychose se montre donc autant comme une anomalie des contenus (par le délire) que comme une aliénation du contenant (par la carence préconsciente qui la sous-tend).

La clinique psychotique : déni, clivage et identification projective

La symptomatologie du psychotique s'illustre :

- par *le délire* (véritable tentative de « guérison ») ;
- par *la dissociation* (psychique, physique, verbale) ;
- par *l'utilisation de l'agir* comme modalité expressive préférentielle.

La prise de conscience interne des conflits, utilisée normalement et qualifiée par le terme d'*insight,* est remplacée par l'« extrajection réifiante ». Cette mise en dehors de la pulsion dans le champ externe de l'*outsight* fait que ce dernier tient lieu de champ de conscience extériorisé.

Il en est ainsi tant de la pensée concrète que des mises en actes relevant du classique registre de l'agir.

Le fonctionnement primaire se trouve donc au premier plan d'une dynamique marquée par la destructivité et la déliaison qui laissent ces patients aux prises avec des éléments psychiques archaïques peu différenciés, au sein d'un appareil psychique qui ne l'est pas plus. Ainsi, cette abolition (ou affaiblissement) de la fonction synthétique du Moi prédispose, nous l'avons vu, à une utilisation agie de la parole et un surinvestissement de l'agir au détriment de la pensée (fonctionnement en outsight). De cette libido narcissique, marquée par les processus primaires, découle une angoisse latente de morcellement contre laquelle ces patients se défendent par le clivage, le déni, la forclusion, la projection et l'identification projective. C'est ce qu'illustre le cas suivant.

> ***Exemple***
>
> Pascal est hospitalisé en urgence pour une rechute délirante. Il souffre de schizophrénie depuis plus de 5 ans. L'épisode en question couve depuis quelques semaines. Sa mère, chez laquelle il vit, le trouvait de plus en plus « bizarre » et « tendu ». À son arrivée dans le service, la situation est explosive. Pascal se débat fortement, proférant insultes et menaces face à « ces infirmiers complices du complot qui se trame contre lui ». Il en est persuadé, il est « le fils de Dieu » et c'est « Satan et ses suppôts (sa mère, les soignants...) » qui veulent l'empêcher d'accomplir « toutes les grandes choses qui vont changer le monde ».
>
> Quand il est un peu plus calme, il accepte de discuter un peu, mais seulement avec les hommes de l'équipe. Il peut ainsi leur faire quelques demandes pratiques, avec une cohérence certaine. Par contre, dès que la question du délire est abordée, il se remet à « flamber ».

Le *clivage* s'opère à un double niveau :

- celui du *Moi* (une partie du Moi en contact avec la réalité, et une autre partie clivée aux prises avec un fonctionnement primaire), une partie du Moi a perdu pied avec la réalité (c'est le délire) tandis qu'une autre y reste accrochée (c'est l'échange possible avec les infirmiers) ;
- celui de l'*objet* (impossible intégration entre partie bonne et partie mauvaise du même objet). C'est ce qui explique que Pascal sépare le monde en bons (ceux qui croient en sa mission, les hommes de l'équipe...) et en mauvais objets (sa mère, les femmes de l'équipe).

« Cette rupture entre le Moi et la réalité induite par le clivage dans la psychose laisse cette dernière sous l'emprise du Çà. La partie psychotique exprime alors la pulsionnalité inconsciente directement dans le champ conscient, sans censure ni travail de secondarisation qui lui permettraient de distinguer ce qui est de l'ordre du ressenti interne de ce qui est de l'ordre de la réalité.

Toute la symptomatologie du psychotique repose sur ce vécu d'indifférenciation et de non-personnation. Le sujet n'est pas capable de dissocier et de différencier ses productions internes (désirs, fantasmes) de la perception extérieure. Ce qui entraîne une confusion entre des ordres opposés tels que intérieur et extérieur, entre objectif et subjectif, entre réel et fantasmatique. Les objets sont perçus comme partie intégrante de son être, comme objets partiels constitués et constituants du psychotique. Toutes ces confusions entraînent une véritable paralysie de l'efficacité et de l'efficience de la pensée chez le schizophrène. Ainsi s'exerce une influence puissante et paralysante sur la partie saine du self qui est alors complètement dominée et liée aux processus psychotiques délirants. Les schizophrènes ne peuvent plus fonctionner par eux-mêmes et semblent avoir oublié qu'il peut y avoir de bonnes relations à l'objet ». (H. Rosenfeld, 1974).

> ***Exemple***
>
> Par exemple, quand Pascal noue une relation plus apaisée avec un des membres de l'équipe, il a tendance à le « cannibaliser » de plus en plus. Le désir fusionnel réapparaît, « vous êtes le seul à me comprendre, vous au moins vous comprenez le sens de ma mission sur terre. Pourriez-vous rester avec moi tout le temps ? » dira-t-il à un jeune soignant du service qu'il investit fortement. Seulement ce premier temps de

rapprochement entraîne inévitablement un second temps de clivage car la proximité devient intrusive (tant pour Pascal que pour le soignant d'ailleurs). Ce qui déchaîne une nouvelle crise contre cet infirmier qui « l'a trompé et qui s'est fait passer pour un ami pour endormir sa méfiance et profiter de sa confiance pour l'éliminer ».

Les patients psychotiques sont donc, de par leur tendance fusionnelle, autant en dedans de l'objet que l'objet est à l'intérieur d'eux-mêmes, situation entraînant un flou confusionnant, angoissant autour de la question de l'appartenance et des limites réciproques. On comprend ainsi l'impact potentiellement traumatique et la violence affective de toute relation (ou plutôt rencontre) objectale sur l'intégrité narcissique et le sentiment de soi qui en découle. C'est d'ailleurs bien ce qui, selon Racamier (1980), perd les schizophrènes : « à tout instant ils vivent le pire ; rien dans leur monde n'est indifférent, et tous les cailloux de leur chemin de vie sont radioactifs. Il est bien vrai que les schizophrènes souffrent d'indifférence mais par défaut ». Pour échapper à cela, toute l'organisation psychotique sera tournée autour d'un but impossible : évincer le conflit et exclure l'ambivalence ce qui implique l'attaque de la réalité et de l'altérité radicale de l'objet.

Tout se passe comme si le psychotique avait besoin de se rapprocher de l'objet (l'autre) pour échapper au morcellement lié à un Moi non différencié, et que, parallèlement, ce rapprochement de l'autre vers un Moi (celui du patient) non fermé, entraînait inévitablement une intrusion psychique et donc un sentiment de persécution.

Exemple

C'est ce qui se passe entre Pascal et sa mère. En état de crise l'un et l'autre, ils se détestent et se battent, ce qui provoque l'hospitalisation. Dans les premiers jours, Pascal, persécuté par sa mère l'insulte et explique à qui veut l'entendre « qu'elle a passé un pacte avec le diable ». Mais une fois la distance mise entre eux par l'interdiction des visites par exemple, le besoin de fusion réapparaît porté en cela par la distanciation permise par le soin. Pascal veut alors rentrer chez lui pour se « rapprocher de sa mère », relayé en cela par un désir similaire de cette mère qui a pourtant sollicité les soins psychiatriques à la demande d'un tiers quelques jours auparavant. Le cycle : angoisse de morcellement – fusion réparatrice – intrusion psychique – angoisse persécutrice – clivage et rejet – angoisse de morcellement explique les ré-hospitalisations multiples de Pascal pour des tableaux similaires.

Les phénomènes de clivage amènent ainsi les patients psychotiques à fonctionner dans la tension incessante entre deux pôles de fonctionnement qui s'ignorent tout en restant vitalement interdépendants jusqu'à la fusion entraînant « une véritable dissociation de l'économique et du sens avec :

- un pôle interne de poussée instinctuelle croissante, visant à la décharge spontanée des pulsions (se réalisant alors électivement par des passages à l'acte, directs mais non mentalisés) à valeur essentiellement économique ;
- un pôle externe de représentation (car il possède l'équipement mental nécessaire) qui n'exprime pas son désir, désaccordé comme sens et qui ne sera que l'écho aliéné d'un dehors irrémédiablement étranger, non médiatisé par le désir et par la pulsion (d'où l'hallucination et le délire). » (P. Dubor, 1993).

Dans ce fonctionnement psychotique, les *phénomènes délirants* peuvent être compris comme une *tentative du Moi de reconstruire une néo-réalité* conforme aux désirs et exigences du Çà. Toutefois, ce fonctionnement ne concerne qu'une partie du Moi. Une autre (la partie saine) peut garder un contact avec la réalité alors même que l'autre la dénie. Le déni porte donc sur la perception et crée un vide comblé par la place de l'hallucination et du délire, véritable perception sans objet.

Exemple

Quand Pascal va mal, son psychisme est confronté à un effondrement total dans un vécu affectif indescriptible qui ne peut être élaboré par ce patient. Tout se passe comme si les faibles fonctions préconscientes des patients psychotiques étaient reliées à la partie saine du Moi. Quand la partie pathologique l'entraîne dans ses angoisses sans objet (sans image, sans représentation possible), le délire vient offrir au patient une tentative d'explication, une tentative de liaison de son angoisse. Ainsi ce n'est pas le délire qui provoque l'angoisse, ce n'est pas le fait de se sentir persécuté ou menacé de mort qui fonde l'angoisse de Pascal, mais le contraire. C'est-à-dire que c'est l'angoisse psychotique, archaïque à laquelle le patient est confronté qui va être « mise en sens » par Pascal par le biais d'une néo-construction délirante qui va lui donner un contenant. Encore une fois, ce n'est pas le délire qui crée l'angoisse, mais l'angoisse qui crée un délire certes lui-même angoissant, mais dans une angoisse moins brute que celle dont il découle. C'est en ce sens que le délire est une tentative d'auto-guérison d'un Moi confronté à l'insoutenable. Le délire est donc, comme tout symptôme, une formation de compromis. Ce qui explique que certains patients préfèrent garder une petite zone délirante en « se soustrayant » par exemple à certaines de leurs injections retard de neuroleptiques.

Par ailleurs, la proximité confusionnante induite par les processus fusionnels en œuvre dans la psychose est d'autant plus grande que les patients psychotiques utilisent l'identification projective pour se débarrasser de leurs angoisses et pulsions intolérables en les projetant *dans* des objets de la réalité extérieure (le matériel injecté dans l'objet reste toutefois dans ce cas tenu sous contrôle). C'est l'indifférenciation du sujet et de son entourage qui permet ce mouvement projectif évacuateur et autorise le psychotique à essayer par ces moyens d'extrajection de nier la séparation du soi et de l'objet en se spatialisant à l'intérieur de celui-ci. Mais à l'inverse le sujet peut, en raison de cette même indifférenciation, se sentir envahi par des pensées ne lui appartenant pas. Il vit alors une pénible expérience de pénétration psychique génératrice d'impression d'influence, de convictions ou d'intuitions plus ou moins délirantes et/ou persécutoires.

C'est ce qui explique que certains patients psychotiques arrivent à nous communiquer une part de leur angoisse ou de leur confusion qui nous envahissent alors à notre tour. C'est le cas de certains entretiens où nous nous sentons extrêmement mal ou angoissés, sans commune mesure avec la réalité de ce qui se passe dans l'échange. Nous subissons à ce moment une véritable intoxication psychique par les contenus archaïques de ces patients. Le mouvement fonctionne également en sens inverse, les patients psychotiques pouvant être envahis par des pulsions émanant de notre propre inconscient alors que nous n'en avons nous-mêmes pas conscience. Cette perméabilité psychique est liée à la « non-fermeture » du Moi psychotique qui favorise les fonctionnements primaires réciproques.

Le soin et la psychose

Nous voyons donc que les carences structurelles préconscientes liées à la psychose prédisposent ces patients à s'exprimer sur le mode de l'agir. Tout se passe comme si les pulsions trouvaient par l'utilisation de l'agir un système d'expression direct en réponse aux carences de la fonction de représentation de ces patients. Il en est ainsi autant des actings que de la pensée concrète.

Ces agirs sont à situer dans un double mouvement fonctionnel :

- le premier est de protéger le sujet en extériorisant la pulsion ;
- le deuxième tout aussi important est de lui offrir une petite possibilité indirecte de figurabilité.

Cette carence structurelle du préconscient psychotique implique plusieurs conséquences majeures sur la façon de penser le soin face à la psychose :

- le fait que ces agirs se situent dans un double mouvement fonctionnel d'extériorisation et de tentative de symbolisation montre l'importance que nous devons donner au sens et à la nature des actings des patients psychotiques, que ces agirs soient violents ou non. En effet, il n'est pas rare de constater que certains passages à l'acte de patients viennent à la suite d'une succession d'agirs qui sont passés inaperçus et qui tentaient de venir signifier dans l'espace d'extériorité de la vie du service une angoisse ou une conflictualité particulière. *Ne pas entendre les agirs « banaux » revient à prédéterminer la bascule violente d'un certain nombre d'entre eux ;*
- la prévalence de l'agir comme modalité expressive des patients psychotiques implique que l'accès signifiant, de et par la verbalisation dans le soin, devra inclure ou suivre un temps initial, tout aussi thérapeutique, de soins prenant réellement en compte la valeur économique et dynamique des mises en actes et de la concrétude tenant compte de la faiblesse structurelle du fonctionnement préconscient psychotique. Car *la majeure partie de ce que peut exprimer le patient psychotique se fait dans ce qu'il convient d'appeler l'espace interstitiel, dans cet entre-deux du soin constitué par le quotidien soignant dans lequel les infirmiers ont une place majeure à tenir* ;
- de la même manière, à côté de cette préoccupation à l'égard de l'agir psychotique, il importe pour ces patients de pouvoir trouver dans le soin une garantie de présence réelle et continue ne les exposant pas trop à se voir confrontés avec le risque d'*hilflosigkeit,* terme Freudien signifiant l'insoutenable chaos accompagnant chez ces patients toute rupture de lien vécue comme perte irrémédiable non symbolisable entraînant une *angoisse de non-représentation*[2]. *Cet effondrement est vécu par les patients psychotiques lorsqu'ils se trouvent « bloqués » par l'irreprésentabilité du conflit psychique qui les habite, par leur*

2 Ne pouvant se représenter psychiquement l'absent, le patient psychotique vit tout éloignement comme une perte irrémédiable entraînant angoisse, effondrement ou colère réactionnelle.

propre psychisme, les laissant aux prises avec une déliaison désorganisatrice intense. Ce fonctionnement économique particulier explique l'absolue nécessité d'assurer une continuité psychique soignante face à la psychose. Cette particularité est d'ailleurs un des fondements majeurs de l'organisation institutionnelle du fonctionnement soignant;

• enfin, la structure même de la psychose interroge l'objectif du traitement psychothérapique, qu'il soit psychanalytique ou non d'ailleurs, de ces pathologies. Nous voyons bien qu'il ne s'agit pas de nous donner comme but ultime et idéaliste de faire d'un schizophrène un névrotique au sens structural du terme ou de reparcourir à l'envers les voies de la régression et des zones de fixations. Le but du soin psychique pour ces patients est de leur donner, *dans leur structure,* les moyens psychiques de faire face aux conflits et aux angoisses habituellement désorganisants, de leur offrir une autre voie que la mise en œuvre défensive de décompensations psychotiques. Il s'agit principalement pour eux, de stabiliser la problématique de la relation à l'autre et à la réalité et ainsi d'en limiter les effets mortifères sur le sentiment d'unité et d'identité du sujet.

L'organisation limite

La dynamique limite se caractérise par un fonctionnement psychique très particulier qui n'est pas une structure au sens propre, car elle ne bénéficie pas de la solidité et de la fixité de la psychose ou de la névrose. C'est pour cela que Bergeret (1996) la désigne sous le terme d'*astructuration,* insistant par là sur le fait que cette organisation ne tient que grâce à la mise en œuvre de contre-investissements et de formations réactionnelles très coûteuses.

La notion d'organisation limite est assez complexe à cerner; nous avons donc choisi de vous présenter une synthèse de différents travaux regroupés dans trois ouvrages dont est extrait l'essentiel des développements théoriques qui suivent. Il s'agit de *Névroses et fonctionnements limites,* de C. Chabert et coll. (Dunod, 1999); de *La personnalité normale et pathologique* de J. Bergeret (Dunod, 1996). et de *Comprendre la violence en psychiatrie,* de L. Morasz (Dunod, 2002).

À partir de ces différents apports, nous avons travaillé la question de l'approche clinique de l'organisation limite avec différentes équipes soignantes que nous voulions remercier en soulignant la richesse de leurs apports. *Il s'agit des soignants des Hôpitaux du Vinatier et de Saint-Jean-de-Dieu (Lyon), de Saint-Jean-de-Bonnefonds et du CHU (Saint-Étienne), du Centre Psychothérapique de l'Ain (Bourg-en-Bresse) et du CHU de Reims.*

La notion d'état limite

Dans la mesure où cette organisation se caractérise par un polymorphisme symptomatologique important lié à la précarité de son instabilité structurelle qui oscille entre un pôle psychotique et un fonctionnement névrotique tous deux inatteignables, de nombreux tableaux cliniques peuvent être rattachés à la dynamique limite. C'est le cas d'un bon nombre de patients « étiquetés » border-line, schizotypiques, schizoïdes, antisociaux, ou narcissiques par le DSM-IV, même si ces catégories peuvent aussi être un mode de présentation clinique d'autres lignées. Ce polymorphisme est d'autant plus important que les symptômes issus du fonctionnement limite sont assez peu spécifiques (contrairement par exemple au délire qui signe l'épisode psychotique). On observe ainsi classiquement dans l'évolution des sujets organisés sur un mode limite :

- une *angoisse* constante, diffuse et envahissante, dont la labilité et la facilité de déclenchement contraste avec la difficulté de repérage de ses circonstances de survenue. L'angoisse limite, est une angoisse de perte, d'abandon, elle procède d'un sentiment de vide[3] ou de manque pouvant aller jusqu'à une impression de déréalisation qui reste bien souvent inaccessible à la mentalisation. Ainsi, l'expression agie est souvent la seule voie de décharge de cet affect douloureux marquant là la difficulté du patient limite à lier l'angoisse à des contenus ou des processus mentaux structurants. Tout se passe comme si le patient limite n'était pas assez « structuré » pour accéder à la symbolisation de cette angoisse mais trop « structuré » pour s'en libérer par la construction d'une néo-réalité délirante défensive ;
- des *symptômes dépressifs* fréquents. De nombreux auteurs font d'ailleurs de la « dépression essentielle », initialement décrite par Marty (1968), le maître symptôme de la pathologie limite. Il s'agit d'un véritable abaissement de la vie et du tonus libidinal sans contrepartie économique et sans recours possible à des objets qu'ils soient internes ou externes. C'est ce qui explique que ces patients vivent des sentiments pénibles de vide alternant avec des moments de colère, de rage et de rejet de toute source de satisfaction, signant par là l'atypicité de ce type de dépression d'où l'inhibition psychomotrice semble absente. Véritable état basal de fonctionnement libidinal, cet état de vide n'est le plus souvent pas relié à un événement douloureux réel ou à un mouvement psychique de perte défini ;
- des *symptômes névrotiques* multiples et labiles. Les symptômes de conversion hystérique, phobiques, obsessionnels ou hypochondriaques, souvent atypiques, se mêlent et s'entremêlent et les passages rapides d'un registre névrotique à un autre sont fortement évocateurs du diagnostic ;
- des *symptômes d'allure « psychopathique »* qui sont à l'origine de leur image de « patients difficiles ». La relation de dépendance anaclitique avec un partenaire ou un toxique, l'impulsivité, l'instabilité familiale, sociale et professionnelle de ces malades et leur recherche de gratifications immédiates sont à l'origine d'un parcours émaillé de ruptures et de conduites antisociales ou déviantes. Cette symptomatologie traduit une tendance à décharger toute tension conflictuelle directement dans un registre comportemental par un agir, une mise en acte ou un raptus, signant là l'incapacité de liaison et de symbolisation par carence préconsciente. Les passages à l'acte (suicidaires ou antisociaux), les

3 L'angoisse névrotique est, rappelons-le, classiquement reliée à des sentiments de culpabilité ou d'échec, tandis que l'angoisse psychotique rend compte d'une crainte de morcellement ou d'éclatement.

conduites addictives, les troubles du caractère et des relations à autrui entrent aussi dans ce cadre.

Devant la variabilité, le polymorphisme et la labilité de ces différents symptômes, il apparaît difficile de se contenter d'une simple description clinique pour asseoir le diagnostic d'organisation limite de façon sûre et précise tout en évitant d'en faire un « fourre-tout » nosologique confusionnant. C'est pourquoi la démarche diagnostique clinique doit être, à notre sens, impérativement complétée par une étude approfondie des mécanismes de défense et du fonctionnement économique de ces patients. C'est ce que propose Kernberg (1995) quand il fait reposer le diagnostic d'organisation limite sur trois critères structuraux : la diffusion de l'identité, le niveau des mécanismes de défense et la capacité à maintenir l'épreuve de réalité (par l'analyse du niveau de clivage). Le concept de diffusion d'identité rend compte, par exemple, de l'étrangeté et de l'insaisissable de la relation limite. Il s'agit d'un « défaut d'intégration du concept de soi et des autres. C'est un vécu subjectif de vide chronique, de perceptions contradictoires de soi et de ses comportements; s'y ajoutent des perceptions appauvries et contradictoires des autres, une inaptitude à rendre compte de ce qu'ils sont. En retour, cette difficulté dans les relations proches crée chez l'autre une difficulté à comprendre le sujet limite et à s'identifier à lui ». Il rejoint ainsi les travaux de Bergeret qui s'attache, lui aussi, à « diagnostiquer » les organisations limites en fonction de la particularité de l'*organisation fantasmatique*, des *mécanismes de défense* et des *particularités de la relation d'objet.*

La dynamique limite

L'organisation psychique limite se fait autour d'un tronc commun qui résulte d'un blocage évolutif du Moi. Au prix d'un effort coûteux pour le Moi, cette organisation restera à égale distance des deux grandes structures. Elle utilisera pour cela des contre-investissements massifs et des formations réactionnelles économiquement coûteuses, dans une dynamique à haute tension dont la précarité et la labilité laisse entrevoir d'éventuels actings courts-circuits. Pour le sujet limite, tout le dilemme est de se situer dans la tension entre un côté psychotique dont l'angoisse de morcellement effraie, mais dont les mécanismes de défense plus solides font envie, et un côté névrotique avec envie et angoisse mêlées de la génitalité et des plaisirs qu'elle pourrait procurer mais peur de la dépression conjointe qui y est liée (Bergeret, 1993).

Le *moi anaclitique* va ainsi voir coexister deux secteurs opérationnels. L'un reste adapté à la réalité tandis que l'autre est centré sur les besoins narcissiques internes. Le noyau du Moi n'est pas touché mais le sujet reste très dépendant des variations de la réalité extérieure. Le danger immédiat contre lequel toutes les organisations limites luttent c'est la dépression. Ils luttent contre elle par une hyperactivité et un anaclitisme relationnel labile. Ils résistent mal aux frustrations d'autant que l'objet joue à la fois le rôle de Moi et de Surmoi auxiliaires.

La *relation d'objet anaclitique* va pousser le sujet à s'appuyer sur l'autre, tout aussi bien en attente passive de satisfactions positives qu'en manipulations plus ou moins agressives de celui-ci. Le prototype de la relation est la relation parentale dans laquelle l'anaclitique cherche à être aimé des deux parents à part égale; parents qu'il s'agit aussi d'agresser et de maîtriser analement.

L'*angoisse dépressive* survient dès que l'objet risque ou fait défaut. La présence de l'autre le rassure mais fait craindre l'intrusion, d'où le recours fréquent au groupe. Elle est une angoisse qui concerne à la fois le passé et le futur, à côté d'une angoisse de castration qui est une angoisse de faute dirigée vers un futur érotisé et d'une angoisse de morcellement sinistre de désespoir et de repli rendant le temps punctiforme.

Les *instances idéales* sont particulières. Le Surmoi reste peu développé tandis que l'Idéal du Moi se comporte en pôle organisateur. Il existe des éléments œdipiens et surmoïques mais qui ne constituent pas le pôle organisateur. La régression préœdipienne entraîne des fixations importantes au niveau d'un Idéal du Moi puéril et gigantesque. Il s'agit d'ambitions héroïques de bien faire pour conserver l'amour de l'autre beaucoup plus que de la culpabilité d'avoir mal fait. La faiblesse du Surmoi explique aussi la facilité avec laquelle la représentation mentale ou la pulsion passent dans l'acte.

Cette dynamique psychique s'organise autour de *mécanismes de défense primaires* centrés sur le clivage de l'objet et sur des mécanismes découlant plus ou moins directement de celui-ci tels que l'idéalisation, l'identification projective, le déni, l'omnipotence ou la dévalorisation.

Le *clivage de l'objet* entraîne une incapacité à réaliser l'unification des introjections et des identifications positives ou négatives. Le patient est soumis à des états contradictoires qui le dominent alternativement. Le clivage se rencontre également dans la psychose; la distinction de son utilisation dans ces deux pathologies tient au niveau de structuration génétique à l'issue de la position dépressive. Le psychotique présente un véritable clivage du Moi, tandis que l'état limite, dans sa lutte contre la dépression par perte d'objet, met en place, lui, un clivage des représentations objectales dont le dédoublement des imagos permet de lutter contre l'angoisse de perte d'objet et contre le risque d'arriver au deuxième clivage, par dédoublement du Moi. *La différenciation entre espace interne et espace externe est donc faite chez le patient limite mais l'union du bon et du mauvais objet ne peut se faire.* Le Moi du patient limite possède ainsi une certaine fixité qui lui permet de garder contact avec la réalité sans toutefois posséder la fonction intégrative des pulsions libidinales bonnes et mauvaises rapportées au même objet. *Ce clivage permet au patient limite d'éviter la confrontation à son ambivalence affective et par-là même l'émergence d'affects dépressifs en rapport avec un sentiment d'incomplétude narcissique.*

L'idéalisation est corollaire au clivage. Elle consiste à idéaliser les objets externes qui deviennent parfaits et ne sauraient souffrir la moindre imperfection. Ces objets idéalisés vont servir de supports identificatoires narcissiquement gratifiants et l'on comprend alors l'angoisse qui submergera le patient limite devant l'émergence d'un « défaut humain » si petit soit-il, angoisse signant la véritable hémorragie narcissique du patient limite en étayage sur cet objet porteur et garant de son narcissisme. Revirements brutaux et dévalorisation des autres complètent le tableau en y ajoutant une note persécutrice parfois violente. D'un point de vue topique, *l'Idéal du Moi est le pôle organisateur de la personnalité.* Il reste puéril et gigantesque et occupe la place qui devrait être occupée par le Surmoi. La vie relationnelle est ainsi abordée avec des ambitions héroïques, démesurées, exclusives, perfectionnistes et tyranniques qui préjugent mal de leur réussite confrontées à la désespérante ambivalence de la réalité.

Le déni porte quant à lui surtout sur les émotions. Le patient limite peut être tout à fait conscient de la paradoxalité et de l'incohérence de ses attitudes ou de ses émotions successives sans que cette perception ne change quoi que ce soit à son attitude actuelle. La reconnaissance est intellectuelle mais les actes qui se répéteront signeront le déni. C'est ce que développe Darcourt (1986) quand il écrit que « dans la prise de conscience, par un névrosé, il y a un éclair de lucidité..., cette découverte surprend le sujet et mobilise des affects et des représentations. Ici (dans l'organisation limite), cette lucidité n'est pas une victoire sur le refoulement et la conscience de ces sentiments archaïques et n'apporte rien au sujet pour la raison qu'ils restent clivés du reste de la vie psychique ».

La *forclusion* concerne une forme de rejet de la représentation gênante. Elle s'adresse à une image paternelle dont il est nécessaire dans ce fonctionnement de rejeter la représentation symbolique. La forclusion des *effets* du Nom du Père peut se comprendre comme le déni des effets (limitants, de distanciation...) du tiers, tandis que dans la psychose, elle concerne l'existence même de ce tiers symbolique (ce point sera détaillé dans le chapitre 5).

L'identification projective, que nous développerons plus tard, constitue un mécanisme défensif également très utilisé par les patients limites. Cette tendance à faire vivre à l'autre ses propres contenus émotionnels par la projection dans l'autre, répond tout autant au besoin de le contrôler que d'évacuer l'affect douloureux. Elle entraîne en contrepartie un affaiblissement des limites du Moi dans les zones du psychisme où ces mécanismes sont les plus intenses.

Ces attitudes d'*omnipotence* ont ainsi leurs limites car la projection du mauvais devient très vite persécutoire par contiguïté. Les patients limites n'ont alors d'autre issue que d'accentuer les mécanismes d'idéalisation fragilisant encore plus leur assise narcissique propre. Ils sont entraînés dans un cercle vicieux à processus multiples dont le point commun est l'appui narcissique sur l'objet et sur l'extérieur (l'anaclitisme).

La clinique limite : une lutte contre la dépression

Cette approche structurale montre que l'organisation limite se caractérise par :
- une instance dominante : l'Idéal du Moi;
- par une angoisse particulière : l'angoisse latente de perte d'objet;
- par un mécanisme de défense principal : le clivage de l'objet;
- par une relation d'objet anaclitique.

Le conflit psychique principal se situe donc entre l'Idéal du Moi, le Çà et la réalité.

La lignée narcissique est représentée par un enchaînement incessant et éperdu caractérisé par la chaîne *trouble narcissique – idéal du Moi – blessure narcissique – honte – angoisse de perte d'objet – dépression – recherche anaclitique – étayage narcissique – désillusion – blessure narcissique.*

L'enjeu défensif et les aménagements limites sont donc tournés vers la lutte contre cette dépression essentielle qui reste en permanence en arrière-plan de la dynamique psychologique de ces patients. *La confrontation aux limites, à l'autre, à la réalité..., va entraîner de façon quasi automatique un profond désarroi chez ces patients par le sentiment d'incomplétude qu'elle va générer. Cette perception de l'incomplétude sera vécue comme un manque touchant l'identité même du sujet,* amputé d'une partie d'un narcissisme déjà bien fragile, et non pas comme la limitation partielle d'une personne certes ambivalente mais totale malgré ses failles (comme dans le cas des problématiques névrotiques par exemple). Le patient limite fonctionne ainsi dans une dynamique du tout ou rien, la réalité lui rappelant régulièrement qu'il n'est pas tout, et donc (dans sa logique) qu'il n'est rien. Ainsi, le patient limite se retrouve totalement désorganisé dans ces efforts effrénés d'organisation d'une restructuration par tout ce qui vient lui rappeler son incomplétude et son ambivalence. Les déceptions, les limites, la triste grisaille d'une réalité jamais complètement idéale, les mouvements de désidéalisation aussi brutaux et massifs que l'idéalisation qui les a précédés, la limitation de leur mouvement défensif maniaque, vont ainsi mettre en danger leur psychisme. C'est ce qu'illustre le cas suivant.

Exemple

Éric, 40 ans, est hospitalisé depuis deux mois dans un service de psychiatrie. Il y a été admis pour une dépression sévère qui avait déjà nécessité un séjour en clinique six mois auparavant. Les choses s'étaient selon lui passées ainsi : « Ils se foutaient de moi, personne ne me parlait et je ne faisais que croiser le médecin ».

Sur un plan biographique, Éric a une histoire personnelle lourde. Il parle d'abord de ses alcoolisations répétitives, qu'il relie à un vécu dépressif, qui auraient commencé à l'âge de 15 ans. Cette douleur morale était « si forte » qu'il tente de se suicider un an plus tard.

Il décrit une enfance difficile entre un père souvent absent et une mère « insatisfaite de sa vie ». Il nous apprendra dans un second temps qu'il a été placé en nourrice alors qu'il n'avait que quelques mois. Jusqu'à ses huit ans, date à laquelle il réintègre le domicile familial, il ne voit donc ses parents que certains week-ends. Il évoque cette période sans émotion particulière s'étonnant juste du fait de n'avoir jamais pu obtenir de ses parents une quelconque explication sur les raisons de ce placement que rien ne semblait motiver.

En dehors de cela, il ne peut évoquer que quelques souvenirs d'enfance assez factuels. Il revient par contre souvent sur le vécu de disqualification qu'il ressentait parce que, selon lui, sa famille l'a toujours considéré comme « un moins que rien ». À 18 ans, après une scolarité « banale », il les quitte bruyamment pour s'engager dans des études artistiques alors que ses parents « veulent faire de lui un fonctionnaire ». Il passe quelque temps aux Beaux-Arts avant d'enchaîner « sans grande passion » plusieurs emplois successifs qu'il quitte dès « qu'il en a marre ».

D'un point de vue familial, Éric a été marié deux fois. Il a quitté sa première femme au bout de cinq ans, cette dernière n'étant plus pour lui « que la mère de ses enfants ». Il se remarie immédiatement avec une seconde épouse « qui était comme lui » et avec laquelle il se sent « sur la même longueur d'onde ». À ce détail près qu'elle se suicide un an après leur union. Éric se sent très coupable de ne pas s'être rendu compte de la détresse de sa compagne et par là même, de ne pas avoir su éviter ce geste fatal. « Je ne comprends pas pourquoi elle a fait cela, nous avions des projets ensemble, on devait créer une entreprise ».

Le vécu initial de l'équipe qui accueille Éric se situe dans une empathie certaine. Son histoire émaillée de ruptures, de pertes et de souffrance génère en effet une certaine émotion chez les soignants qui ont à s'en occuper. Le ressenti de l'équipe est d'autant plus positif qu'il se présente comme un patient plutôt discret, respectueux des autres et ne tarissant pas de louanges sur une équipe hospitalière « enfin compétente », par opposition à l'équipe qui l'a accueilli précédemment. Seuls quelques soignants émettent une certaine réserve : Éric parle en effet de lui, mais de manière surtout événementielle dans laquelle on ne distingue que peu d'affects (c'est la pensée opératoire). Les quinze premiers jours d'hospitalisation se déroulent sans encombre, dans un temps d'observation qui laisse toutefois l'équipe perplexe. Éric ne demande rien, mais rien de particulier ne lui a non plus été proposé. Nous nous trouvons ici devant un patient qui se présente sur un mode abandonnique et dont le lien soignant semble s'engager sans tension particulière.

Exemple

Les choses vont toutefois changer rapidement et de manière assez radicale. Après une réunion de synthèse clinique, l'équipe décide de mettre en place un projet de soin plus structuré. Il lui est donc proposé de participer deux fois par semaine au groupe d'art-thérapie et à des entretiens infirmiers formalisés. Mais Éric a d'autres projets, il ne se sent pas très motivé pour participer à l'activité d'art-thérapie avec des patients « nuls » alors qu'il a « fait les beaux-arts ». Il n'a pas non plus envie de parler avec un quelconque soignant dans la mesure où il a dit ce qu'il avait à dire et qu'il n'a aucune envie de « ressasser ses histoires ». Dans le même temps, il noue une relation passionnelle avec une patiente du service. Il démonte les réserves des soignants à ce sujet en expliquant que « pour quelqu'un qui n'arrive pas à être seul, fonder un nouveau couple est le seul moyen d'aller mieux. C'est çà mon soin ».

Il demande ainsi à ce qu'on le laisse tranquille. Le plus étonnant – en apparence – est qu'il ne demande à aucun moment sa sortie du service, alors même qu'il en refuse les règles sans pour autant se montrer clairement transgressif. Face à cette attitude, l'équipe se clive nettement. Une partie d'entre elle ne supporte ni « de servir d'agence matrimoniale », ni de voir les actions thérapeutiques rejetées sans gêne ni culpabilité. Symétriquement, les autres soignants continuent d'être touchés par ce patient si « enfantin » (mais quand même assez subtil pour bloquer toute décision d'équipe pendant un mois, sans qu'aucun rappel au cadre ne lui soit adressé).

La situation commence à évoluer. Éric glisse dans un rapport de force feutré mais terriblement efficace avec l'équipe. Il met cette dernière dans une position difficile d'inversion du cadre. En effet, sa manière d'être lui permet de se situer dans un rapport d'omnipotence sur un cadre thérapeutique qu'il tente de maîtriser totalement, ce qui fait violence à une partie de l'équipe. Car même s'il n'y a pas d'agressivité directe exprimée contre l'équipe, Éric se comporte comme s'il ne voyait pas ceux qui se posent en détracteurs face à lui. Ce qu'il montre c'est une absence de prise en compte du désir d'un « autre » qu'il perçoit pourtant. Avec le temps, ce défaut d'altérité sera d'ailleurs ressenti de plus en plus précisément par le plus grand nombre. L'équipe exprimera alors des fantasmes agressifs qui s'incarneront dans le désir de « le voir partir au plus vite », ou « de le mettre en soins sans consentement sur demande d'un tiers pour lui imposer un cadre ». Éric, ce patient si attachant se montre trop attaché au service, tout en ne l'étant pas assez à ses règles de fonctionnement...

> ***Exemple***
>
> Un recadrage est alors organisé avec le médecin chef. Éric se montre docile et respectueux. Après avoir exprimé tout le bien que peut lui faire son hospitalisation, il s'excuse de son manque d'entrain pour l'art-thérapie et les entretiens. « C'est parce que je suis timide, j'ai du mal à être en relation avec les autres, et en plus depuis que je suis déprimé j'ai beaucoup de mal à faire des choses ». Ces propos irritent l'équipe qui le trouve au contraire de plus en plus actif dans ses activités « interstitielles ». Mais Éric fait comme s'il n'entendait pas ces réserves. Il reste tout aussi évasif sur la question de son soin que sur celle d'une sortie éventuelle. Il explique que « sa vie est finie, qu'il a perdu sa femme et son projet d'entreprise ». C'est là que nous apprendrons qu'il voulait créer avec elle une entreprise d'horticulture. « Elle ne voulait pas, mais moi je savais bien que c'était bien pour elle ». Le fait que cette dernière ait justement choisi du désherbant pour se suicider ne penche quand même pas en faveur de cette perception optimiste...

Éric illustre assez bien le tronc commun des mécanismes défensifs en jeu dans la dynamique limite. Le *clivage de l'objet* se retrouve fréquemment (entre la bonne équipe hospitalière et la mauvaise de la clinique, entre les bonnes activités du service et les mauvaises activités thérapeutiques, entre les infirmiers qui le comprennent et ceux qui ne le supportent pas...). Il place également en position de *forclusion* toutes les représentations qui pourraient le gêner, que ce soit celles concernant son refus de soin ou celles en lien avec les désirs exprimés des autres (soignants, épouse, patients...). L'*identification projective* amène également une diffusion de son propre vécu dépressif dans une équipe qui se sent inutile, sans perspective d'avenir et impuissante face à lui.

Dans sa *manipulation* du cadre, Éric cherche à maintenir une *relation anaclitique* compensatrice pour lui en se plaçant dans une position d'*omnipotence* destinée à maintenir à distance l'ambivalence qui pourrait naître des exigences et des limites du cadre et de ses soignants. Tant que cet équilibre est maintenu, il va mieux, mais au prix d'une violence psychique de plus en plus importante faite à l'équipe. Mais rappelons-nous que cette situation est avant tout une dynamique de protection d'un patient qui se défend contre une dépression qu'il ne peut assumer ni élaborer. La première forme de relation violente exprimée par Éric correspond à la violence intrinsèque du lien limite. Les passages à l'acte plus concrets surviennent le plus souvent quand la réalité (ou le tiers) vient faire obstacle à cet aménagement provisoire qui se fait au détriment de l'autre.

> *Exemple*
>
> C'est d'ailleurs ce qui se passera pour Éric qui ira se jeter sous une voiture (dans un geste sans gravité pour lui) lors d'une fugue après un entretien annonçant l'éventualité de sa sortie prochaine. Le passage à l'acte aura pour effet de culpabiliser ceux qui pensaient « le faire sortir » et capter un peu plus ceux qui pensaient « qu'il allait mal ».

La vision que nous avons de ce patient est très différente en fonction du moment de l'hospitalisation. Éric se présente de prime abord comme un patient déprimé, à la recherche d'un soutien anaclitique dans un parcours abandonnique assez typique. L'agressivité dans le soin ne survient que dans un second temps, quand on s'oppose à lui, lorsque l'on tente de proposer autre chose que ce qu'il désire. Mais comment comprendre cette agressivité, si fréquemment perçue chez les états limites ?

La destructivité dans la dynamique limite

Dans la dynamique limite, l'instinct violent fondamental[4] ne peut être intégré progressivement, en apportant sa force et sa vigueur, dans le courant libidinal (en se mettant au service de ce dernier) au profit des capacités imaginaires, fantasmatiques et relationnelles. « Tout se passe comme si le courant pulsionnel violent fondamental restait à égale distance du courant libidinal sans qu'aucun d'entre eux ne vienne organiser l'autre en imposant sa primauté » (Bergeret, 1984).

Ce manque d'intrication pulsionnelle est à mettre en parallèle avec l'impossibilité d'intégration de l'ambivalence de l'objet. Le sujet limite va ainsi activer dans le lien soit une pulsionnalité violente et destructrice (ce sera alors avec le mauvais objet), soit il placera ce même lien dans un courant libidinal à tonalité plus empathique, mais qui restera tout aussi radical (ce sera alors avec le bon objet). Le fonctionnement limite oscille ainsi entre des moments protecteurs d'inhibition de ces deux courants (dépression, psychasthénie) ou de débordement par l'un ou l'autre de ceux-ci dans des mouvements d'alternance rapide donnant ce profil d'instabilité que nous connaissons bien chez ces patients.

Mais attention, cette dynamique relève plus d'une stratégie défensive contre la dépression que d'un désir d'attaque initial. Mais pourquoi affirmer que ces passages à l'acte violents (qu'ils soient agis ou psychiques) relèvent d'une logique de violence fondamentale plutôt que d'agressivité ? D'abord, ces mouvements sont défensifs ; ils surviennent en réponse à un événement extérieur qui vient fragiliser les aménagements défensifs organisés par le patient. Ensuite,

4 La violence fondamentale est le courant pulsionnel originaire, purement défensif, sur lequel va s'organiser la vie psychique. Ce pur instinct de conservation va servir la vie fantasmatique en mettant son énergie au service des courants libidinaux et surtout de l'activité de symbolisation.

l'objet auquel ils s'adressent n'est pas différencié. Il l'est par exemple dans la dynamique névrotique quand les patients attaquent des personnes qui représentent quelque chose pour eux par ce qu'ils sont ou ce qu'ils représentent dans leur fantasme. En revanche, dans la dynamique limite, le patient exprime sa violence, non pas à l'égard d'un objet spécifique, mais en raison de la position de cet objet dans une échelle dichotomique grand/petit, puissance/impuissance, fort/faible. Bien entendu, des mouvements agressifs sont également présents. Ils proviennent bien plus de la récupération secondaire narcissique en faux self de la toute-puissance générée par la « réussite » apparente du rapport de force induit par le patient, que d'une intentionnalité primaire de nuire spécifiquement à cet objet.

Cette distinction est fondamentale car la compréhension que nous pouvons avoir de l'origine de la pulsionnalité qui va sous-tendre le passage à l'acte est essentielle dans le positionnement contre-transférentiel soignant que nous pouvons avoir. En effet, n'y voir que de l'agressivité amène quasi invariablement les équipes à mettre en acte une dynamique réactionnelle de rejet et d'agacement. Par contre, replacer la symptomatologie du patient, fût-elle très agaçante, dans une dynamique de violence fondamentale d'un patient déprimé aux prises avec un risque d'effondrement à la moindre mobilisation de ses appuis anaclitiques, nous permet au minimum de comprendre ce qu'il vit, et au mieux de prendre en compte ses besoins dans notre démarche de soins. Ce qui revient finalement à ne pas s'arrêter à ce que ce malade montre : des actes, mais à s'occuper en même temps de ce qui fonde ces actings : la dynamique limite. Ainsi plutôt que de forcer le patient à faire des activités, plutôt que de durcir le cadre, la mise en travail de la fonction défensive des passages à l'acte met à jour la nécessaire adaptation du soin à l'anaclitisme forcené de ce patient. Dans ce cas précis, une telle réflexion pourrait par exemple se situer autour d'un projet de foyer, d'hospitalisation séquentielle, ou de tout autre projet ou modalité relationnelle permettant à ce dernier de s'assurer du point de vue de la continuité en tenant compte de la composante de chronicisation passive qu'il active. Il s'agit donc, dans la vignette clinique que nous avons présentée, de prendre en compte l'aspect dépendant d'Éric; aspect qu'il montre sans le dévoiler totalement et dont il n'a lui-même sans doute même pas vraiment conscience.

La dynamique limite s'exprime donc de trois manières différentes :

- soit la tonalité dépressive est au premier plan dans un retournement contre soi de cette violence interne;
- soit la désorganisation psychique reste prévalente et le patient sera traversé par des moments d'instabilité et d'agitation quasi maniaque;
- soit enfin, et il s'agit là de l'hypothèse la plus solide, les patients vont trouver dans des aménagements divers, que nous détaillerons par la suite, un semblant de structuration leur permettant – en apparence – d'équilibrer au maximum leur déséquilibre structurel.

Mais quelle que puisse être la configuration activée, le passage à l'acte plus ou moins violent est, pour ces patients, le plus souvent une réaction défensive,

favorisée par la faiblesse du fonctionnement surmoïque, qui tente à la fois, dans un alliage à chaque fois original et intriqué :
- d'éloigner le conflit psychique interne;
- de détruire cette épine irritative externe qui vient rappeler le manque et la faille;
- de transmettre la rage d'un patient débordé en train de s'effondrer.

Ce fonctionnement fait de l'état limite une pathologie de l'intériorité. Le défaut d'investissement de l'espace psychique interne (insight), par « manque d'épaisseur » du fonctionnement préconscient explique le fonctionnement en extériorité (outsight) illustré cliniquement par des symptômes que nous avons décrits plus haut tels que la difficulté à être seul, la dépendance, l'impulsivité, l'anaclitisme de la relation d'objet et le besoin d'étayage du Moi sur celui de l'autre. Pour faire face à la conflictualité psychique, les défenses limites vont s'organiser autour de l'expulsion : dans l'acte et sa répétition (addiction), dans le corps (somatisation) ou dans l'autre (identification projective). Dans la psychose, l'extrajection de la pulsion était liée à une carence liée à l'irreprésentabilité *structurelle* du conflit, tandis que dans la dynamique limite, la mise au dehors de la pulsion par l'acting est liée, cette fois, à une irreprésentabilité *partielle et fonctionnelle* du conflit qui renvoie le sujet à l'ambivalence et à la dépression.

Caractère, décompensation et aménagements limites

Face à la fragilité de leur organisation, les sujets limites vont chercher à ne pas décompenser, au prix de renoncements, d'évitements et de défenses énergétiquement massives. Plusieurs solutions de caractère, fonction des compromis individuels trouvés par le patient pour tenter de s'équilibrer, peuvent être observées. Le caractère abandonnique, qui est le plus illustratif de la peur de perdre l'objet, s'appuie par exemple sur des mouvements de peur, de dévalorisation et d'agressivité réactionnelle. Le caractère psychasthénique constitue, lui, un retournement contre soi de l'agressivité s'illustrant par une tendance marquée aux doutes, scrupules et au perfectionnisme plutôt à rapporter à la dépendance à un Idéal du Moi grandiose qu'à un Surmoi trop tyrannique. Ces caractères, malgré leurs différences apparentes, reposent sur une même base : celle du tronc commun. Les conflits pulsionnels qui les sous-tendent sont à peu de choses près identiques (quant à leur soubassement psychodynamique) alors même que leur aménagement leur donne une tonalité différente. Outre ces deux exemples, Bergeret (1993) distingue les caractères de destinée, narcissiques phobiques, phalliques, dépressifs, hypocondriaques, psychopathiques et hypomaniaques.

Néanmoins, le risque d'une rupture dynamique du tronc commun existe toujours, quelle que soit la coloration du caractère adopté. À partir de ce dernier, le patient organisé sur un mode limite peut « décompenser » sur plusieurs modes à la faveur d'un traumatisme ou de la succession de microtraumatismes. Cet éclatement du tronc commun peut se faire vers une décompensation d'apparence névrotique si le Surmoi se montre assez consistant, vers une décompensation d'apparence psychotique si la partie saine du Moi est balayée par les forces pulsionnelles traumatiques ou vers la voie psychosomatique en cas de régression au niveau de l'indifférenciation psychosomatique. A contrario, il peut tenter d'éviter cette fragilité toujours sous-jacente en trouvant une plus grande stabilité au sein d'un aménagement plus structuré tel que l'aménagement caractériel ou pervers. Dans les aménagements de caractère, les patients vont projeter à l'extérieur du Moi (et donc sur les autres) leur conflictualité et maintenir ainsi à distance l'angoisse dépressive. Dans la dynamique perverse, le sentiment d'incomplétude et la dépression qui y est liée se trouvent évités par un déni focalisé et particulier qui concerne la représentation du sexe de la femme. Pour ces patients, il existe deux sortes de personnes : celles pourvues d'un phallus et celles qui en sont dépourvues. Cette dichotomie repose sur une confusion entre le phallus (organe symbolique de puissance narcissique des garçons et des filles), et le pénis (organe anatomique réel du garçon). En quelque sorte, ceux qui ont le pénis ont tout (la puissance phallique) et ceux qui n'ont pas le pénis n'ont rien (ni organe, ni phallus). Paradoxalement, le fondement quasi-délirant de ce déni focalisé protège bien souvent le patient de la prise de conscience de cette conflictualité. D'autant que la focalisation de cette forclusion autour du pénis-phallus réserve la plus grande partie du dysfonctionnement de ces personnalités dans le registre sexuel. Ils se trouvent ainsi pour la plupart parfaitement adaptés à la réalité (en apparence du moins) ce qui contraste avec le caractère aberrant de leurs conduites relevant du sexuel.

Partie II

Être infirmier(e) en psychiatrie

L'infirmier exerçant en psychiatrie est un des acteurs principaux de la mise en œuvre d'une démarche thérapeutique destinée au patient. Cette démarche repose sur les grands axes de soins existant actuellement dans le champ de la maladie mentale. Mais, au-delà de cette participation concrète, nous allons voir que le professionnel en soins infirmiers s'engage dans ce qu'il fait avec ce qu'il est en tant que sujet. C'est cette capacité relationnelle constitutive de la fonction infirmière en psychiatrie que nous allons développer dans cette partie.

Chapitre 3
Le soin en psychiatrie

Laurent Morasz et
Annick Perrin-Niquet[1]

Les grands moyens thérapeutiques en psychiatrie

Les différentes thérapeutiques

Les moyens thérapeutiques en psychiatrie se répartissent entre :
- les thérapeutiques *biologiques* ;
- les thérapeutiques *psychologiques* ;
- les prises en charge *sociales*.

Les *thérapeutiques biologiques* correspondent à la prescription, à la dispensation et au suivi de traitements tels que les hypnotiques, les antidépresseurs, les thymorégulateurs, les neuroleptiques, les psychostimulants, les traitements adjuvants et correcteurs des effets indésirables des traitements initiaux ou l'électroconvulsivothérapie (sismothérapie ou électrochocs...). Elles sont un des éléments importants du soin psychiatrique moderne en complémentarité avec les différentes approches psychothérapiques.

Les antidépresseurs

« Le traitement médicamenteux d'un patient déprimé n'est qu'un aspect de sa prise en charge, qui comporte d'autres mesures thérapeutiques (psychothérapies interpersonnelles, comportementales, etc.) et la prise en compte de facteurs sociaux. » (RMO, *Journal Officiel* du 5 décembre 1998)

1 Avec la collaboration de Claude Guillemarre et de son équipe pour le cas « Angélique ».

Tableau 3-1. **Les antidépresseurs.**

Antidépresseurs	DCI	Nom commercial	Principales indications psychiatriques	Effets secondaires	Surveillance infirmière
Antidépresseurs inhibiteurs de la recapture de la sérotonine (INRS)				Existence d'une meilleure tolérance associée à une efficacité comparable aux tricycliques. Levée de l'inhibition psychomotrice. Inversion de l'humeur. Nausées, céphalées, troubles digestifs, excitation, tremblements, tachycardie. Parfois modifications pondérales.	La posologie requise peut être prescrite d'emblée ou atteinte rapidement. Éducation du patient par rapport à la prise de son traitement. Tenir compte d'un délai de 15 à 20 jours pour évaluer le résultat thérapeutique. Éviter la prise d'alcool concomitante. Surveillance des effets secondaires.
	paroxétine	*Deroxat*	Épisodes dépressifs majeurs. Troubles obsessionnels compulsifs. Prévention des attaques de panique.		
	sertraline	*Zoloft*	Épisodes dépressifs majeurs. Troubles obsessionnels compulsifs.		
	escitalopram	*Seroplex*	*Idem.*		
	citalopram	*Seropram*	Épisodes dépressifs majeurs. Prévention des attaques de panique.		Possibilité d'administration sous forme IV ou gouttes.

	fluoxétine	*Prozac*	Épisodes dépressifs majeurs. Troubles obsessionnels compulsifs.		
	fluvox-amine	*Floxyfral*	Épisodes dépressifs majeurs.		
Antidé-presseurs inhibiteurs de la recapture de la sérotonine et de la noradrénaline				Peu marqués : troubles digestifs (nausées, diarrhée, qui disparaissent si l'antidépresseur est pris au milieu du repas), céphalées, tremblements, tachycardie, troubles cutanés en général bénins.	Peu de contre-indications en dehors de la grossesse et de l'insuffisance hépatique.
	milnaci-pram	*Ixel*	Épisodes dépressifs majeurs et polyalgies.		
	venla-faxine	*Effexor*	Épisodes dépressifs majeurs. Anxiété généralisée. Action déshinibitrice.		
		Effexor LP	*Idem.*		
	duloxétine	*Cymbalta*	Épisodes dépressifs majeurs et polyalgies.		

(*Suite*)

TABLEAU 3-1. **Suite.**

Antidépresseurs	DCI	Nom commercial	Principales indications psychiatriques	Effets secondaires	Surveillance infirmière
Antidépresseurs tricycliques				Amélioration partielle par une adaptation de la posologie. Sédation, hypotension orthostatique, constipation, sécheresse buccale, trouble de l'accommodation visuelle, tremblements, rétention d'urine, prise de poids, inversion de l'humeur, manifestations cardio-vasculaires (tachycardie, arythmie), éruptions cutanées.	L'augmentation de la posologie est progressive en fonction de la tolérance du patient. Connaître les contre-indications principales (hypersensibilité connue, infarctus du myocarde récent, glaucome à angle fermé). Éducation du patient par rapport à la prise de son traitement. Tenir compte d'un délai de 15 à 20 jours pour évaluer le résultat thérapeutique. Éviter la prise d'alcool concomitante. Surveillance de la réponse thérapeutique, des effets secondaires. Dosage des concentrations plasmatiques (chez le sujet âgé, en cas d'inefficacité).
	clomipramine	*Anafranil*	Épisodes dépressifs majeurs. Troubles obsessionnels compulsifs. Prévention des attaques de panique.		Existence d'une forme IV et IM.
	imipramine	*Tofranil*	Épisodes dépressifs majeurs.		
	amitryptiline	*Laroxyl* *Elavil*	*Idem.*		Existence d'une forme IV, IM et gouttes.
	désipramine	*Pertofran*	*Idem.*		

	dosulépine	*Prothiaden*	*Idem.*		
	amoxapine	*Défanyl*	*Idem.*		
	trimipranine	*Surmontil*	*Idem.*		Existence d'une forme IM et gouttes.
	doxépine	*Quitaxon*	*Idem.*		
Antidépresseurs apparentés aux tricycliques	maprotiline	*Ludiomil*	*Idem.*		Existence d'une forme IV.
Antidépresseurs IMAO irréversibles	iproniazide	*Marsilid*	*Idem.*	Hypotension orthostatique, crises hypertensives, céphalées, vertiges, troubles digestifs, constipation, rétention d'urine, sécheresse buccale, sueurs.	Connaître les contre-indications principales (grossesse, allaitement, insuffisance hépatique, phéochromocytome). Surveillance du bilan hépatique et de la TA. Éducation du patient par rapport à son traitement (notamment apprendre au patient à reconnaître les prodromes de la crise hypertensive). Prévenir le patient des restrictions alimentaires (aliments riches en tyramine). Nécessité de suspendre le traitement avant une intervention chirurgicale.
Antidépresseurs IMAO réversibles	moclobémide	*Moclamine*	*Idem.*	*Idem* sauf les crises hypertensives.	Pas de nécessité d'un régime particulier.
	toloxatone	*Humoryl*	*Idem.*		
Autres antidépresseurs	miansérine	*Athymil*	*Idem.*	Somnolence, sécheresse de la bouche, constipation.	Surveillance de la réponse thérapeutique et des effets secondaires.

(*Suite*)

Tableau 3-1. **Suite.**

Antidé-presseurs	DCI	Nom com-mercial	Principales indications psychiatriques	Effets secondaires	Surveillance infirmière
	viloxazine	*Vivalan*	*Idem.*	Crises convulsives, éruptions cutanées, élévation des transaminases.	Surveillance de la réponse thérapeutique et des effets secondaires.
		Vivalan LP	*Idem.*		
	tianeptine	*Stablon*	*Idem.*	Rares, généralement bénins.	Respect des contre-indications (grossesse, allaitement, association aux IMAO).
	médifox-amine	*Clédial*	*Idem.*	Rares.	Respect des contre-indications (glaucome par fermeture de l'angle, rétention urinaire).
	mirta-zapine	*Norset*	Épisodes dépressifs majeurs, troubles du sommeil.	Augmentation de l'appétit et prise de poids, somnolence. Plus rarement élévations des enzymes hépatiques et atteinte hématologique réversible (leucopénie, agranulocytose, neutro-pénie, thrombopénie).	Surveillance de la réponse thérapeutique et des effets secondaires. Informer le patient sur la possible survenue de symptômes tels que fièvre, angine, stomatite, ou autres signes d'infection qui nécessitent l'arrêt du traitement et un contrôle de la NFS. Administration uniquement au coucher (action sédative)
	agomé-latine (agoniste mélatonin-ergique)	*Valdoxan*	Épisodes dépressifs majeurs, troubles du sommeil.	Contre-indications en cas d'insuffisance hépatique. Effets indésirables digestifs, céphalées, vertiges, douleurs abdominales, lombalgies, hypersudation, asthénie, anxiété.	Surveillance bilan hépatique. Surveillance de la qualité du sommeil. Administration uniquement au coucher.

Leur prescription obéit à des règles précises quant aux indications, aux associations de médicaments et à la poursuite du traitement.

Quant au choix d'une classe d'antidépresseur lors d'un premier épisode dépressif, s'il n'existe aucun critère reconnu, il s'avère que les antidépresseurs de nouvelle génération sont actuellement les plus prescrits en raison de leur meilleure tolérance avec une efficacité comparable aux imipraminiques. Le choix doit prendre en compte le respect des contre-indications, l'existence d'échecs ou de succès antérieurs, la recherche d'un profil particulier de l'antidépresseur en fonction de la symptomatologie et le risque d'induction d'effets indésirables.

> ***Exemple***
>
> Mme J, 48 ans, est adressée dans le service à la suite d'une tentative de suicide (ingestion importante de médicaments). Elle présente depuis plusieurs semaines un état dépressif majeur avec aboulie, tristesse, idées noires, insomnie quasi totale avec un réveil précoce vers 4 heures du matin. Peu à peu s'est installé un tableau associant inhibition, prostration, incurie, idées délirantes de culpabilité, de persécution (la police allait venir la chercher, elle avait commis un « crime ») qui ont conduit à ce geste désespéré.
>
> À son arrivée, la patiente est encore sédatée, mais ne critique ni son geste suicidaire, ni les idées délirantes. Il s'agit du premier épisode dépressif mélancolique même si l'on note dans les antécédents de nombreux épisodes dépressifs. Un certain nombre d'antidépresseurs ont déjà été utilisés avec des résultats difficiles à évaluer en raison de la réticence de la patiente à poursuivre un traitement régulier.
>
> En raison de la gravité du tableau clinique et du risque suicidaire : prescription de clomipramine (*Anafranil*) en perfusion lente IV (2 h 30 à 3 heures) : 1 ampoule à 25 mg à J1, 2 ampoules à 25 mg à J2 et J3, et 3 ampoules à 25 mg à J4 (dans 250 cc de soluté isotonique).
>
> Laisser la patiente alitée environ 1 heure après la fin de la perfusion. Surveiller les constantes. Être attentif à une éventuelle levée d'inhibition psychomotrice entraînant un risque de passage à l'acte.
>
> Une fois l'amélioration obtenue, le relais sera fait par voie orale (2 cp à 25 mg par ampoule de 25 mg). Veiller à l'absorption des médicaments (risque de « stockage »).
>
> Prescription courte d'un hypnotique : *Imovane*, 1 cp le soir au coucher.
>
> Observation de la réponse thérapeutique et des éventuels effets secondaires. Observer les changements d'humeur brutaux.
>
> Prévention du risque suicidaire.
>
> Démarche d'information et d'éducation sur l'observance des traitements.
>
> Actions de relation d'aide et de confiance.

Les thymorégulateurs

TABLEAU 3-2. **Les thymorégulateurs.**

Thymoré-gulateurs	DCI	Nom commer-cial	Principales indications	Effets secon-daires	Surveillance infirmière
Thymoré-gulateurs classiques	carbo-nate de lithium	*Téralithe*	Prévention des rechutes du trouble bipolaire. États d'excitation maniaque ou hypo-maniaque.	Tremblement fin, modifi-cation de l'écriture, troubles thyroïdiens avec goitre, diabète insipide avec polyurie, polydipsie.	Éducation du patient sur : - la régularité de la prise du traitement et des lithiémies ; - les signes de surdosage (obnubilation, confusion mentale, tremblements, diarrhée, ralentissement du pouls) ; - l'hygiène de vie (hydratation et régime alimentaire normal) ; - les interactions médicamenteuses (diurétiques, anti-inflammatoires non-stéroïdiens).
					Dosage de la lithiémie (le matin avant la première prise et 12 h après la dernière prise). Bilan pré-lithium. Connaître les contre-indications (insuffisance cardiaque et rénale, déshydratation, à proscrire lors des régimes sans sel et de l'allaitement).
		Téralithe LP	*Idem.*		
Anti-convul-sivants utilisés comme thymorég-ulateurs	valpro-mide	*Dépamide*	Prévention des rechutes des troubles bipolaires. États d'agressivité d'origines diverses.	Somnolence. Troubles digestifs (nausées, vomissements, diarrhée).	Surveillance du taux plasmatique.

	acide valproïque	*Dépakote*	Épisodes maniaques chez les patients souffrant de troubles bipolaires en cas de contre-indication ou d'intolérance au lithium.	Risque de somnolence dangereuse chez les conducteurs d'engins motorisés. Risque rare d'hépatopathies, de pancréatites.	Connaître les contre-indications (troubles hépatiques, grossesse). Bilan biologique (bilan hépatique avant, pendant et en fin de traitement; bilan hématologique [NFS, plaquettes] avant, à 15 jours et en fin de traitement; pas de bilan thyroïdien annuel). Pas de dosage systématique nécessaire de la concentration sérique.
	carbamazépine	*Tégrétol*	Prévention des rechutes des troubles bipolaires. États d'excitation maniaque ou hypomaniaque.	Fatigue, somnolence, vertiges, céphalées, troubles digestifs, sécheresse buccale. Effet cutané : réaction allergique.	Surveillance des taux plasmatiques, NFS et bilan hépatique.
		Tégrétol lp	*Idem.*		
Autres thymorégulateurs	lamotrigine	*Lamictal*	Prévention des rechutes des troubles bipolaires.	Fatigue, somnolence, vertiges, céphalées, troubles digestifs, sécheresse buccale.	Surveillance comportement (risque suicidaire à l'initiation du traitement). Surveillance cutanée (risque allergique). Surveillance bilan biologique.
				Effet cutané : réaction allergique. Douleurs du dos, arthralgies. Levée d'inhibition, risque de passage à l'acte suicidaire.	
Neuroleptiques atypiques	rispéridone olanzapine aripiprazole	*Risperdal* *Zyprexa* *Abilify*	Traitement des phases maniaques et hypomaniaques du trouble bipolaire, prévention des rechutes du trouble bipolaire.	Effets indésirables habituels des neuroleptiques (voir tableau suivant).	Observation de la réponse thérapeutique et des effets secondaires.

Les neuroleptiques/antipsychotiques

Les antipsychotiques ou neuroleptiques se divisent en deux classes selon leurs propriétés pharmacologiques, les neuroleptiques classiques et atypiques. Les neuroleptiques atypiques représentent une nouvelle classe de médicaments qui ont modifié la prise en charge du patient, en raison tout d'abord de leur meilleure tolérance et de leur profil d'action (action sur les symptômes positifs et négatifs, mais aussi sur un certain nombre de symptômes qui accompagnent la pathologie psychotique, que ce soit la symptomatologie dépressive ou les signes cognitifs).

Ils sont actuellement prescrits en première intention lors d'un premier épisode psychotique (voir tableau page suivante).

TABLEAU 3-3. **Les neuroleptiques.**

Neuroleptiques/ antipsychotiques	DCI	Nom commercial	Principales indications psychiatriques	Effets secondaires	Surveillance infirmière
Antipsychotiques atypiques	rispéridone	*Risperdal*	Schizophrénie. Traitement des épisodes maniaques modérés à sévères. Traitement des états psychotiques chez le sujet âgé et des troubles du comportement dans la démence.	Effets secondaires peu marqués aux posologies thérapeutiques (anxiété, insomnie, somnolence, constipation, nausée, dyspepsie, rash et tachycardie). Risque cardiaque (allongement pathologique du QT, risque d'arrêt cardiaque). Risque d'apparition de dyskinésies aiguës rarement tardives. Risque mineur de syndrome malin aux neuroleptiques.	Observation de la réponse thérapeutique et des effets secondaires. Surveillance température et TA à l'initiation du traitement. Surveillance tolérance digestive (signe précoce de syndrome malin). Apprendre au patient à reconnaître une dyskinésie et à la signaler (prescription d'un correcteur possible). Surveillance du bilan biologique. Contrôle ECG préthérapeutique.
	olanzapine	*Zyprexa*	*Idem.*	Bonne tolérance en dehors d'une somnolence modérée et prise de poids. Risques classiques des neuroleptiques. À administrer avec précaution chez les sujets diabétiques.	*Idem.*
	aripiprazole	*Abilify*	*Idem.*	Bonne tolérance. Effets secondaires métaboliques moins marqués, risque peu fréquent d'akathisie.	

	clozapine	*Leponex*	Schizophrénies chroniques sévères (évoluant depuis au moins deux ans) en cas de résistance ou d'intolérance aux neuroleptiques classiques.	Sédation, crises convulsives, vertiges, tachycardie, hypotension, modifications électrocardio-graphiques, nausées, vomissements, leucopénie, agranulocytose, fièvre, hypersalivation, prise de poids.	Suivre le protocole de surveillance hématologique (NFS toutes les semaines pendant 18 semaines puis tous les mois).
Neurolep-tiques atypiques à action prolongée	rispéridone	*Risperdal Consta*	Schizophrénie. Traitement des épisodes maniaques modérés à sévères.	Bonne tolérance. Effets secondaires classiques des neuroleptiques atypiques.	Surveillance classique d'un neuroleptique.
	pamoate d'olanza-pine	*Zypadhera*	États psychotiques chroniques stabilisés sous *Zyprexa* per os.	Effets secondaires classiques de la voie orale. Syndrome post-injection (SPI) : risque d'exacerbation majeure de la symptomatologie psychotique, agitation, coma, majoré par une injection intra-vasculaire.	Délivrance et administration uniquement hospitalière. Bien vérifier qu'il n'existe pas de reflux veineux lors de l'injection (SPI). Surveillance durant au moins 3 heures après l'injection. Surveillance des signes de SPI.
Neuro-leptiques classiques			Schizophrénie. États psychotiques aigus. États d'agitation, d'excitation, d'agressivité.	Neurologiques : sédation ou somno-lence, dyskinésies précoces, syndrome extrapyramidal, dyskinésies tardives. Végétatifs : hypotension orthostatique, effets atropiniques à type de sécheresse de la bouche, constipa-tion, troubles de l'accommodation, rétention urinaire. Endocriniens et métaboliques : impuissance, frigidité, aménorrhée, galac-torrhée, gynécomas-tie, hyperprolactiné-mie, prise de poids. Photosensibilisa-tion, ictère. Syndrome malin aux neuroleptiques.	Surveillance de la réponse thérapeutique et des effets secondaires. Surveillance de la température et de la TA. Les correcteurs anticholinergiques ne sont pas administrés systématiquement lors de la mise en route d'un traitement neuroleptique, sauf chez les patients à risque (sujets âgés, antécédents de syndrome parkinsonien).

(*Suite*)

TABLEAU 3-3. **Suite.**

Neuro-leptiques/ antipsycho-tiques	DCI	Nom commercial	Principales indications psychiatriques	Effets secondaires	Surveillance infirmière
Dibenzo-oxazépine	loxapine	*Loxapac*	États d'agitation, impulsivité.		
Phéno-tiazines	chlorpro-mazine	*Largactil*			
	cyamé-mazine	*Tercian*	Action sédative et anxiolytique.		
	lévomé-promazine	*Nozinan*	Action sédative.		
	alimémazine	*Théralène*	*Idem.*		
	fluphé-nazine décanoate	*Modécate*	Action anti-agressive.		
	perphé-nazine	*Trilifan* retard			
	pipotiazine	*Piportil*			
	pimozide	*Orap*			
	penfluridol	*Sémap*			
	trifluo-pérazine	*Terfluzine*			
	thioridazine	*Melleril*			
	propéri-ciazine	*Neuleptil*			
Butyro-phénones	halopéridol	*Haldol*	Action polyvalente.		
	décanoate d'halo-péridol	*Haldol Decanoas*	*Idem.*		
	tripéridol	*Triflupéridol*			
	pipam-pérone	*Dipipéron*			
Thioxa-nthènes	flupentixol	*Fluanxol*			
		Fluanxol LP			
	zuclopen-thixol	*Clopixol*	Action sédative, anti-agressive et anti-productive.		
		Clopixol à action semi-prolongée	*Idem.*		

		Clopixol à action prolongée	*Idem.*		
Benzamides	sulpiride	*Dogmatil*			
	amisulpiride	*Solian*	Action désinhibitrice à faibles doses. Action anti-productive à fortes doses.		
	tiapride	*Tiapridal*	Action sédative et anxiolytique. Utilisation possible chez les personnes âgées.		

Exemple

Sophie S. arrive aux urgences de l'hôpital accompagnée par les pompiers qui l'ont retrouvée recroquevillée dans une cabine téléphonique, tenant des propos incohérents. À son arrivée dans le service, elle est incurique, son discours est décousu, diffluent. Elle est incapable de rester en place, entre dans toutes les chambres, le bureau des infirmiers les sollicitant à de multiples reprises. L'entretien médical sera relativement bref car la patiente est très dissociée et entre et sort du bureau à plusieurs reprises. L'équipe infirmière qui connaît bien cette jeune patiente schizophrène réussit à établir un contact et l'on apprend :

- qu'elle a interrompu tout traitement depuis un mois environ;
- qu'elle erre dans Paris depuis quelques jours car elle a perdu les clefs de son studio.

Accueil de la patiente et présence infirmière quasi constante dans un premier temps.
Prise de contact avec l'équipe du dispensaire pour avoir des éléments sur le suivi de la patiente : date du dernier rendez-vous de consultation et traitement prescrit.
Participation à l'entretien d'admission et rédaction du dossier de soins.
Demander à la patiente si elle souhaite que sa famille soit avertie de son hospitalisation.
Reprise du traitement habituel qui avait permis une amélioration nette de la symptomatologie et qui était bien toléré en dehors d'une prise de poids modérée : olanzapine (*Zyprexa*) 10 mg/jour en une seule prise. Prescription ponctuelle d'un hypnotique pour retrouver un rythme veille-sommeil. Prescription sur une courte période d'un neuroleptique à visée sédative : cyamémazine (*Tercian*) : 25 gouttes matin et midi et 50 gouttes le soir. Veiller à la prise du traitement. Encourager l'observance du traitement.
Surveillance de la réponse thérapeutique et des éventuels effets secondaires. Démarche éducative (information, conseil, prévention de certains effets secondaires). Surveillance de l'apparition d'un syndrome malin.
Soins de nursing (hygiène, alimentation...). Assurer une alimentation et un apport hydrique adéquat.
Actions de relation d'aide thérapeutique.

Les anxiolytiques

TABLEAU 3-4. Les anxiolytiques.

Anxiolytiques	DCI	Nom commercial	Principales indications	Effets secondaires	Surveillance infirmière
Benzodiazépines			Anxiété réactionnelle. Anxiété associée à une affection somatique sévère ou douloureuse. Anxiété généralisée. Crise d'angoisse. Prévention des risques liés à la levée d'inhibition en cas de traitement par des antidépresseurs.	Asthénie, vertiges, somnolence, réactions paradoxales, amnésie antérograde. Tolérance, dépendance, phénomène de rebond.	Observation de la réponse thérapeutique. Éducation du patient par rapport à son traitement (durée de prescription, arrêt progressif, interactions médicamenteuses, potentialisation des effets secondaires sédatifs avec l'alcool).
	bromazépam	*Lexomil*			
	nordazépam	*Nordaz*			
	prazépam	*Lysanxia*			
	oxazépam	*Séresta*	Indiqué lors des syndromes de sevrage à l'alcool.		
	lorazépam	*Témesta*			
	chlorazépate dipotassique	*Tranxéne*			
	clobazan	*Urbanyl*			
	diazépam	*Valium*	Indiqué lors des syndromes de sevrage à l'alcool.		
	clotiazépam	*Vératran*			
	loflazépate d'éthyle	*Victan*			
	alprazolam	*Xanax*			
Autres	buspirone	*Buspar*	Anxiété réactionnelle. Anxiété associée à une affection somatique sévère ou douloureuse. Anxiété généralisée.	Nausées, céphalées, vertiges, ataxie, nervosité.	Observation de la réponse thérapeutique (les effets anxiolytiques ne sont pas immédiats, un délai de 1 à 3 semaines est nécessaire).

Les hypnotiques

TABLEAU 3-5. Les hypnotiques.

Hypnotiques	DCI	Nom commercial	Principales indications	Effets secondaires	Surveillance infirmière
Hypnotiques benzodiazépiniques			Insomnie occasionnelle. Insomnie d'endormissement, par réveils multiples ou précoces.	Amnésie antérograde, baisse de la vigilance, hypotonie, sensations vertigineuses, sédation, réactions paradoxales (agitation, agressivité, irritabilité, troubles du comportement) car demi-vie longue. Syndrome de sevrage.	Le traitement est prescrit sur une durée limitée en raison du risque de dépendance observé. Prescription aux doses les plus faibles possibles. Éviter la consommation d'alcool, qui potentialise les effets secondaires. Éducation du patient afin de lui permettre de retrouver un rythme veille-sommeil. Évaluer la qualité du sommeil par une observation régulière du patient la nuit. Arrêt progressif afin d'éviter l' « effet rebond » à l'arrêt.
	estazolam	*Nuctalon*			
	flunitrazépam	*Rohypnol*			
	témazépam	*Normison*			
	nitrazépam	*Mogadon*			
	lormétazépam	*Noctamide*			
	triazolam	*Halcion*			
	loprazolam	*Havlane*			
Hypnotiques non benzodiazépiniques	zolpidem	*Stilnox*	Insomnie d'endormissement.	Sensations vertigineuses, nausées et somnolence rare. Pas d'effet au réveil (demi-vie courte)	Le risque de dépendance est moindre.
	zopiclone	*Imovane*	*Idem.*	*Idem.* Amertume buccale.	*Idem.*
Associations	acéprométazine + méprobamate	*Méprонizine*	Insomnie occasionnelle. Insomnie d'endormissement, par réveils multiples ou précoces.	Somnolence diurne, troubles gastro-intestinaux, céphalées, vertiges, réactions allergiques cutanées.	Pas d'arrêt brutal du traitement (syndrome de sevrage).
	acéprométazine + clorazépate	*Noctran*	Insomnies par réveils multiples ou précoces.	Amnésie antérograde, sensations ébrieuses, asthénie, somnolence, hypotonie musculaire.	Pas d'arrêt brutal du traitement (syndrome de sevrage).

Les anticholinergiques

TABLEAU 3-6. **Les anticholinergiques.**

Anticholin-ergiques	DCI	Nom comm-ercial	Principales indications	Effets secondaires	Surveillance infirmière
	bipéri-dène	*Akineton* retard	Syndromes parkinsoniens induits par les neuroleptiques (dyskinésies aiguës, akathisie, akinésie, tremblement de repos, hypertonie).	Sécheresse buccale, troubles de la vision, constipation, somnolence, nausées, nervosité, rétention urinaire.	Prescription aux posologies les plus faibles. Arrêt progressif du traitement.
	trihexy-phénidyle	*Artane* *Parkinane*	*Idem.*		
	tropaté-pine	*Lepticur*	*Idem.*		Forme IM possible si dyskinésie aiguë importante ou entraînant un risque vital (ORL par exemple)

L'électroconvulsivothérapie (ECT)

L'électroconvulsivothérapie a des indications précises : dépressions mélancoliques sévères, dépressions sévères du sujet âgé, certains cas de dépressions résistantes aux antidépresseurs, schizophrénies catatoniques, psychoses puerpérales.

Il importe de connaître les contre-indications : tumeurs cérébrales, infarctus du myocarde récent ou AVC, hypertension intracrânienne, contre-indications à l'anesthésie.

Le rôle de l'infirmier, en dehors de la préparation et du bilan pré-ECT, est particulièrement important au moment du réveil :

- surveillance des constantes et de la conscience afin de prévenir les éventuelles complications de l'anesthésie et de rassurer le patient ;
- dédramatiser, expliquer ;
- donner des repères, rassurer ;
- actions de relation d'aide thérapeutique.

Pour des informations plus spécifiques, se référer à l'ouvrage de D. Friard, *Électroconvulsivothérapie et accompagnement infirmier* (Masson, 1999).

Les meilleurs résultats thérapeutiques obtenus en institution, le sont en associant : *chimiothérapie + psychothérapie + sociothérapie*, ce qui correspond finalement à la dynamique institutionnelle normalement insufflée par la sectorisation. Cette tri-focalisation se pose en regard du fait que le sujet touché par la pathologie psychiatrique est un être bio-psycho-social. Différentes études semblent d'ailleurs montrer que le type de référence psychothérapique ne semble pas influer de façon significative sur les résultats thérapeutiques des équipes. Ce qui importe est, semble-t-il, plus la cohérence globale de l'équipe au sein de son corpus théorique de référence que la nature des techniques employées. Ce constat renforce notre choix de ne pas aborder en détail les différentes conséquences pratiques ou applications cliniques spécialisées émanant des différentes écoles psychiatriques. Nous allons plutôt nous centrer sur le côté aspécifique de notre métier, sur ce corpus commun que l'on retrouve quelle que soit l'unité dans laquelle nous travaillons, quels que soient nos collègues ou les patients que nous avons à soigner.

Le champ des psychothérapies

Les psychothérapies (théorisées) sont extrêmement nombreuses. Elles dépassent actuellement le nombre de 400. Nous ne pourrons toutes les aborder ici, car cela nécessiterait l'ouvrage entier. Par contre, ce que l'on peut dire pour en définir un peu mieux l'objet, c'est qu'une intervention clinique, pour avoir une valeur thérapeutique, quel que soit le fondement théorique dont elle relève, doit être sous-tendue par l'existence de quatre exigences :

- un cadre théorique scientifique : pour soutenir la question du sens, de la rigueur;
- des normes de pratiques consensuelles : pour soutenir la sécurité des soins et le respect de règles techniques, juridiques, éthiques;
- l'appartenance à un groupe de référence : pour garantir une réflexion permanente, une confrontation de sa pratique, un enrichissement des connaissances et un partage des expériences;
- la possibilité de participer à des groupes de supervision ou d'analyse de la pratique, qui permettent le nécessaire travail de distanciation indispensable à la pratique des psychothérapies.

Les modes de classification des psychothérapies sont variables. Elles se distinguent par la nature :

- du média (thérapies verbales/thérapies non verbales);
- du nombre des protagonistes (thérapies individuelles, groupales, familiales);
- de la théorie qui les sous-tend (thérapies analytiques, systémiques, comportementalistes, cognitives...).

Elles peuvent aussi être classées par niveaux de cadre (Marie-Cardine, Chambon) :

- niveau 1 : aide psychologique de la vie courante;
- niveau 2 : aide psychologique implicite à l'intérieur d'un cadre, à l'aide de techniques hétérogènes et non spécifiques (par exemple : entretien de soutien, entretien infirmier non formalisé);

• niveau 3 : aide psychologique dans un cadre reconnu, homogène et formalisé par un contrat (par exemple, psychothérapie analytique, thérapies comportementales, entretiens infirmiers structurés) ;
• niveau 4 : aide psychologique dans un cadre spécifique particularisé (par exemple, cure-type) ;
• niveau 5 : aide psychologique à cadre multiple mis en travail (par exemple, psychothérapie institutionnelle).

Le terme « psychothérapie » recouvre donc des pratiques multiples et hétérogènes (tableau 3-1). Leur point commun est qu'elles se caractérisent toutes par la mise en œuvre d'*une relation* :
• qui active des *processus* ;
• dans un *cadre* déterminé ;
• en utilisant une *technique* plus ou moins spécifique ;
• sous-tendue par une *référence théorique.*

Il convient de préciser que les *méthodes de groupes et collectives* comprennent les pratiques majeures que sont les thérapies familiales et les thérapies systémiques.

La place particulière de la psychodynamique dans l'histoire du soin infirmier

L'histoire du soin institutionnel en psychiatrie montre que le courant psychanalytique a laissé une empreinte forte, tant sur les techniques de soin que sur la compréhension de ce qui se passe dans la relation soignant-soigné et dans le soin relationnel au sens large (même si cette tendance s'inverse actuellement au profit des courants biologiques ou cognitivo-comportementaux). Si la cure analytique est assez éloignée de l'activité clinique quotidienne d'un service de

TABLEAU 3-7. **Cinq thérapies vues par leurs représentants. D'après W. Huber (1993), modifié et complété par O. Chambon et M. Marie-Cardine,** *in Les Bases de la psychothérapie* **(Dunod, 1993).**

Approche	Psychanalyse Freud	Thérapie comportementale et cognitive Lazarus, Beck, Goldfried, Mahoney	Thérapie expérientielle / humaniste Rogers, Greenberg, Delisle	Thérapies systémiques et de la communication Watzlawick, Minuchin	Thérapies de conscience psychocorporelle Schultz, Caycedo, Vittoz
1. Conception étiologique	Conflits pulsionnels de l'enfance refoulés et inconscients, déterminés surtout par des facteurs intrapsychiques.	Histoire d'apprentissage problématique et dysfonctionnelle, déterminée surtout par la situation personne-milieu.	Aliénation de l'expérience, manque de congruence entre l'expérience et le concept de soi.	Des structures de communication inadéquates entraînent des troubles.	Hypertonie musculaire, excitabilité et vagabondage cérébral, coupure vis-à-vis de soi-même.

2. Concept de santé, but thérapeutique	Résolution des conflits pulsionnels inconscients par prise de conscience et élaboration « Où Ça était, Je dois advenir ».	Restauration des capacités d'expérience et des compétences comportementales et cognitives, par la modification de la conception et du contrôle de soi et la gestion du stress.	Promotion de l'actualisation de soi, de la croissance personnelle, de l'authenticité et de la spontanéité.	Mise en place de structures de communication constructives, par dépistage et modification des structures dysfonctionnelles.	Restaurer la fluidité de la conscience des différents mouvements du corps et de l'esprit. Se déprendre des représentations et ruminations habituelles, pathogènes. Retrouver le plaisir et le bien-être dans le simple vécu de soi-même.
3. Moyens thérapeutiques	Interprétations d'associations libres, d'actes manqués, des rêves et du transfert.	Restructuration cognitive, modelage, exercices, habituation, désensibilisation, renforcement, jeux de rôles.	Rencontre, empathie, acceptation, dialogue ; « Expériences », jeux de rôles, « chaise vide », dialogues imaginaires, awareness et confrontation des résistances à l'expérience.	Instructions, jeux de rôles, métaphores, recadrages, paradoxes thérapeutiques.	Relaxation, méditation, visualisations, exercices de « pleine conscience ».
4. Perspective temporelle	Compréhension du présent à partir du passé. Thérapie à moyen et long terme.	Compréhension du présent à partir de l'histoire d'apprentissage, l'accent étant mis sur l'analyse des problèmes et comportements présents ; surtout thérapie brève, mais peut s'étendre sur un an.	Compréhension du présent à partir de l'expérience vécue présente, thérapie brève ou à moyen terme.	Compréhension et thérapie centrées sur la communication présente. Thérapie le plus souvent brève ou à moyen terme.	Compréhension du passé à partir du vécu corporel et mental « ici et maintenant ». Thérapie brève ou à moyen terme.
5. Rôle du thérapeute	Réfléchir, interpréter, neutralité bienveillante, parfois frustrant ou donnant du soutien, mais essentiellement non directif.	Collaborateur expert dans la résolution de problèmes. Rompu à l'exercice du dialogue socratique. Chasseur de pensées et comportements dysfonctionnels. Conseille, soutient.	Partenaire d'un dialogue acceptant l'autre, mutuellement permissif. Parfois suit le processus en cours de manière non directive, parfois intervient et redirige ce processus en utilisant son contre-transfert et en stimulant les émotions du patient.	Observer, évoquer la structure de communication dysfonctionnelle, donner éventuellement conseils et soutien.	Observe les résistances à la détente. Stimule l'attention et la conscience. Donne des instructions et des conseils.

psychiatrie, les apports de cette théorie à la pratique du soin sont conséquents au quotidien. À partir de certains concepts, des pratiques ont pu se construire prenant en compte deux paramètres existants : l'institution et l'équipe de soin. Ainsi, un éventail large de psychothérapies s'est constitué : individuelles, groupales, avec médiateur..., pouvant toutes être mises en œuvre en institution, en sortant du cadre structuré de la cure psychanalytique. L'autre apport de la psychanalyse, que nous avons souligné dans la première partie de cet ouvrage, est la grille de lecture et d'analyse des comportements pathologiques, des situations familiales, sociales, relationnelles et des situations de soins qu'elle nous apporte. Les techniques de supervision et d'analyse de la pratique, qui servent aux équipes à comprendre ce qu'elles vivent et ce que le patient vit et leur fait vivre, en découlent directement. Bien entendu, la psychanalyse en tant que pratique ne relève pas de l'exercice infirmier. Mais cet état de fait ne justifie pas pour autant que la formation théorique psychodynamique des infirmiers nouvellement diplômés soit si peu conséquente. D'autant que les contributions de ces courants ont été et restent conséquentes dans la compréhension et dans la mise en œuvre de cette activité spécifique qu'est le soin infirmier en psychiatrie. Ces apports interviennent dans quatre domaines.

Une clarification de la différenciation entre le soin et la psychothérapie

Le soin, dans son acception large, est l'ensemble des mesures destinées à soutenir le fonctionnement psychique du patient. Le soin renvoie au concept de holding. C'est le fait d'accompagner le patient dans son besoin de régression, de soins physiques, maternants. Mais le soin seul, ne suffit pas. Ces soins aident le patient à traverser les moments de crise, de décompensation, de défaillance, où il s'échappe à lui-même, et où l'intervention d'un tiers est nécessaire. Mais il doit s'accompagner d'un travail d'élaboration. L'infirmier a un rôle déterminant dans cette prise en charge. Sans l'articulation avec un appareillage conceptuel, l'infirmier ferait le même soin mais en le limitant à un registre d'intervention propre aux soins de nursing. Alors que le cadre conceptuel lui permet de recueillir une séméiologie, d'analyser et de comprendre ce qui se passe dans le soin. Cette compréhension est importante car elle permet de modifier la relation, la nature de la prise en charge et de restituer au patient les éléments élaborés. La psychothérapie permet de donner sens aux contenus mentaux. Le cadre et le travail sur le contenu apporté dans une démarche de thérapie institutionnelle apportent « du sens » et permettent l'accès à ce sens. Mais à la différence du soin, la psychothérapie est un moyen de modifier le fonctionnement psychique du sujet et de ses mécanismes de défense. De ce point de vue-là, elle est indispensable. Elle ne peut être instaurée d'emblée et doit s'articuler au soin en institution. Il est utile d'être clair avec cette différenciation de façon à ce que les deux pôles se distinguent dans la réalité, temporelle, spatiale, par rapport aux soignants eux-mêmes ainsi que leurs activités de soin. Cette différenciation est autant utile aux soignants qu'aux soignés (qui n'ont pas tous accès à la différenciation). Pour l'équipe, elle évite la confusion. Il existe bien entendu des ponts et des chevauchements entre les phases de soins et les phases de psychothérapie.

La mise en exergue du travail de mise en sens

Il était évoqué ci-dessus la nécessité d'articuler le soin à un appareillage théorique. Les concepts psychanalytiques apportent des explications sur la vie psychique. Ils permettent également une lecture du quotidien différenciée par la compréhension et la mise en sens des phénomènes qui, sans elle, risqueraient de rester sans signification ou, encore plus simplement, de passer inaperçus. Cette théorie a permis de passer de la fonction « gardiennage » à la fonction soin. Ce modèle sert à penser la pratique, comprendre et aménager les mécanismes relationnels, les affects en jeu, la dynamique des groupes, les projets de soins. Elle favorise une meilleure implication de l'infirmier, parce qu'il se sent sécurisé par l'éclairage apporté par cette théorie. Les différents temps de réflexion clinique que l'équipe partage autour d'un langage et de concepts communs illustrent cet éclairage. Cet appareillage théorique se constitue comme un schème de référence, à partir du champ de la formation et de l'immersion dans l'expérience.

Aussi les soins infirmiers dits de base, de nursing, relevant du rôle autonome constituent en partie le soin. La caractéristique du soin infirmier en psychiatrie est que ces mêmes soins se réalisent dans une dimension ajoutée, celle de la symbolisation : la mise en sens arrive ou tend à faire accéder le patient à donner lui-même du sens avec ce qui le constitue comme sujet dans son histoire. Ce travail de symbolisation conduit le patient vers un processus qui se réalise en deux phases : une mise en image puis une mise en représentation.

Bien que l'infirmier en psychiatrie ait des activités à visée psychothérapique, c'est aussi dans ces petits riens de la vie quotidienne, comme l'accompagnement à la toilette, les repas, que certains actes ou paroles peuvent avoir une visée psychothérapique. C'est l'acquisition de concepts et de capacités analytiques qui produisent cet effet thérapeutique. Nous sommes au-delà de la notion du « prendre soin » développé par Walter Hesbeen. C'est ce que nous verrons dans la troisième partie consacrée à la clinique infirmière.

À ce propos, nous restons songeurs devant cette tendance actuelle de remplacer les postes infirmiers par des aides-soignants, qui ont une formation encore plus réduite en sciences humaines et en psychiatrie que les infirmiers formés avec le programme d'études de 1992. Dans cette évolution, c'est l'aspect psychothérapique qui risque de disparaître au sens de « chercher à guérir » ou tout au moins atténuer les troubles psychiatriques. Le soin risque à terme de se limiter à une prise en charge standard, indispensable certes, de maintien, de confort, d'hygiène, mais non thérapeutique.

Deux aspects négatifs se dégagent :

- pour le patient : moins le personnel est formé, moins le patient sera pris en charge de façon adéquate quant à son problème de santé;
- pour le personnel en question, il risque d'être mis en difficulté par son manque de savoir-faire; l'augmentation des situations d'agressivité et de violence est représentative de cette tendance à l'abandon du travail de mise en pensée.

On assiste alors à une augmentation des conduites défensives comme à une baisse de l'humanisation de la relation de soin. Que penser de l'arrivée de vigiles pour sécuriser certains sites de soins psychiatriques ?

La psychologie et la psychanalyse ont permis l'élaboration d'un corpus théorique de connaissances sur le développement psychologique, la structuration de la personnalité, les caractéristiques de la vie psychique. Cette théorie a permis d'aborder autrement le « fou ». Elle a apporté une vision dynamique de la souffrance psychique et du soin, parce que l'un et l'autre ont gagné en significations sémantiques. L'idée que l'être humain est habité par des déterminants psychiques, mettant en évidence le rôle de l'inconscient, a apporté un autre sens à la finalité du soin. Ces connaissances ont évité de « tomber » dans une attitude moralisatrice, ou encore une attitude qui ferait appel à la bonne volonté du malade, à son bon sens courant. Elles ont permis de comprendre qu'il ne servait à rien, comme nous l'avons vu précédemment, de demander à un patient d'abandonner ses symptômes, en raison de leur fonction inconsciente de compromis. Il n'y a en effet rien de plus violent que de dire, par exemple, à un malade déprimé de « faire un effort ».

L'importance de la relation thérapeutique dans le processus de soin

L'aliénisme avait commencé à introduire des modalités de soins dans le champ de la relation au malade. Le « être en présence » pouvait désormais être utilisé à des fins d'aide pour le patient. La mise en évidence et la modélisation des enjeux transférentiels et contre-transférentiels ont permis d'approfondir la compréhension de la relation soignant/soigné. Il n'en est pas fait le même usage que dans la cure analytique mais les éléments présents sont pris en compte dans la relation de soin et mis en lien avec l'histoire du sujet et les éléments psychopathologiques. Le patient répète en effet de manière spontanée avec le soignant des éléments qui appartiennent à son histoire, souvent à son insu. Il « joue » une façon d'être en relation avec les autres, sa place dans sa famille. Les répétitions mettent en œuvre les éléments refoulés, les points de fixation, les traumatismes, les fantasmes, les affects, les schémas relationnels avec les objets infantiles. Se répètent ainsi les scénari inconscients, sous une forme symbolique, qui agissent sur les objets internes et externes. Il est acquis que le patient dépose ces éléments dans la situation de soin, dans la relation. Il y exprimera ses défenses, y réalisera ses passages à l'acte. Sous « l'influence » de ce que le patient « dépose » dans la relation et dans le soin, le travail psychique du soignant consiste à repérer, chercher à comprendre, élaborer et confronter ses perceptions à celles de l'équipe.

En dehors de la cure analytique, le contre-transfert est l'ensemble de ce que fait vivre le patient au soignant. Le soignant essaie de gérer dans sa vie psychique les sollicitations de tout ordre dont il est l'objet de la part du patient. Les ressentis contre-transférentiels peuvent faire l'objet de sentiments de tendresse, d'amour pour le patient, mais aussi d'ennui, d'agacement, de haine, de refus, de rejet, d'évitement. Le soignant peut se défendre de ces vécus par des attitudes de résistance aboutissant par exemple à ne pas entendre, ne pas supporter, ou ne pas avoir la bonne distance avec les patients.

Au final, cette approche de la relation et de la place soignante amène le soignant à se positionner comme une personne malléable pour se laisser sentir, transformer par le patient. C'est aussi cela le travail relationnel. Le terme travail a son importance : il signifie que nous sommes au-delà du simple ressenti affectif. Nous verrons d'ailleurs plus loin que cette fonction d'accueil se complète d'un travail connexe de restitution au patient, de ce qui est compris de sa problématique par l'activité de pensée de l'ensemble.

L'importance de la parole dans le travail relationnel

Le soin à visée psychothérapique a ainsi pour objet d'aider le patient à mieux se connaître, s'aimer, contrôler ses émotions. Il s'appuie en grande partie sur le vecteur que représente la parole. Elle réfère au système symbolique qui structure l'individu. C'est dans le langage que l'individu devient sujet, sujet de son dire, tout en étant assujetti à un ordre qui le dépasse. La parole est l'expression d'une structure du langage et de l'inconscient. En ceci, la psychanalyse est le lieu de l'écoute des formations de l'inconscient. Le soin vient aussi solliciter le sujet dans sa capacité à se saisir ou se « ressaisir » de sa parole, restituée par le soignant. Ce dernier est en mesure de le faire à l'issue du travail d'élaboration et de métabolisation qu'il a effectué, avec le soutien du travail en équipe. Si en médecine, les frontières sont plutôt nettes entre le sain et le pathologique, en psychiatrie, caché derrière le tableau symptomatique, il y a, nous l'avons vu, le sujet pris dans sa singularité. La demande du sujet est ambiguë et complexe. Elle renvoie à la question du désir, point de butée difficilement cernable, et en même temps incontournable, lien dans l'écart entre l'exigence du besoin et la demande. La demande vise toujours au-delà de l'objet exprimé. Elle ouvre sur l'affectif, l'émergence du manque, essentiel car il génère du désir.

Le corps est approché différemment que dans les soins de nursing de base. Il est bien sûr au cœur de la pratique : le corps est parlé tant par le soignant que par le soigné. Il est à resituer dans un corps vivant, un corps sujet, lieu de vie pulsionnelle et libidinale. En effet, la façon dont chacun parle son corps est liée à l'histoire libidinale et au corps comme lieu de jouissance. Le corps porte la voix et la parole. Pour décrire ses symptômes et sa souffrance, le sujet utilise des mots polysémiques. Ainsi, sont signifiés d'autres éléments. Cette polysémie va être proposée au patient, afin que des fragments de sens latent, présent, puissent devenir explicites. Les symptômes, comme les lapsus, rêves, actes manqués, mots d'esprit, énoncent des signifiants qui obéissent aux règles de déplacement et de condensation. La signification passe par les renvois d'un signifiant à l'autre qui font une chaîne et non dans chaque terme isolé. Le symptôme en lui-même ne dit rien car les signifiants utilisés par le patient sont à reprendre, afin de relier l'énoncé à l'énonciation. Le fait de les pointer produit un effet chez le patient; cet effet indique qu'ils sont bien reliés entre eux à un ordre implicite et latent qui le précède. *Il apparaît que c'est bien dans le quotidien partagé que l'infirmier peut non seulement observer, recueillir les contenus se dégageant des comportements et discours, mais aussi, les faire émerger, les solliciter, discuter, organiser, transcrire, les restituer au patient, à l'équipe.*

Les symptômes diminuent ou s'arrêtent quand les associations, interprétations rétablissent des liens. En ce sens, le travail infirmier entoure le travail effectif psychothérapique et recouvre des incidences de ce type lui-même. C'est ce qui sera développé dans la partie III à propos de la visée psychothérapique du soin infirmier en psychiatrie.

La fonction étayante du soin

Étayage et désétayage

Les patients qui entrent à l'hôpital ne viennent pas seulement y déposer une plainte ou une maladie particulière. Ils viennent chercher dans l'espace de soin l'étayage qui leur fait défaut. Un malade est en effet quelqu'un dont les capacités internes et externes d'étayage sont dépassées. L'adaptation, la régulation et l'utilisation des capacités d'étayage que l'hôpital est à même d'apporter à ces patients constituent donc une des missions fondamentales du soin global. L'étayage dont nous allons parler dépasse toutefois largement la notion de « soutien » avec laquelle il est trop souvent confondu. Il est ce processus qui intervient aux stades les plus précoces du développement, par le biais de son paradigme : *l'étayage princeps*[2] dont découle, pour une bonne part, la différenciation psychique du nourrisson. L'étayage princeps désigne le mécanisme initial par lequel les pulsions sexuelles vont venir prendre appui sur les pulsions d'autoconservation, dans leur objet et leur but, lors de l'activité orale de l'allaitement. Lors de la satisfaction liée à l'activité d'alimentation (reliée à l'accomplissement des pulsions d'autoconservation), le bébé éprouve une autre satisfaction (liée elle à la satisfaction des pulsions sexuelles), celle de la stimulation de la zone érogène buccale. À ce moment la sexualité (pulsions partielles) est tout entière appuyée sur la fonction vitale d'alimentation. Mais dans ce même mouvement « *d'appui et de modèle* », admirablement décrit par Kaës, s'effectue un mouvement complémentaire de « *dérive* » puis de « *reprise* » de l'objet extérieur (le sein) dans un ordre psychique amenant l'auto-érotisme (succion du pouce sans le sein réel mais avec l'image du sein à l'intérieur). C'est donc sur l'absence et le manque de l'objet « compensé » par un appui étayant sur le corps et la mère (le sein), que s'effectue le mouvement psychique fondateur qui va ouvrir une nouvelle voie : celle de la mentalisation. Ces mécanismes d'étayage, qui permettent l'individuation du sujet, se poursuivront durant toute la vie. Ces mouvements impliquent des objets très différents parmi lesquels on distingue toutefois les *étayages fondamentaux* que sont les étayages sur le *corps*, sur la *mère*, sur le *Moi* et sur le *groupe*. Le développement et les modalités de fonctionnement psychique d'un individu dépendent donc intimement des appuis étayants que celui-ci a pu trouver.

2 Toutes ces notions sont développées dans un article de référence de R. Kaës : « Étayage et structuration du psychisme », *Connexions*, 44, 1984.

À l'inverse, la perte d'un étayage fondamental, ou d'autres étayages fortement investis par le patient, entraîne un mouvement de dépression dont l'amélioration dépendra de la capacité du sujet à trouver un étayage alternatif à partir duquel pourra s'effectuer ce triple mouvement d'appui, de modèle et de reprise indispensable à l'élaboration et au dépassement de la perte de l'étayage initial. Ces pertes, qui se montrent au premier abord comme des pertes objectales[3], revêtent quand on s'y penche de plus près, un indéniable caractère de blessure narcissique qui remet en cause, au moins en partie, l'estime de soi, et donc les capacités d'étayage sur le Moi. Or, la maladie est une de ces situations désorganisatrices de désétayage. Ainsi, ce que viennent chercher les patients[4] à l'hôpital c'est un nouvel appui, une ultime réponse à la faillite de leurs systèmes habituels d'anaclitisme. Ils apportent leur détresse dans un espace de soin, dont ils acceptent les règles parce qu'ils en espèrent appui et protection. Les étayages apportés par l'hôpital rejoignent d'ailleurs les étayages fondamentaux. Le fait que cette institution, créée par l'homme, comporte dans son fonctionnement ces capacités, n'a rien d'étonnant eu égard au souci génétique et instinctuel de celui-ci de s'assurer dans la continuité et dans la protection.

La fonction multi-étayante du soin

Les soins développés dans nos services de psychiatrie vont ainsi dans le sens d'un rétablissement :

- d'un *étayage sur le corps* par les soins techniques thérapeutiques ou d'accompagnement destinés à rétablir ou soulager le bon fonctionnement de l'unité soma-psyché (soins primaires, médicaments, contention...) ;
- d'un *étayage sur la mère* par les qualités maternantes et régressives d'un soin prodigué par des soignants bienveillants et protecteurs et par un fonctionnement du groupe soignant favorisant et permettant la régression du patient (hospitalisation, repos, aide...) ;
- d'un *étayage sur le groupe* par la reconnaissance du patient dans le groupe spécifique des malades d'un service, ou des porteurs de telle ou telle pathologie qui lui procure identité, reconnaissance sociale particulière ou empathie de son groupe familial, social ou amical (thérapie institutionnelle) ;
- d'un *étayage sur le Moi*, c'est-à-dire d'un appui sur les capacités de pensée et de représentation lui permettant d'intégrer et de faire face à sa maladie (entretiens structurés, relation d'aide quotidienne...).

Le soin relationnel en psychiatrie est constitué par l'équilibre tempéré de ces différentes modalités thérapeutiques. Il tient sa légitimité de la présence conjointe et coordonnée de ces différents éléments dans un projet adapté soutenu par une activité de pensée qui lui donne son sens et sa pertinence. À défaut, le patient aura recours à un des derniers étayages qui lui est disponible tel que l'étayage sur le Moi par le délire, ou celui sur le corps par le recours au passage à l'acte ou

3 Ce qui fait dire aux patients que s'ils dépriment « c'est à cause de la perte du travail » ou « du divorce ».

4 Que la pathologie invoquée à l'admission soit somatique ou psychique.

à l'expression somatique. C'est ce que nous allons voir dans la vignette clinique suivante qui montre l'activité de régulation des étayages d'une équipe de psychiatrie de liaison venant au secours d'une équipe somatique qui n'arrive plus « à faire tenir debout » une patiente désétayée...

Exemple

« Des chutes par manque d'appui » par l'équipe de l'unité de psychiatrie de liaison du Dr Guillemarre (CHS Saint-Jean-de-Dieu à Lyon)

Angélique, 65 ans, est hospitalisée pour la troisième fois en deux mois à la suite de chutes dont le bilan étiologique s'est révélé négatif. Après une ultime hospitalisation d'une semaine, l'équipe somatique décide avec la patiente de sa sortie. Mais le retour à domicile se révèle impossible face à la résurgence de chutes bruyantes et répétitives. L'équipe convient alors aisément de la pertinence et de la nécessité d'une évaluation psychologique.

Angélique estime souffrir de malaises répétitifs sans « perte de connaissance ». Elle refuse donc de rencontrer le psychiatre venu la voir, expliquant avec force que rien ni personne ne peut la forcer à faire ce qu'elle ne veut pas. Elle vient pour « chutes », elle veut donc être soignée pour « chutes ». Il faut l'intervention « ferme » du chef de service somatique excédé, et ne percevant pas d'autre alternative à la situation bloquée du moment, pour convaincre la patiente de rencontrer l'équipe de psychiatrie. Encore que convaincre est un grand mot face à la réticence et la colère des premiers entretiens.

Une fois apaisée, elle parle de sa situation. « J'ai l'impression que le monde s'effondre, j'essaie de me tenir à quelque chose pour ne pas tomber, mais je n'ai pas la force... Une fois par terre, je n'arrive pas à me relever seule, il faut que j'attende que quelqu'un m'aide... » À cause de ces chutes elle reste allongée dans sa chambre, sans jamais sortir et fait un usage fréquent de la sonnette d'appel des infirmières, « dès qu'elle sent un malaise arriver ».

Elle expose spontanément l'enchaînement répétitif des hospitalisations et ce qu'elle décrit est tout à fait intéressant. Au début de chaque séjour, Angélique est « choyée[5] » par une équipe, visiblement séduite par sa présentation conviviale de « bonne grand-mère un peu perdue ». Elle bénéficie de beaucoup d'aide, et est assez directement encouragée dans sa régression : « il faut vous reposer et ne pas trop bouger pour l'instant » lui répète-t-on. Seulement, une fois les examens paracliniques réalisés, et devant leur normalité, elle est systématiquement « renvoyée » chez elle... « C'est à chaque fois trop rapide » dit-elle pour justifier ses réhospitalisations. « Je veux bien rentrer chez moi, mais je ne peux pas. Ce n'est quand même pas de ma faute si je tombe... » Angélique réclame visiblement la poursuite des appuis qui lui sont donnés dans la réalité du soin; appuis qui l'améliorent indéniablement mais de façon temporaire. Mais à chaque fois, elle finit par agacer l'équipe soignante et se trouve prise dans un mouvement de rejet qu'elle comprend d'autant moins qu'elle « tombe vraiment ». Ce qui lui fait dire : « je ne comprends pas, j'ai l'impression que plus je suis malade et moins on s'occupe de moi ».

Tout comme Angélique, l'équipe somatique réagit de manière répétitive à chaque fin d'hospitalisation. Dès qu'il « est prouvé qu'elle n'a rien », l'attitude des soignants change, comme s'ils lui refusaient le droit de continuer à

5 Nous retrouvons ici les fameux bénéfices secondaires.

exprimer une plainte somatique récusée par des examens adaptés. Cette situation résulte pour une part d'une confusion entre la plainte et la complainte, car ce qu'Angélique exprime c'est une complainte. Ce dont elle fait part, par ses plaintes somatiques itératives, c'est d'une souffrance qui demande à être entendue à l'endroit de la psyché. Mais depuis le début ses demandes sont considérées pour ce qu'elles paraissent être, à savoir des plaintes physiques. Angélique bénéficie donc de réponses soignantes actives, réelles, mais inefficaces dans la durée.

Or, le fait que ses chutes n'aient aucune base organique « prouvée » ne veut pas dire pour autant qu'Angélique ne souffre de rien. Lui répéter « vos examens sont normaux, ne vous inquiétez pas. Vous allez pouvoir rentrer chez vous », tout en lui conseillant « de ne pas s'angoisser autant », ne rassure et n'étaye pas suffisamment Angélique pour que les choses rentrent dans l'ordre. Le clivage soma-psyché de la prise en charge soignante empêche d'entendre la souffrance *réellement subjective* qui se cache derrière ces plaintes. Angélique demande autre chose. Mais quoi ?

> ***Exemple***
>
> Ses chutes ont commencé après le déménagement d'une amie proche qui lui servait de « confidente ». C'est avec elle qu'elle a passé le plus clair de son temps depuis le départ de son fils. « Avec mon mari, on ne se quittait jamais. Alors quand il est mort c'est mon fils qui m'a soutenue. Mais deux ans plus tard c'est sa propre femme qui est morte. Tout de suite après, il est parti sans me prévenir avec ma petite-fille pour passer quelque temps en Guadeloupe. Mais il y est resté. Il est maintenant installé là-bas, et depuis je suis seule ici... » L'émotion, emprunte de tristesse et d'angoisse, exprimée par Angélique dans cette évocation, montre bien le rôle d'étayages fondamentaux qu'ont tenus successivement le mari, le fils puis l'amie. Ses chutes viennent réifier les désétayages subis par une patiente qui, en quelques années, a vu son groupe familial se dissoudre en la privant de l'indispensable appui anaclitique qui la portait depuis des années. L'étayage d'Angélique est alors devenu « multidéfaillant ». C'est auprès de la médecine et des soignants, et par le biais de symptômes d'apparence physique qu'elle vient chercher réparation et suppléance. À chaque début d'hospitalisation, elle y trouve d'ailleurs un espace d'étayage en apparence adapté qui lui fournit appui et modèle. Mais sans une reprise intra-psychique de ces appuis, Angélique ne peut pas se passer de la présence concrète de ces étayages externes et ne peut donc sortir du milieu maternant qu'est l'hôpital. Il semble même qu'au fil du temps, elle s'accroche de plus en plus à tous ces moments de soins.
>
> C'est ce constat d'une dépendance qui s'emballe et qu'ils n'ont pas choisie qui pousse les soignants à retirer brusquement leur investissement après les investigations paracliniques successives. Le plus paradoxal est que par son attitude, Angélique finit par provoquer la répétition de ce « lâchage traumatique » qu'elle redoute tant, poussée en cela par les forces inconscientes de la compulsion de répétition qui l'amènent à faire agir ce qu'elle cherche à éviter.

Face à une telle situation, l'intervention spécialisée d'une équipe de psychiatrie de liaison se décline sur deux registres. Le premier concerne l'équipe somatique. Il vise à rétablir la fonction de régulation des étayages des soignants du service, en leur permettant, par le biais de l'élaboration, de se départir des positions rejetantes induites par l'anaclitisme forcené, et mal compris, d'Angélique. Un cadre de soin étayant pour la patiente, supportable pour les soignants et promoteur d'une autonomisation progressive est ainsi mis en place. Il s'articule autour d'un temps infirmier biquotidien de maternage, régulier mais limité dans sa durée, complété d'une aide à la marche assurée par le kinésithérapeute de l'hôpital qui, par sa position d'intervenant extérieur au service, est moins pris dans les mouvements groupaux d'intolérance du moment. Voilà pour ce que l'on peut nommer le « prendre soin ».

À côté de cet étayage « réel », le second volet de cette intervention se situe dans un registre plus psychothérapique. Il se trouve formalisé autour d'entretiens infirmiers qui permettent à Angélique de laisser émerger une souffrance certaine. Cette médiation verbale lui montre qu'une relation d'aide, voire d'empathie, peut s'instaurer autrement que dans un registre de plaintes corporelles. Il s'agit donc, en s'occupant d'Angélique *autrement*, d'initier un travail de restauration narcissique progressive étayé sur une élaboration prudente et modérée de son vécu dépressif. Les difficultés et l'angoisse générées par le retrait *progressif* des étayages « concrets » fournis par les somaticiens, favorisent d'ailleurs ce travail de liaison.

> ***Exemple***
>
> Le soin pour Angélique se situe donc dans une transitionnalité entre soutien physique et soutien psychique, dans un espace groupal partagé entre l'équipe somatique et celle de psychologie. La poursuite des entretiens après la sortie d'Angélique, dans le cadre d'une psychothérapie de soutien (qui porte bien son nom), permet à cette dernière d'introjecter pour une part la « préoccupation bienveillante » que les soignants ont pour elle.
>
> De la même façon, la prise de distance psychique d'avec ses deuils jusqu'alors non résolus, autorise progressivement Angélique à se « penser » dans sa maladie, à remettre en place quelques projets et à redonner un certain sens à son histoire. Ces quelques étayages internes rétablis et « la santé retrouvée », elle décide d'aller rendre visite à son fils tous les ans, ce qui redonne un peu de « vie » à ce dernier jusque-là désincarné par un départ jugé « définitif ».
>
> Angélique gère cette perte à la manière du jeu de la bobine. Ses visites régulières chez son fils vont prendre pour elle une valeur d'hospitalisations alternantes aux vertus étayantes. Elle s'organise ainsi, à l'échelle de sa psyché, un véritable aménagement du manque et de l'absence qui lui permet de n'avoir plus besoin de déplacer sa souffrance sur la scène corporelle.

La recherche d'étayage constitue donc un besoin fondamental pour chaque patient. Mais cette quête peut s'aliéner sur un objet externe qui vient remplacer l'objet interne défaillant. Cela peut être par exemple le cas d'une hospitalisation prolongée volontairement par un patient, qui ne peut quitter l'objet réel « unité-soin-soignants ». La régression, au sens morbide du terme, joue un grand rôle dans ces mouvements. Or, nous avons souligné le fait qu'une certaine dose de régression était utile dans l'acceptation de la maladie et des soins, et protectrice par le repli psychogénétique qu'elle induisait. Mais quand cette régression s'emballe, elle désempare au plus haut point les soignants en prenant à leurs yeux la valeur d'une persécution interne qui leur est d'autant moins tolérable qu'elle s'inscrit dans un discours récurrent et épuisant tenant plus de la complainte que de la plainte. Quoi qu'il en soit, et comme nous l'a montré Angélique, le dépassement de ces épisodes de régression maligne peut se faire par le biais d'une élaboration psychique propice à réaménager les défenses du patient face au trauma de sa maladie. Ce n'est donc ni le retrait total et immédiat des étayages maternels du soin quotidien, ni les injonctions péremptoires de « se remuer » qui font évoluer ces patients dans le sens de la « guérison ».

Ainsi, le rétablissement d'un anaclitisme externe, puis d'un étayage interne sur de « bons objets » intériorisés issus de l'expérience du soin, paraît être l'objectif dévolu au travail de soin relationnel pour ces patients qui n'arrivent pas à se défaire des étayages externes fournis par le soin, ou qui ne peuvent s'en contenter au regard de l'étendue du désétayage qu'ils subissent. Pendant tout un temps, il importera donc que l'équipe soignante soit, d'une certaine manière, productrice d'un degré non négligeable – mais préalable – d'étayage narcissique, avant de générer un étayage plus objectal et plus durablement structurant reposant sur l'activité de pensée. Apporter un véritable étayage à ces patients, c'est créer avec eux une activité psychique en appui sur un support externe qui viendra en alternance et en préparation à une activité psychique autonome ; cette dialectique ne fait d'ailleurs que reprendre les fondements mêmes de toute activité psychique, le désétayage massif subi ne faisant que dramatiser l'importance de ces mouvements permanents. Mais cette adaptation « à géométrie variable » des étayages fournis par le soin ne peut se passer d'une véritable relation entre le patient et ses soignants. La mise à la « bonne distance » d'étayages adaptés à chaque patient constitue en effet une des conditions indispensables du bon déroulement d'un soin. À ce titre elle concerne *chaque* soignant et relève de son « rôle propre ».

La souffrance comme objet du soin[6]

L'étayage multiple fourni par le soin montre la diversité des actions qui vont être mises en œuvre dans nos démarches thérapeutiques. Il est classique de distinguer deux grands types de « fonctions soignantes » en psychiatrie : celles qui relèvent de l'action (registre du savoir-faire soignant) et celles qui se rattachent à l'accompagnement (registre du savoir-être soignant). Bien entendu, l'immense majorité de nos actions relèvent d'un savant mélange entre l'acte et l'accompagnement, dans des proportions variant en fonction des patients, de la dynamique d'équipe et des orientations théoriques personnelles ou globales du service auquel nous sommes rattachés. Mais une bonne part de cette nécessaire bipolarité du soin en psychiatrie tient aussi de la nature de la souffrance des patients. Car si le malade est souvent posé comme « centre du soin », c'est sa souffrance qui en est l'objet principal. Nous sommes là parce que la souffrance étreint les malades dont nous avons à nous occuper. Nous sommes là pour les

6 Ces notions sont extraites des ouvrages *Le soignant face à la souffrance* (Dunod, 1999) et *Prendre en charge la souffrance à l'hôpital* (Dunod, 2003) de L. Morasz.

aider à faire face à cette souffrance multiforme. Celle qui accompagne la *douleur physique*, par exemple, mais aussi celle qui prend la forme d'une *souffrance psychique*, ou qui entraîne le patient dans les abysses d'une *douleur morale* qui l'anéantit.

La question de la douleur physique et de l'incontournable souffrance psychique qui l'accompagne fait maintenant l'objet dans les formations initiales des soignants d'un enseignement digne de la place majeure qu'elle occupe dans le champ de la santé. Nous ne nous y attarderons donc pas, d'autant que la position soignante infirmière en psychiatrie nous plonge surtout au contact des deux processus distincts que sont la *souffrance psychique* et la *douleur morale*.

La dynamique souffrante : se sentir mal

La souffrance, invariant du genre humain, est notre plus fidèle compagne. Présente dès la naissance, elle nous suit avec plus ou moins d'insistance jusqu'au soir de notre vie. Elle est un éprouvé, lié à la perte d'objet, qui renvoie à une souffrance plus ancienne contemporaine de la position dépressive décrite par Mélanie Klein dans sa théorisation du développement psychique du nourrisson. Cette position, que nous avons décrite dans le chapitre 1, correspond au moment où l'enfant réalise, qu'à l'image de sa mère, il est ambivalent; c'est-à-dire qu'il est constitué et porteur de bonnes et de mauvaises choses, dans une unité qui le contient, mais qui le sépare aussi d'un monde dont il saisit peu à peu l'altérité.

La perte de ce paradis de l'illusion de l'espace fusionnel omnipotent génère une souffrance psychique importante teintée d'angoisse et de dépression. C'est ce même ressenti qui resurgit régulièrement dans le constat et la mise en travail de nos pertes, de nos limites et de nos déceptions. Mais ce n'est pas seulement la réalité de notre vie qui détermine ces réactivations, mais aussi la mise en résonance symbolique de ce que nous rencontrons avec l'ambiance émotionnelle et fantasmatique de ces moments cruciaux du développement.

La souffrance psychique est à entendre sur ce modèle; elle est en quelque sorte la persistance et/ou le rappel de cette souffrance originaire de la phase dépressive. Elle nous touche tous dans la mesure où l'élaboration de la position dépressive n'est jamais complète ni définitive. Sa présence permanente en arrière-plan de notre fonctionnement psychique nous renvoie sans cesse à l'incontournable conscience de notre incomplétude et au vécu permanent des manques qui nous assaillent. Son vécu laisse des traces plus ou moins prégnantes en chacun de nous et conditionne nos aménagements psychiques structuraux. C'est donc toute la capacité à mentaliser les conflits qui est en jeu dans le vécu de souffrance. L'intensité plus ou moins forte de cette souffrance psychique dépend de la réalité de notre vie, des événements de notre histoire, mais surtout de notre capacité psychique défensive. Car si la bipolarité anxio-dépressive[7] de l'appareil psychique humain est un fait incontournable, la façon dont

7 Au sens économique du terme.

nous pouvons gérer les pertes, leurs vécus et les désillusions qui croisent et font notre histoire dépend en grande partie de cette phase clé de notre psychogenèse. Ce sentiment de manque et d'incomplétude hérité de ce moment organisateur de la vie psychique nous quitte d'autant moins que nos parcours, par la confrontation obligée de nos désirs et de nos fantasmes à la réalité de la vie et à la vulnérabilité de notre être, se chargent toujours de nous faire éprouver de nouvelles pertes. La souffrance naît de ces limites sur lesquelles nous butons. Elle rend compte du constant décalage entre le vécu actuel et l'aspiration aux retrouvailles de cet état antérieur de bien-être que l'on désigne comme « le paradis perdu ».

Mais au-delà de ce qui la fonde, il est important de repérer ce dont elle témoigne. En effet, la souffrance est l'expression d'une *activité de compromis* liée elle-même à nos tentatives d'adaptation à notre réalité (interne et externe). Elle est le signe d'un travail interne de « digestion » des difficultés auxquelles nous avons à faire face. Elle constitue donc un préalable à l'activité de renoncement et à la métabolisation des situations de pertes nécessaires à toute vie psychique. La souffrance est donc un véritable travail psychique remarquable par son universalité.

Le travail de souffrance est ce qui est en œuvre dans la dépression. Face à une perte (décès, divorce, licenciement...), le psychisme va réagir par une symptomatologie dépressive qui signe deux mouvements :

- l'un de désétayage, qui va se traduire par la souffrance (tristesse, pleurs, angoisse...) qui témoigne de l'atteinte interne causée par la perte ;
- l'autre de ré-étayage par la focalisation de l'énergie psychique autour de la blessure psychique, qui permet le travail de deuil, comme l'inflammation permet la cicatrisation au niveau cutané.

Ainsi, il est parfois important de ne pas prescrire trop rapidement des antidépresseurs à un patient réagissant normalement de manière triste à un événement triste car cette surmédicalisation risque d'empêcher le travail de deuil en empêchant la souffrance précurseur du travail de deuil.

Ce qui fait pathologie dans cette souffrance, ce n'est donc pas tant son existence – incontournable – mais son emballement, sa stase, ou son impossibilité, qui finissent par empêcher quelqu'un de se développer et de poursuivre sa vie. C'est ce qui se passe pour nos patients mais c'est aussi ce qui se passe pour nous.

En effet, par son universalité, la souffrance des patients vient « rencontrer » notre propre souffrance. Elle surgit face à nous, sujets habités d'un même travail permanent de souffrance. L'identification à la souffrance de nos patients est donc aussi incontournable que la présence même de cette souffrance. Elle fonde d'ailleurs l'empathie. Cette identification est double. Il s'agit d'abord d'une *identification de représentation* (distanciée) correspondant à la sollicitation de nos imagos, représentations, souvenirs... liés à la souffrance. Mais il s'agit aussi d'une *identification de perception* (plus proximale) liée à la trace psychique de notre propre histoire souffrante et à la mise en résonance de l'actuel de notre travail de souffrance. Ces identifications viennent réveiller, amplifier voire acutiser notre propre souffrance, ce qui peut réellement nous faire violence dans la durée.

La dynamique douloureuse : être mal

Ce potentiel de souffrance partagée est doublé par l'impact du frayage soignant avec la douleur morale éprouvée par les patients. En effet, à côté de cette dynamique de réaction adaptative du psychisme qu'est la souffrance, se trouve une autre dynamique : celle de la douleur.

À l'image de la douleur physique grave, la douleur psychique entraîne la mise en suspens de toute l'activité contenante du sujet. Les patients concernés semblent souffrir de mille maux. Ils nous renvoient des images de crispation, de grimaces et de tiraillements identiques à celles que l'on observe dans les douleurs physiques les plus aiguës. La distinction entre douleur et souffrance ne dépend donc pas de l'objet touché (soma ou psyché) mais des qualités dimensionnelles du mouvement « d'attaque » dont rendent compte ces deux notions. La douleur est avant tout une *effraction*; *effraction du corps dans la douleur physique*, *effraction de la psyché dans la douleur morale*. Cet *état* d'effraction intense et localisée, qui relève d'une logique de spatialité, se traduit par un hyperinvestissement de la zone douloureuse générant la sidération psychique. La souffrance correspond, quant à elle, à un *processus dynamique* qui s'inscrit dans une dimensionnalité temporelle introduisant la notion de durée. La meilleure illustration de la différence entre ces deux phénomènes réside dans le positionnement du sujet dans l'un et l'autre de ces cas.

La sidération douloureuse place chaque patient dans un état d'impuissance *globale* (somato-psychique) face à sa douleur. Tandis que l'impuissance liée à la souffrance se figure sur un plan plus limité : celui du psychique. Mais elle se joue – et c'est là la différence – dans la mobilité, même si cette dernière peut se traduire paradoxalement dans le blocage ou le ralentissement d'une vie qui se perd dans les méandres de l'être-mal. Ainsi, la douleur entraîne plus volontiers la passivité (celle du subir-pâtir), tandis que la souffrance implique souvent une certaine activité (celle de l'agir-souffrir).

Si la dépression peut se concevoir comme le prototype de la souffrance psychique, la mélancolie est une excellente illustration de la douleur morale (le délire l'est également). Dans ce dernier cas en effet, le patient n'effectue plus un « travail ». Le psychisme est totalement bloqué. Tout le fonctionnement interne du patient est arc-bouté sur la douleur qui l'étreint. Les mots semblent inutiles. Rien ne peut lui faire entendre raison. Le corps lui-même participe à la débâcle. Le corps des mélancoliques montre en effet les stigmates de ces douleurs dans les crispations, tiraillements, régressions et mutilations qu'il subit. Il ne s'agit plus ici d'une dynamique de vie, de ré-étayage, par l'activité psychique mais d'une mise à mort psychique et corporelle. Cette focalisation extrême explique l'inefficacité des approches purement verbales. La douleur morale requiert l'action. Elle est une urgence.

Sur le plan de l'économie psychique, la douleur se caractérise donc par une sidération de l'énergie psychique autour de l'effraction. Elle s'organise autour d'un investissement bloqué sur un objet symbolique perdu. La souffrance s'inscrit quant à elle dans une temporalité plus forte qui implique la mise en œuvre de processus psychiques variés destinés pour une bonne part à tenter de résoudre le conflit induit par le constat (conscient ou inconscient) du manque et de l'absence. Cette tentative implique un surinvestissement *temporaire* du conflit psychique qui fait souffrance, mais dans un mouvement précurseur de libération par l'acceptation et la métabolisation du manque et du renoncement. La souffrance découle pour une bonne part de cet hyperinvestissement mortifère. Mais elle y trouve aussi un appui énergétique propre à soutenir le travail psychique destiné à se libérer de cette focalisation dynamique désagréable.

À l'image du travail de deuil, le travail de souffrance permet de mettre quelque chose à la place de l'objet perdu qui fait souffrance, d'y mettre des mots, des pensées, d'y faire des liens et de relancer le travail fantasmatique. La souffrance est ainsi le témoin de l'expérience d'un vide qui s'ouvre mais qui demande à être rempli par la psyché; tandis que la douleur s'apparente à un abîme gigantesque qui, à l'instar des trous noirs, absorbe tout ce qui s'en approche jusqu'à annuler toute notion de temps par la réduction de tous les repères de vie en un point, celui de l'indicible, de l'innommable, de l'horreur de la douleur. Retenons enfin qu'entre l'une et l'autre des ponts existent. Elles sont donc à relier dans une circularité qui entoure un même ensemble : le sujet unifié, être psychique et somatique confronté à la difficulté et aux avatars de sa propre existence.

Synthèse

1. Toute personne est traversée par deux types de mouvements souffrants : la dynamique de souffrance et la dynamique de douleur morale.
2. L'un, incontournable et permanent, correspond au travail de souffrance. Il témoigne de l'activité de mise en représentation des conflits psychiques par le biais de la liaison psychique qui lie les affects avec les représentations et qui leur donne du sens. Ce travail de contenance est essentiellement assuré par l'appareil préconscient du sujet. Sa possibilité et sa prégnance dépendent de la qualité de l'introjection de l'objet contenant optimal maternel dans les premières phases de la psychogenèse. Il génère plutôt des mouvements d'identification qui peuvent provoquer chez le soignant une souffrance interne par reconnaissance spéculaire.
3. L'autre, plus ponctuel, est constitué par le mouvement douloureux qui correspond à l'effraction de la psyché, à l'origine d'un hyperinvestissement économique de la zone psychique douloureuse entraînant une sidération du reste du fonctionnement psychique, qui se traduit par un étayage sur le Moi impossible.
4. Ce travail de douleur est provoqué par la paralysie fonctionnelle ou la faiblesse structurelle du préconscient du sujet. Cette carence de contenance interne laisse le sujet aux prises avec la déliaison dans une dynamique psychique interne envahie d'éléments psychiques bruts archaïques (éléments bêta de Bion).

5. Pour échapper à la douleur morale le patient n'a que trois options :
   – l'extrajection des éléments psychiques douloureux non liés (passage à l'acte, identification projective...) ;
   – le recours thérapeutique à des actions soignantes (médicaments, contention externe...) ;
   – l'appel à l'appui du psychisme du sujet sur le préconscient de l'autre (le soignant) ce qui revient pour ce dernier à accepter au sein de son propre espace interne une part de la vague de déliaison éprouvée par le patient avec les conséquences propres que cela peut comporter.
6. La douleur morale génère donc, elle, chez le soignant, plutôt des mouvements d'identification projective qui peuvent provoquer une souffrance interne du professionnel par pénétration psychique et contagiosité des processus primaires en œuvre.
7. Cette distinction vient également éclairer la bipolarisation du soin psychique entre acte et verbalisation. En effet dans cette logique économique, il s'agit pour l'infirmier en psychiatrie de :
   – participer à la *lutte* contre la douleur morale en engageant tous les moyens à sa disposition (médicaments, contention...), dans une temporalité d'urgence ;
   – et d'*accompagner* la souffrance (mise en mots, relation...) dans une temporalité plus longue.

Chapitre 4

La relation : base du soin infirmier en psychiatrie

Laurent Morasz

La relation soignante, qui constitue un élément fondamental du soin psychique, est plus difficilement objectivable que les soins somatiques classiques sous-tendus par une base concrète. Mais même si cette relation est plus subjective, elle repose sur des processus précis qui fondent sa valeur thérapeutique. C'est ce que nous allons voir maintenant.

Les processus du soin relationnel

Un espace ouvert de rencontre

La première fonction de l'espace de soin relationnel est celle de la rencontre. Pour rencontrer le malade, nous devons nous mettre dans une place relationnelle qui exclut l'extériorité pure et qui inclut une véritable ouverture sur ce qu'il est. Le patient doit pouvoir parler de ce qu'il ressent, mais aussi montrer ce qu'il ne peut dire. Cette attention aux signes extérieurs de malaise doit être une priorité. La rencontre avec la souffrance est donc un invariant de la pratique soignante en psychiatrie en ce que cette souffrance est constitutive de tout sujet. Mais le travail soignant ne s'arrête pas à l'accueil passif de cette souffrance. La relation soignante se doit d'exercer en parallèle une fonction de pare-excitation. Il s'agit, nous le verrons plus loin, non pas de déformer ce qui se joue, mais de moduler les expériences en fonction de la capacité du patient à y faire face. Il s'agit ainsi d'établir un filtre protecteur entre le patient et ses pulsions, suffisamment solide pour éviter leur acting direct, et assez souple pour laisser une place à leur évocation et à leur compréhension. Cette souplesse est en lien avec la transitionnalité du soin. Ce que nous allons nouer avec le malade se situe en effet dans une zone intermédiaire entre quelque chose qui serait totalement extérieur au patient et quelque chose qui lui appartiendrait en propre. Pour ce faire, nous allons déployer avec lui, et autour de lui, des processus d'interrelation qui nous impliquent également. Ainsi, l'espace potentiel de soin se situe à cheval et à la limite entre le Soi et le non-Soi de chacun, dans une proximité qui fonde la rencontre soignante.

Une relation basée sur des mouvements transférentiels et contre-transférentiels

Ce caractère ouvert et vivant de la relation thérapeutique est renforcé par sa centration autour de mouvements transférentiels et contre-transférentiels. Toute relation thérapeutique entraîne en effet des mouvements transférentiels qui rendent compte de la répétition et de la réactivation de désirs, de conflits qui nous éclairent sur la problématique du patient et sur ses modalités de relation à l'objet. Il est donc normal que la conflictualité des patients s'exprime dans nos services même si nous devons en « borner » les modalités.

Le *transfert* désigne en psychanalyse le processus par lequel les désirs inconscients s'actualisent dans le cadre de la relation analytique. Il s'agit là d'une répétition de prototypes infantiles vécus avec un sentiment d'actualité marqué (Laplanche et Pontalis, 1967).

Dans le cadre général du soin, on observe ce même type de processus qui rendent compte de la répétition et de la réactivation de désirs et de conflits inconscients qui, en se rejouant dans la relation soignant-soigné, nous éclairent sur la problématique du patient et sur ses modalités de relation à l'autre.

Au sens strict, le *contre-transfert* recouvre les réactions inconscientes de l'analyste envers la personne et le transfert de l'analysant.

Par extension les mouvements contre-transférentiels sont les mouvements inconscients (affectifs, agis, contre-investis...) éprouvés par tout soignant à l'égard du soigné et de ses mouvements transférentiels. Ils constituent en quelque sorte la réaction psychique subjective de chaque professionnel placé face à un patient dans le cadre d'une relation. Souvent agis, ces éléments contre-transférentiels quotidiens sont désignés par certains sous le terme de « contre-attitudes ». Le préfixe « contre » ne comporte aucune tonalité négative mais rend compte de l'aspect réactionnel de ces dernières.

En pratique clinique, la position particulière dans laquelle le patient va placer le soignant dans cette dynamique est parfois repérée, mais ce qui relève de la dynamique contre-transférentielle l'est moins souvent car toute la difficulté de l'élaboration du contre-transfert dans la relation de soin, est de faire la part de ce qui revient à la réaction face au transfert du patient, et de ce qui revient à la problématique propre du soignant (d'où l'utilité d'une démarche psychodynamique personnelle pour le soignant). Cette mise en pensée est d'autant plus importante que le contre-transfert et les contre-attitudes sont un formidable levier dans l'élaboration de la problématique du patient. Le « ressenti » du soignant en psychiatrie est ainsi l'équivalent des thermomètres ou des brassards à tension en médecine somatique...

Exemple

Reprenons le cas d'Éric, ce patient qui nous a servi à illustrer l'organisation limite dans la première partie du livre. Ce patient, lors de son hospitalisation, a répété sur la situation de soins plusieurs modalités relationnelles qui lui sont connues. Dans la première phase de l'hospitalisation, il s'est montré comme « un gentil petit garçon ». Son amabilité, sa discrétion, son aconflictualité ont été exemplaires. Il exprime alors un *transfert* de type « parent-enfant idéalisés ». Cette façon d'être avec les soignants est une reprise d'une tendance ancienne. En effet, les entretiens montreront qu'il noue les relations amoureuses sur le même mode, poussant ses compagnes dans un « attendrissement béat pour ce grand bébé ».

Dans une seconde phase d'hospitalisation, Éric nous montre un autre aspect de sa personnalité par les éléments transférentiels qu'il active. Il s'agit encore d'un transfert infantile par la régression et l'anaclitisme qu'il met en acte, mais le « gentil petit garçon » est devenu bien capricieux. Il se montre ainsi autoritaire, manipulateur, menteur et manœuvrier.

En un sens il n'est ni l'un, ni l'autre de ces personnages. Il est les deux à la fois. Ces deux modes de transfert ne viennent que répéter sur la scène transitionnelle du soin les modes de relations à l'autre qui le caractérise. On ne peut guère lui reprocher de se comporter ainsi. Il ne fait en effet que son « métier » en se comportant de la sorte. Ce que nous voulons dire est qu'il se comporte comme quelqu'un de malade. Le transfert est important à repérer. Et non, les alcooliques ne continuent pas à boire dans les services « pour transgresser », pas plus que les états limites ne se montrent pas provocateurs « pour faire le malin » ou que les psychotiques ne mettent pas le service en ébullition « pour tout faire éclater ». Les malades transfèrent… et ce faisant, ils nous parlent d'eux. Ils nous indiquent ce qui se passe en eux. Ils répètent avec nous et devant nous ce qui, habituellement se passe dans une scène plus interne, celle de l'intimité de leur psychisme. Alors ne leur demandons pas l'impossible. Demander à un malade alcoolique de rester sobre avant de l'hospitaliser, ou sommer un état limite de « respecter le cadre » revient à refuser le transfert, et aussi c'est d'ailleurs encore plus grave – à leur demander de ne plus être malade avant de s'en occuper. La paradoxalité du message est alors évidente. « On vous soignera quand vous serez guéri » semblent dire un certain nombre d'entre nous ! Rien d'étonnant alors à ce que certains d'entre eux passent à l'acte en réaction à des messages aussi « fous ».

Exemple

Venons-en maintenant au *contre-transfert*. Dès les premiers temps de l'hospitalisation, certains soignants ne « sentent pas » Éric. Ils le trouvent « faux, trouble, peu sincère ». Ces propos pourraient passer pour des jugements de valeur, alors qu'en fait ils nous parlent de contre-transfert. Ces sentiments soignants surgissent en effet en réaction à ce qu'Éric fait vivre à l'autre. Certes, il est possible qu'un soignant soit défiant envers lui parce que ce malade lui fait penser au cousin qui l'a tant malmené dans sa jeunesse… D'où l'intérêt d'un minimum de distanciation personnelle. Mais quand le vécu contre-transférentiel persiste ou se diffuse, écoutons-le. Car il nous parle d'Éric. Il nous avertit sur l'inconscient de ce qui se joue. Il nous prévient que derrière le transfert positif initial se trouve autre chose. Il est à la fois guide et indicateur.

> Le contre-transfert est un processus aussi normal que le transfert. Il est donc regrettable de voir parfois une partie de l'équipe (empathique pour un patient) se voir reprocher par une autre partie (plus virulente et exaspérée par le comportement du malade) de ne « rien comprendre » ou de se laisser « bêtement manipuler ». Le contre-transfert est un signal, il ne doit pas faire oublier par la virulence de son expression le mouvement transférentiel dont il est issu. Le soin est une scène où chacun joue un rôle. Sachons garder la souplesse qui nous permet de nous regarder jouer. C'est cela la distanciation. D'autant que le contre-transfert ne se contrôle pas et qu'il est absolument étranger à toute notion de vérité. Le « bon » contre-transfert n'existe pas. Le contre-transfert est d'ailleurs toujours multiple et évolutif. Il est également complexifié par la *diffraction du transfert*. Ce terme rend compte de la possibilité qu'un patient, dans le même temps, active plusieurs modes transférentiels avec différentes parties de l'équipe. C'est ce qu'Éric a mis en scène à la fin de son hospitalisation. Nous y reviendrons avec la question du clivage dans la dernière partie.

Ainsi, l'espace de soin doit être propice à l'établissement et au recueil de ces processus pour que la relation puisse être qualifiée de thérapeutique. Seulement il ne suffit pas de les accueillir pour les rendre opérants. Un processus de réflexion doit accompagner parallèlement ce repérage pour que quelque chose puisse en être « fait ». Il est donc indispensable de prévoir un espace où échanger les émotions ressenties dans le soin, non seulement pour s'en libérer, mais aussi pour les replacer dans l'histoire et le fonctionnement du patient. *La relation de soin est donc une relation « travaillée », qui requiert formation, réflexion, temporalité et collaboration.*

C'est à cette condition qu'elle acquiert sa valeur thérapeutique quand, dans le cadre d'un projet, elle se déploie comme espace de rencontre à valeur transitionnelle exerçant conjointement des fonctions pare-excitation, maternante, étayante et contenante, termes fondamentaux que nous allons approfondir.

Une relation portée par un projet

L'important du soin est dans le processus qui se déroule entre le malade et le soignant. Ce qui est thérapeutique n'est pas tant l'aboutissement de la relation, que le chemin parcouru ensemble dans ce cadre. Il ne s'agit pas d'inculquer au patient de nouvelles compétences, ni de le rééduquer en fonction de normes arbitraires, mais de l'aider à établir un nouveau mode relationnel et un fonctionnement psychique plus apaisé en tenant compte tant de sa réalité « réelle » que de sa réalité psychique. Le projet de soins qui découle de cette position subjectivante est un cadre pour le chemin à parcourir avec le patient et non une fin en soi. En effet, l'essence du soin relationnel ne réside pas tellement dans l'aboutissement de la relation que dans le processus qui se déroule entre le malade et le soignant dans ce cadre bienveillant.

Le projet de soins est important. Il donne un cadre à nos actions. Nous allons d'ailleurs insister sur l'intérêt de la formalisation de la démarche de soins dans la quatrième partie de cet ouvrage consacrée à l'application sur le terrain de ces notions. Mais le projet doit être souple et adaptable. Il n'est ni un carcan, ni un idéal à atteindre à tout prix. Le « bon » soin ne réside pas en effet dans l'application à la lettre d'un projet. L'enjeu est d'abord que le patient aille mieux. Nous avons tout comme lui, besoin de repères pour nous mettre en mouvement. Mais n'oublions pas que ces repères (le projet) sont un outil et non une fin en soi.

Cette souplesse évitera bien des désillusions et bien des crispations générées par une trop grande obsessionnalisation des démarches actuelles. Le projet est, et doit rester, porteur de vie, et donc d'imprévu, d'évolution et de changement. Étant ce qui va guider la vie psychique du soin, il doit rester à son image, riche, créatif et mobile.

Ainsi, accepter d'être soignant dans un cadre global, c'est être en relation cadrée par un projet de soins (au sens psychothérapique du terme), dans une relation laissant la place à l'imprévu, à la créativité et aux ressources propres (et parfois inattendues) des patients. Il serait de toute façon illusoire, au vu de la complexité et de l'imprévisibilité du psychisme, de viser un but précis de normalisation à atteindre avec des techniques spécifiques. Il s'agit plus simplement d'aider le patient, par le biais de la relation, à retrouver ses capacités et à s'équilibrer dans le cadre de sa structure afin de l'aider à faire face à sa maladie.

Un nécessaire rôle pare-excitant et maternant

La valeur thérapeutique du soin relationnel en psychiatrie repose également sur les qualités de pare-excitation de nos démarches soignantes. Nous devons en effet être en mesure de constituer un filtre protecteur entre le patient, ses pulsions et les attaques mortifères qui l'assaillent. Il s'agit non pas de masquer ou de déformer ce qui se joue pour un malade, mais de moduler les informations et les expériences en fonction de sa capacité à y faire face, et ce dans un mouvement progrédient. Cette fonction rejoint les qualités pare-excitation structurantes initiales de la mère lors de la psychogenèse. Cette transitionnalisation des excitations permet peu à peu le rééquilibrage de l'investissement libidinal dialectique entre le corps et la psyché du patient. C'est ce que nous avons développé quand nous évoquions la nécessaire mise à disposition d'appuis étayants externes, *à adapter aux objets internes de chaque patient.* Cette qualité de la relation se double d'ailleurs d'une fonction maternante qui est assurée par l'approche corporelle du soin somatique et par la satisfaction des besoins vitaux (primaires) liés à l'hospitalisation.

Cette fonction de pare-excitation est par exemple ce qui motive, d'un point de vue psychodynamique, la limitation des visites, des appels téléphoniques ou des stimulations pour certains patients. L'isolement en est aussi une forme, tout comme les hospitalisations alternantes qui nous permettent de confronter le patient, progressivement et à dose supportable par lui, aux conflictualités, situations ou relations qu'il a du mal à gérer.

Ces actions pare-excitantes sont donc à réfléchir et à adapter pour chaque patient. Elles ne peuvent découler de l'application standardisée de protocoles s'appliquant à tous les patients du même type, ou du même mode d'hospitalisation.

Être un soignant « suffisamment bon » revient ainsi à mettre à disposition des patients un espace répondant à ces différentes qualités. C'est de l'ensemble de ces mouvements que dépend la qualité contenante du soin. Car l'enjeu est bien là : contenir. C'est-à-dire accueillir, recueillir les émotions et les affects inorganisés ressentis par les patients, les verbaliser, et leur donner du sens pour les leur restituer sous une forme assimilable.

De la même manière, l'approche corporelle et la satisfaction des besoins vitaux (primaires) permettent au patient de bénéficier des vertus maternantes du soin relationnel apportant modulation, protection et holding.

La parole comme base de la relation

La verbalisation est un des piliers du soin relationnel. Il est en effet important que nos actes soient portés par une pensée, elle-même relayée par une parole. La parole est un des médiateurs principaux de la relation. Elle trouve sa force dans les effets multiples de la verbalisation.

La parole permet la réassurance

Elle fait naître le lien, le lien entre deux personnes, le lien entre ce qu'un sujet vit dans son intériorité et ce qu'il en dit. La parole permet l'appui sur l'autre, elle est un pont posé entre le Moi et l'autre, cet autre potentiellement porteur de réconfort et d'apaisement.

> *Exemple*
>
> Fouad est inquiet depuis ce matin. Cet après-midi il doit rencontrer l'assistante sociale pour parler de ses dettes. Il n'a pas envie de « remuer les problèmes » alors il aimerait bien éviter ce rendez-vous. Fort heureusement, son infirmier référent est là ce matin. Ils ont convenu ensemble de se voir en entretien pour préparer ce rendez-vous. Le simple fait d'avoir pu parler à son référent de cette tension et de se rendre compte qu'il avait un interlocuteur prêt à l'aider a rassuré Fouad. Il n'est plus seul et l'assurance tranquille de son référent l'a apaisé même si pour l'instant, rien de concret n'a été échangé. Mais l'important *« c'est qu'on ait pu se parler »*...

La parole a des vertus cathartiques

D'un point de vue purement énergétique, la parole est une extrajection. Elle permet de se libérer en mettant au dehors le conflit, en déchargeant une part de la pulsionnalité qui assaille le sujet.

> *Exemple*
>
> Fouad a rencontré son référent. Il a beaucoup crié. Il s'est plaint : de la modestie de ses revenus, du coût de la vie, de sa tutrice, des politiques, de sa mère, de son frère qui ne l'aident pas, des enseignants qui l'ont « laissé tomber » quand il était enfant...
>
> Il est soulagé. Comme il le dit, il a « vidé son sac » et effectivement, de ce point de vue-là, *« ça fait du bien de parler »*.

La parole permet la distanciation et la transitionnalisation des conflits

En plaçant l'échange dans un entre-deux entre le Moi et l'autre, elle positionne le message qu'elle porte dans un espace intermédiaire transitionnel. Son contenu et son sens sont alors pour une part distanciés du sujet qui l'émet.

> *Exemple*
>
> Fouad rencontre alors l'assistante sociale. L'échange avec elle l'amène à se rendre compte que ses difficultés financières ne sont pas si insurmontables et importantes que cela. Il a juste oublié de payer quelques factures, mais dans la confusion qui règne dans sa tête, l'impression de débordement était plus importante que la réalité ne le nécessitait... D'ailleurs l'assistance sociale lui a donné l'impression que son problème devenait un peu le sien aussi... Fouad est moins seul. Et le conflit plus loin... Il est satisfait. « *J'y vois un peu plus clair* » dira-t-il.

La parole est le support de l'élaboration (la liaison)

La parole vient nourrir et porter le travail de mise en sens qui fonde la contenance du soin. Elle est le support de l'activité de liaison psychique qui permet de passer d'un fonctionnement primaire à un ordre de secondarisation. Elle est le messager du travail psychique thérapeutique de la relation.

> *Exemple*
>
> Quand il reprend cet épisode le lendemain avec son référent, Fouad est surpris. En effet, l'infirmier qu'il a en face de lui fait un lien pour le moins étonnant. Il lui explique qu'il a remarqué que Fouad avait souvent des difficultés quand il devait demander quelque chose, même de banal et encore plus quand l'interlocutrice était une femme...
>
> Et là Fouad est troublé. Effectivement il n'aime pas « devoir obéir à quelqu'un » et « encore moins à une femme ». Comme il le dit il a déjà été « assez servi avec sa mère ».
>
> La parole a ici un effet encore différent. « *Je n'avais pas vu les choses comme ça* » conclura-t-il.

À ce propos, dans la mesure où la plupart de nos services reçoivent en majorité des patients structurés sur un mode prégénital (psychotique ou limite), il nous semble souhaitable de pointer une certaine dérive qui consiste à faire des entretiens structurés le « nirvana » du soin. Assurer ou assister aux entretiens a bien entendu un intérêt clinique évident, mais n'oublions pas que l'essentiel de ce qui se « dit » est dans ce qui se montre dans l'espace imprévu, non limité et non prévisible de ce que l'on nomme « *l'interstitiel* ». L'observation clinique et le soin relationnel proximal reposent donc autant sur l'agir que sur la verbalisation. Et les nombreux agirs des patients, déposés dans l'espace interstitiel du quotidien nécessitent la même écoute et la même parole soignante portée en retour que les « mots » des patients.

Une relation contenante

La fonction contenante du soin relationnel est majeure. Elle consiste pour les soignants à accueillir, à contenir et à vivre les émotions et les affects inorganisés ressentis par les patients psychotiques, à les verbaliser, et à leur donner du sens pour les leur restituer sous une forme assimilable pour eux.

Cela rejoint des notions équivalentes comme :

- le fonctionnement alpha de Bion;
- le fonctionnement préconscient Freudien;
- l'effet conteneur (Anzieu);
- la liaison psychique;
- le passage des processus primaires aux processus secondaires.

La contenance est, nous l'avons vu dans le chapitre 1, ce processus qui « transforme » les contenus psychiques archaïques, non-pensés ou impensables pour le sujet, en éléments plus secondarisés (affect relié à une représentation). La liaison psychique en est la base, la symbolisation, le support. Ce travail de contenance consiste à « digérer » psychiquement ce que le patient nous montre ou nous transmet de sa conflictualité interne dans la relation pour le lui restituer sous une forme plus assimilable, parce que plus pensée. Ce travail de contenance ne peut se faire que par la mise à disposition de notre propre espace psychique à la conflictualité psychique interne du patient : c'est l'*étayage préconscient.*

Ce n'est que lorsque le patient aura éprouvé de nombreuses fois, au sein de la relation soignante, cette capacité à contenir et à transformer les émotions qu'il pourra ensuite, par un mécanisme d'identification et d'introjection, reprendre à son compte, dans son propre espace psychique, cette capacité de contenance. Le but du soin relationnel est donc d'aider le patient à constituer un espace psychique propre à contenir et traiter sa vie émotionnelle autrement que par l'éclosion symptomatique.

Le soin comme espace transitionnel

Ce jeu entre le dedans et le dehors nécessaire à l'établissement de la relation repose sur la transitionnalité de l'espace de soin. L'objet transitionnel et les phénomènes transitionnels ont été initialement décrits par Winnicott à partir de l'observation des enfants qui, entre 4 et 12 mois, s'attachent à un objet particulier (tissu, coin de couverture, peluche…) qu'ils sucent, manipulent, serrent contre eux. Celui-ci se montre quasi indispensable dans des moments particuliers tels que l'endormissement ou les vécus d'angoisse. Il est la première possession de quelque chose qui est de l'ordre du « non-Moi » ; il n'est toutefois ni un objet externe, ni un objet interne. *L'objet transitionnel origine l'activité symbolique issue de la reprise dans l'espace psychique ainsi créé des processus qui se sont joués dans cet espace particulier.*

Les soignants en psychiatrie ont à mettre en place et à gérer sur ce mode le lieu de l'activité de soin qui devient un « espace potentiel » dans la mesure où « cette aire où l'on joue n'est pas la réalité psychique interne. Elle est en dehors de l'individu, mais n'appartient pas pour autant au monde extérieur » (Winnicott, 1975). Le « jeu » étant entendu comme l'utilisation d'un espace, d'objets et de contenus transitionnels. L'approche soignante que nous allons avoir avec les patients se situe donc dans une zone intermédiaire entre quelque chose qui serait totalement extérieur au patient et quelque chose qui lui appartiendrait en propre. Nous allons avec lui et autour de lui déployer des processus d'interrelation qui nous impliquent également.

Ainsi, l'espace potentiel de soin se situe à cheval et à la limite entre le Soi et le non-Soi de chacun.

Les qualités transitionnelles de l'espace de soin se retrouvent dans les expressions des patients et des soignants. « Je vais dans *mon* service ». « C'est *mon* psychiatre ». Cette transitionnalité explique l'investissement fort des patients et des soignants exerçant en psychiatrie. La dynamique qui se déroule dans les services prend parfois l'allure d'une métaphore familiale. Certains patients investissent la chambre qui leur est attribuée comme *leur* chambre. Une fois sortis, ils reviennent saluer les soignants et « voir », voir où en est leur espace, voir où ils en sont par rapport à lui...

Ce positionnement à la limite entre le Moi et le non-Moi explique aussi les réactions vives lors de changements de locaux, de travaux, ou de simple changement de la couleur des murs. En touchant l'extérieur du service, on touche ainsi un peu l'intérieur de chacun.

Le soignant en psychiatrie a donc pour mission de faciliter la mise en place, dans la transitionnalité de cet espace de soin, d'objets étayants externes, *à adapter aux objets internes de chaque patient*. Il s'agit de donner du sens et de l'efficience aux objets transitionnels déployés dans le soin par les différents professionnels, et de faire ainsi en sorte que les malades puissent progressivement accéder par le biais d'une intériorisation de ces expériences à une séparation d'avec les étayages « de secours » développés. Cet espace potentiel est d'autant plus important à créer, ou plutôt à recréer pour les patients en souffrance que nous recevons, qu'il est l'aire de toutes les expériences satisfaisantes grâce auxquelles ces derniers peuvent retrouver des sensations et des qualités contenantes du même registre que celles des étayages fondamentaux primaires, et par là, une certaine dose d'espace psychique protecteur du Moi.

Il s'agit donc de fournir au patient un espace potentiel de soin qui :

- satisfasse les besoins fondamentaux;
- soit compréhensif et bienveillant;
- soit démocratique (au sens du souci des libertés);
- soit un terrain d'expérience adapté.

La souffrance du patient viendra ainsi se déployer sur une scène intersubjective transitionnelle, qui lui permettra d'une part de mettre à distance, au moins partiellement, les conflits qui l'animent et qui d'autre part, lui permettra, dans un second temps, d'introjecter, par le biais d'un mouvement de réappropriation spéculaire, ses propres contenus psychiques pour un temps « extrajectés », puis contenus et transformés par l'activité Moi-auxiliaire des soignants. Ces introjections multiples amènent peu à peu l'introjection de l'objet contenant externe déployé par les soignants dans l'espace transitionnel du soin.

L'infirmier : outil du soin

La souffrance : un appel au lien

Ces développements illustrent bien à quel point la plainte, indice indirect de la souffrance, est autant un *appel au lien*, au lien avec l'autre, celui qui peut écouter, qu'un *appel à l'acte*, à l'acte médical, à l'acte soignant, apaisant, résolutif et thérapeutique. Il ne s'agit pas de stigmatiser les traitements physiques ou chimiques, ni d'encenser le travail d'élaboration psychique comme seule base du soin mais d'insister sur le fait que ces deux éléments ne doivent pas *individuellement* constituer tout le soin.

Être soignant c'est donc incarner le soin *et* se mettre en position de se laisser *toucher* par la souffrance qui vient nous convoquer à une place que nous connaissons peu et à laquelle nous avons trop peu été formés. Il ne s'agit pas tant de répondre à la souffrance que d'*être* face à celle-ci. Cette perception et cette mise en sens de la souffrance du patient requièrent un certain degré d'identification au sujet et à sa plainte. L'appel « je souffre » nous interpelle, nous l'avons vu, par ce qu'il évoque en nous de particulier et d'intime, voire d'éprouvé partagé. Il ne s'agit donc pas seulement de se sentir concerné par la souffrance mais de s'y sentir impliqué. Le mouvement empathique est à ce prix, et comme tout mouvement identificatoire, il vient solliciter nos repères intérieurs et réveiller certaines traces que nous aurions préféré garder enfouies. Déceler la souffrance, l'évaluer, tenter de la comprendre, en tenant compte des particularités défensives de chacun, demande donc un temps d'arrêt, et donc de mise en souffrance personnelle potentielle. C'est dans la force de cet appel au lien que se situe la difficulté d'être face à la souffrance, d'autant que la plainte ne vient pas toujours dire ce qu'elle énonce.

La relation de soin est donc une relation « travaillée », qui requiert formation, réflexion, temporalité et collaboration et qui génère chez chaque soignant des ressentis particuliers liés à la sollicitation de l'intime du sujet dans le soin.

L'étayage préconscient

Toutes ces qualités de la relation soignante passent par un invariant : l'utilisation par le soignant de son propre appareil psychique dans le soin. Les défauts du contenant de ces patients en crise se déplacent en effet sur et dans les équipes soignantes qui les accueillent. Ils peuvent d'ailleurs provoquer une carence momentanée ou structurelle du fonctionnement alpha de Bion qui peut aller jusqu'à nécessiter l'appareillage du fonctionnement psychique du patient sur le préconscient du soignant dans la recherche d'un travail de liaison et de décharge émotionnelle qui illustrent la fonction de Moi-auxiliaire de ce dernier. L'étayage préconscient intervient donc en réponse à une fracture du système de représentation du Moi du patient qui se révèle insuffisant pour exprimer émotions et affects de façon appropriée et encore plus à les reprendre dans un ordre symbolique de verbalisation, mal soutenu qu'il est par des capacités de liaison représentatives pour le moins réduites.

Ainsi, les impressions sensorielles et les émotions éprouvées et projetées par le patient dans le psychisme des soignants que sont les éléments bêta (Bion, 1980), sont des éléments bruts et improductifs qui ne peuvent en l'état ni être refoulés ni pensés. Bien souvent, la seule issue pour les patients qui en sont envahis est, nous l'avons vu, leur extrajection. Mais cette mise en extériorité implique que le soignant aura d'abord, s'il veut les gérer, à se « coltiner » avec ces contenus violents et douloureux avant d'y assurer une quelconque fonction de détoxication. Il aura à contenir l'incontenable et à laisser s'opérer dans son espace intrapsychique une certaine dose de déliaison apportant excitation et angoisse. Ces éléments bêta, appartenant au patient, se mêleront (s'il les accepte) au plus intime de la psyché du soignant et frayeront avec ses propres contenus fantasmatiques avant d'y trouver des liens et du sens en bénéficiant de son activité de liaison préconsciente. On comprend dès lors l'impact potentiellement traumatique et le risque psychique personnel encouru dans ce type de relation qui exclut la position d'extériorité classique inhérente au modèle technique de la maladie et du soin, actuellement enseigné en raison du développement rapide de la psychiatrie biologique et comportementale et de la disparition de la formation spécialisée d'infirmier en psychiatrie (ISP).

L'engagement psychique des soignants

Nous comprenons à la lumière de ces développements que le lien qui unit un patient qui souffre et un soignant qui compte s'occuper de cette souffrance est en lui-même un lien potentiellement générateur de souffrance. Côtoyer chaque jour des patients en crise submergés par la conflictualité psychique, supporter la connaissance de sombres pronostics, ou plus simplement être en relation avec quelqu'un qui « souffre », met à mal chaque soignant en le sollicitant dans ce qu'il est, même s'il tente de maintenir une certaine distance. Les phénomènes qui sous-tendent ce vécu partagé de souffrance sont nombreux. Deux sont toutefois particulièrement actifs : l'identification simple et l'identification projective.

L'identification simple

Elle correspond au processus psychologique qui va nous permettre de comprendre, d'assimiler et d'intégrer la souffrance que ressent l'autre, par comparaison à des moments que nous avons pu vivre nous-mêmes ou que nous avons pu observer chez ceux que nous avons croisés. L'identification simple est le support de la compassion, du rapprochement émotionnel avec le patient, de l'empathie naturelle. En ce sens elle provoque un certain vécu de souffrance du côté du soignant, dans le réveil de souvenirs ou de peurs. Mais ce vécu est avant tout une dynamique de souffrance psychique telle que nous l'avons définie précédemment, à savoir un mouvement psychique normal et naturel (quoique parfois pénible) qui naît de la confrontation avec nos limites. Cette souffrance permet de comprendre et d'accompagner nos malades mais n'envahit pas notre vie psychique et personnelle, pas plus qu'elle empêche notre action.

L'identification projective

Il en est tout autrement du mécanisme *d'identification projective*. Dans certaines situations, le patient ne va pas en effet se contenter d'exprimer sa souffrance par une plainte physique ou morale. Il va, par un mécanisme psychique assez archaïque, faire vivre à ses soignants un malaise intense, gênant, prenant et assez inexplicable, en tout cas en apparence. Cette étonnante mise en communauté du ressenti procède d'un double mouvement. La projection qui la soutient ne peut en effet à elle seule générer de tels effets. Elle doit sa prégnance au fait qu'elle est accompagnée d'un mouvement d'identification croisée. C'est cette identification croisée qui donne toute sa force au processus. Le patient confronté à la faillite de ses systèmes défensifs habituels va ainsi projeter sur son interlocuteur les contenus archaïques angoissants qu'il ne peut contenir et qui l'envahissent. Contenus que son partenaire relationnel va accepter (inconsciemment) et lier à ses propres contenus psychiques. C'est ainsi que les affects des patients vont insidieusement exercer un effet réel sur la psyché du « receveur »[1], en l'occurrence un soignant. La communauté de symptômes va plonger le soignant dans le même vécu de débordement psychique incontenable que celui qu'éprouvait, ou qu'éprouve encore, le patient. L'identification projective exerce ainsi une fonction de protection du Moi du patient en permettant à ce dernier d'expulser partiellement les éléments inélaborables issus de ses conflits psychiques. Son emballement ou son utilisation dans le but de s'approprier et de contrôler l'objet qu'elle envahit la fait entrer dans un cadre pathologique, qui ne doit toutefois pas nous faire oublier que nous utilisons tous, à certains moments de notre vie, ce type de défense[2].

En pratique clinique, le recours à ce mode psychopathologique de relation provoque souvent un curieux effet de miroir qui va pousser les soignants qui y sont confrontés à répondre dans le registre de l'agir. Ce passage à l'acte réactionnel des soignants vise à obtenir un effet rupteur de détente anxiolytique sur l'angoisse de l'inélaborable et de l'inélaboré qui les envahit, par une sortie rapide, une mutation, une contention chimique, un durcissement inadéquat du cadre...

L'identification projective génère ainsi des situations critiques dans lesquelles patients et soignants se sentent mal, sans guère arriver à mettre des mots apaisants sur les contenus angoissants indifférenciés qui les traversent. Cette angoisse « brute » éprouvée par les soignants relève donc de la douleur morale. Elle témoigne de la paralysie de la pensée et de la distanciation de ceux qui l'éprouvent par la sidération douloureuse des soignants, à laquelle elle mène. Elle vient mettre en évidence la perte de l'outil de travail de l'équipe : sa capacité à accompagner et à vivre un travail de souffrance. L'identification projective provoque ainsi des ressentis très intenses qui peuvent se propager à toute

1 Ce qui différencie l'identification projective d'une identification simple.

2 Chacun d'entre nous a par exemple pu constater la possible transmission à l'autre d'un état de colère interne ; transmission qui nous permet d'ailleurs de demander incidemment à l'autre « pourquoi il s'énerve ? »

l'équipe dans un cheminement rapide et extensif qui tient de la nature même de ce processus psychique. Cette « intoxication » psychique inconsciente des soignants s'observe dans de nombreuses situations (patients difficiles, service « sous pression », problématique mal élaborée, manque de temps de synthèse...).

Le lien soignant

Être un soignant « suffisamment bon » revient donc à pouvoir contenir la souffrance des patients qui ne peuvent la gérer seuls. Contenir, c'est accueillir, recueillir les émotions et les affects inorganisés ressentis par les patients, les verbaliser, et leur donner du sens pour les leur restituer sous une forme assimilable. C'est cela la liaison psychique. L'enjeu est que le patient puisse éprouver, au sein d'une relation soignante *engagée*, cette capacité à contenir et à transformer les émotions pour pouvoir ensuite, par un mécanisme d'identification, la reprendre à son compte. La liaison psychique ne consiste donc pas à asséner une vérité de compréhension, comme s'il suffisait de comprendre pour entendre, mais à créer *un* lien en créant *du* lien. Pour finir, lier c'est créer la qualité de la relation, qualité naissant de ce que chacun a pu, dans ce temps de rencontre, croire en l'autre parce qu'il a su faire vivre l'indicible sentiment qu'il croyait en nous... et ainsi faire naître le réconfort et l'apaisement.

Chapitre 5
La difficulté du lien soignant

Laurent Morasz

Nous avons vu dans le chapitre précédent que la pratique du soin relationnel nous entraînait – par sa nature même – au plus près de la souffrance des patients. En conséquence, nous devons donc veiller à maintenir une certaine distance pour garder une place soignante. En effet, être un écran de transfert pour un patient n'implique pas que nous soyons réellement ce qu'il pense que nous sommes. De la même manière nos vécus contre-transférentiels demandent la même distanciation en ce qu'ils relèvent du même *jeu* relationnel.

La connaissance des processus qui fondent la relation soignante devrait, en théorie, nous aider à garder ou à reprendre une place psychique propre et distincte, celle de la « bonne distance soignante ». La pratique clinique quotidienne nous montre pourtant qu'il en est tout autrement. Souvent, nous nous sentons totalement « pris » dans des mouvements psychiques intenses, nous n'arrivons pas à maintenir une certaine distance entre notre individualité, et la part de nous-même utilisée par le patient comme écran de transfert et de projection. Nous nous retrouvons alors traversés d'émotions pénibles, difficiles ou impossibles à verbaliser, qui nous poussent même parfois à avoir nous-même recours au passage à l'acte pour nous en dégager. Il n'y a plus de *jeu* à ce moment, au sens Winicottien du terme, mais une sensation d'affaiblissement de notre altérité au bénéfice de la maîtrise exercée par le patient et sa souffrance.

Cette *violence du lien d'emprise* est une violence psychique extraordinaire aux conséquences non négligeables sur les psychismes individuels et collectifs des équipes soignantes. Elle repose sur deux processus dont les forces se conjuguent. Il s'agit de la violence de désubjectivation et de la violence de contagion.

La *violence de contagion* naît de la diffusion en nous de ce qui traverse et bouleverse le malade. Le contenu même de ce qui « fait souffrance » chez ce dernier peut également être générateur d'une souffrante conjointe chez le professionnel qui s'en occupe. Cette violence de contagion résulte des phénomènes d'identification simple et d'identification projective décrits précédemment.

La violence de désubjectivation est, elle, issue de ce qui peut être ressenti par un soignant de par la place subjective qu'il occupe en fonction des particularités relationnelles (relation d'objet) de tel ou tel patient. Elle requiert, pour s'en dégager, de bien connaître les modes de fonctionnement des différents profils psychopathologiques pour pouvoir, mieux les repérer, mieux les comprendre et mieux en tenir compte dans l'organisation de la démarche de soins. Ce qui permet aussi au final de mieux s'en protéger.

La problématique de la «bonne distance» soignante

Les défenses soignantes

La relation de soin est le support des projections, introjections et identifications. L'identification projective sert à mettre des parties de soi, des représentations d'objets intériorisés et de s'y identifier, le tout à l'instar des modes de relations primitives et des mécanismes de défense. Par ce jeu d'intériorisations et d'extériorisations des bons et mauvais objets, le patient se sert du soignant, pris comme objet. Face à ces mouvements respectifs, J. Hochman fait référence à la présence de différents sentiments ressentis par l'infirmier :

- l'invasion : le système contenant déborde. Par exemple, l'infirmier ne peut pas *lâcher ses* patients quand le travail est fini, il en rêve la nuit, y pense pendant ses repos;
- la vidange : le soignant est épuisé, vidé;
- l'absurdité : le non-sens, «ce qu'on fait n'a pas de sens», «c'est n'importe quoi».

Ces sentiments sont liés à la teneur des projections et sont à l'origine de réactions d'évitement, de fuite, de défense pouvant même être présentes sous une attitude de bienveillance, de neutralité, d'activisme. Cette dernière contre-attitude rassure sur la permanence des objets internes, et permet de mettre à l'extérieur et de tenir sous contrôle les conflits internes. Certains mécanismes de défense peuvent se manifester par le rejet du malade, des limites rigides (lutte contre l'invasion), une fétichisation de la théorie.

Ainsi si la situation de soin nous place dans une proximité avec la souffrance qui peut générer angoisse, malaise, impuissance, il est normal que nous développions des mécanismes adaptatifs normaux qui nous préservent de vécus trop difficiles. Ces mécanismes adaptatifs sont divers. On peut par exemple citer :

- *La banalisation* qui contribue à la mise à distance de la souffrance par une habituation progressive lui faisant perdre son sens et sa portée même.

> ***Exemple***
>
> Marc a fugué. Il s'est jeté sous une voiture devant l'hôpital. Il s'en tire avec deux fractures. Lors du briefing du matin, l'équipe de nuit transmet cette information. L'un des soignants présents s'exprime alors de manière étonnante. «De toute façon il a toujours été mélancolique, c'est vrai que c'est un risque qu'il se suicide... Mais bon, pour lui on peut dire que ça fait partie des risques du métier...»

- *La technicisation* qui permet aux professionnels de se réfugier derrière une technique, des actes ou des protocoles excessifs.

> *Exemple*
>
> Claude a violemment agressé une stagiaire infirmière. Il a donc été contenu en chambre d'isolement. Le soignant responsable de sa surveillance vient lui parler. « Monsieur, suite à votre passage à l'acte de ce matin vous avez été placé en chambre de soins intensifs. Vous recevrez donc la visite toutes les heures d'un infirmier et vous verrez un médecin chaque jour. Nous maintiendrons les contentions jusqu'à l'avis de votre médecin qui se prononcera lundi sur l'adaptation éventuelle de votre cadre de soins. En attendant, vous devrez suivre les consignes. » Tout cela dit froidement, sans rechercher à un seul moment un contact plus « humain ».

- *L'esquive/mensonge* qui pousse un soignant à masquer la vérité pour éviter le conflit ou le rapprochement avec la conflictualité du patient.

> *Exemple*
>
> François ne veut pas être hospitalisé. Pourtant ses parents ont signé l'HDT. Il explique à l'infirmier présent lors de l'entretien d'entrée qu'il « ne veut pas rester longtemps et qu'il sortira dès demain ». Directement sollicité par François, le soignant valide le fait que ce dernier pourra peut-être sortir rapidement alors même qu'il sait bien que l'habitude du service est de garder les patients en placement au moins 10 jours en observation...

- *La fausse réassurance* qui se caractérise parfois par un optimisme inadapté évitant de prendre en compte la gravité et la lourdeur de la souffrance du malade.

> *Exemple*
>
> Émilie est schizophrène. Elle est hospitalisée depuis trois ans. Un matin, visiblement angoissée, elle fait irruption dans la salle de soin. Elle veut « rentrer chez elle et guérir ». Elle reste plantée là, refusant de bouger dans une résistance importante. Un soignant lui dit alors « pour avoir la paix » : « Oui, vous allez guérir et pouvoir rentrer bientôt. Mais pour l'instant, il faut que vous nous laissiez travailler... »

- *La rationalisation* qui permet de se cacher derrière une compréhension opératoire de la conflictualité psychique.

> *Exemple*
>
> Patrice, patient apprécié de l'équipe, entretient une relation très conflictuelle avec sa mère. Les visites de cette dernière sont souvent suivies de transgression du cadre. Certains dans l'équipe se demandent s'il ne montre pas là le comportement qu'il doit avoir chez lui et qui pourrait expliquer une part des disputes familiales. D'autres éludent rapidement cette interrogation. « Avec la mère qu'il a, comment veux-tu qu'il aille bien après sa visite... ? »

- *L'évitement* qui pousse les soignants à tenir la souffrance des patients à distance.

> *Exemple*
>
> Corinne veut parler à quelqu'un. Elle souffre d'un délire de persécution qui « use » tous ceux avec qui elle parle. Ce matin, elle a décidé de demander un entretien à son référent. Ce dernier, occupé, met en avant « les réunions d'aujourd'hui » pour refuser à plusieurs reprises la rencontre.

- *La dérision* qui met à distance la souffrance par l'humour ou le cynisme.

> *Exemple*
>
> Cindy, patiente « chronique », s'est jetée sur son médecin en lui demandant de « lui faire des bisous ». À la suite de cet événement, une discussion s'engage dans l'équipe autour de la sexualité chez les malades mentaux. Très vite l'échange dévie sur des remarques humoristiques qui tournent en dérision une amorce de débat qui avait entraîné une certaine gêne...

• *La fuite en avant* qui pousse les professionnels dans la surenchère (médicamenteuse, comportementale...).

> *Exemple*
>
> Michel délire toujours. On a tout essayé pour lui, mais il continue de vociférer dans le service. L'équipe est unanime. Il faut : le « neuroleptiser encore plus », « le muter en UMD », « le mettre dehors », ou « l'enfermer jusqu'à ce qu'il se calme »... Toutes ces propositions viennent signer l'intolérable de ce que vit le groupe soignant.

• *L'identification projective* qui plonge le soignant dans un vécu partagé avec le patient dans un rapport fusionnel qui abolit toute distance.

> *Exemple*
>
> Pascale est référente de Michèle, patiente hospitalisée à la suite d'une tentative de suicide. Pascale investit beaucoup son rôle soignant. Elle se sent « très choquée » par l'attitude du mari de sa patiente qui la bat. Quand Michèle raconte les épisodes violents, Pascale frémit en même temps. Elle se sent d'ailleurs de plus en plus furieuse contre cet homme qui, lorsqu'il vient dans le service, « fait semblant d'être gentil ». Mais cette fusion empêche notre collègue de questionner la part de Michèle dans cette interaction violente.

Bien entendu, il est normal que ces mécanismes de défense « professionnels » existent. Mais dans la mesure où ils influencent fortement notre positionnement relationnel avec les patients, il est important qu'ils soient repérés et acceptés, qu'ils soient travaillés et pensés, ce qui leur permet d'être souples et variés afin de ne pas empêcher la relation.

La réflexion personnelle sur notre mode individuel de défense doit se doubler d'une réflexion collective. En effet, l'évolution récente de la psychiatrie vers des modèles technicistes et biologiques pousse les soignants à privilégier un *modèle ontologique* de compréhension de la maladie, faisant du symptôme un élément extérieur et pathogène à éliminer. Ce modèle s'oppose à *l'approche hippocratique* fondatrice de la médecine qui appréhende la maladie comme une réponse au déséquilibre global du sujet (ce qui rejoint nos développements de la première partie de l'ouvrage). Cette évolution opératoire prédispose les professionnels à utiliser préférentiellement, dans leur approche relationnelle, des mécanismes psychologiques de défense tels que :

• *l'isolation* qui nous pousse à cliver le champ affectif pour ne pas nous laisser toucher par la souffrance quotidienne à laquelle nous sommes confrontés ;
• *la sublimation* qui permet d'échapper à la souffrance par l'intellectualisation et le refuge dans la théorie ou les projets abstraits. Il existe dans toute équipe

des professionnels de la « prise de tête » ou de la construction de « démarches » qui ont parallèlement du mal à s'inscrire dans le soin concret et quotidien;
• *la parcellisation* qui nous pousse à réduire le patient à son symptôme dans une centration nous faisant parfois oublier que derrière se cache un sujet complexe et complet.
• *la dépossession* qui revient à nous approprier la souffrance, l'histoire ou la liberté même du patient qui devient *notre* malade.

Le risque de ces défenses est de pousser à terme le soin psychiatrique dans un mouvement normatif ne tenant plus assez compte de la subjectivité et de la vie psychique interne des malades qui lui seront adressés.

L'empathie et l'authenticité

L'analyse des vécus contre-transférentiels est indispensable au travail de distanciation permettant le maintien d'une distance soignante satisfaisante. Cette « bonne » distance n'est pas celle de la neutralité, ni celle de la compassion extrême. La bonne distance, c'est celle qui tient compte du fait que la relation soignante est une succession d'attirance et de distance, d'intérêt et de désintérêt pour le patient et sa problématique. Ces ressentis sont inévitables. Ils sont même à souhaiter. En effet, l'existence de sentiments contre-transférentiels témoigne de l'engagement dans le soin d'un patient qui transfère, et d'un soignant qui y réagit. Certes, nous avons pu voir que l'analyse de ces contre-attitudes était parfois difficile car elles dépendent autant de l'attitude du patient que de la reprise en chacun d'entre nous d'éléments, de souvenirs ou de blessures de notre vie propre. Comprendre ces réactions, c'est ainsi se donner les moyens de les maîtriser, et de les utiliser pour comprendre ce qui se passe pour le malade et entre le malade et nous.

Il existe deux types de vécus contre-transférentiels, les positifs et les négatifs. Mais attention, cette terminologie ne vient pas indiquer que d'un côté il y aurait les « bons » ressentis et de l'autre les « mauvais ». Elle vient simplement signifier que certains vécus se situent dans un registre de rapprochement avec le patient tandis que d'autres poussent plutôt à l'écart. Les contre-attitudes « négatives » peuvent prendre la forme *du rejet, du dégoût, de la haine, de l'ennui, de la lassitude, du découragement, de la dépression, de la peur, du déni réciproque, de la rationalisation, de la maîtrise...*

Les contre-attitudes positives s'expriment, quant à elles par exemple, par *le maternage, l'obnubilation, la captation, l'approche éducative, la réparation ou la connivence...*

L'orientation positive de la relation soignante nécessite le dépassement de ces vécus, par leur acceptation et leur élaboration, pour maintenir une bonne qualité relationnelle dans le soin. Cette qualité repose classiquement sur l'empathie et l'authenticité.

L'*empathie* est l'acte par lequel un sujet sort de lui-même pour comprendre quelqu'un d'autre sans pour autant éprouver les mêmes émotions. C'est donc une sorte de bienveillance professionnelle qui permet de pénétrer humainement dans l'univers de l'autre tout en gardant sang-froid et objectivité. Il s'agit d'être proche mais pas collé, en quelque sorte d'être « à la bonne distance ». Il ne s'agit donc pas d'éprouver avec mais d'être au côté de celui qui éprouve.

L'*authenticité* est la dynamique qui rend compte de la préoccupation de comprendre et d'aider l'autre en toute sincérité, sans manipulation ni faux-semblants, à l'aide d'un discours vrai et adapté à la situation. Il s'agit dans l'authenticité de ne pas se réfugier derrière une technique mais de s'en servir pour se maintenir à la bonne distance, celle de la compréhension humaniste et structurante qui permet l'aide.

L'association de l'empathie et de l'authenticité fait ressentir rapidement au patient la valeur rassurante, humaine et vraie de la relation soignante. Empathie et authenticité sont par ailleurs les garants de l'évitement d'un écueil majeur : la *dissociation verbal/non verbal*, propice au repli défensif du patient dans une disqualification de la capacité de l'aidant à véritablement être là.

Ainsi, être aidant pour un patient c'est être ni pesant, ni absent, ni exclusif. La permanence à la bonne distance auprès du patient compte en effet bien plus que la bienveillance éducative (paternaliste), le savoir (savant) ou le maternage (remplissage). Être à la bonne distance, celle du soin, nécessite ainsi d'interroger et de mettre en réflexion nos contre-attitudes. Faire cela, c'est être dans le soin et éviter de nous placer dans les extrêmes du rejet, de la normalisation ou de la réparation.

La difficulté du lien soignant[1]

À côté des vécus émotionnels parfois pénibles liés au frayage quotidien avec la souffrance, nous avons aussi, en tant que soignants à faire face à un autre type de difficultés : celle du lien. En effet, la structure psychique des patients (limites, psychotiques ou névrotiques) va avoir tendance à orienter la nature et la qualité de la relation de façon différente. Cette distinction va par exemple se faire ressentir dans le rapport aux limites de ces différentes personnalités, dans le degré de souplesse psychique ainsi que dans la place faite à l'autre dans la relation. Il s'agit ici de la *violence de désubjectivation* que nous avons évoquée précédemment.

Ce dernier point est à notre sens fondamental car c'est de lui dont va dépendre une bonne part des réactions contre-transférentielles éprouvées dans la pratique soignante. En effet, nous réagissons tous à ce qui se passe dans la relation mais également au respect plus ou moins grand de notre altérité, de nos limites et de notre cadre propre. Ainsi, en dehors même de tout mouvement agressif, la façon d'être de ces patients exerce parfois sur nous une véritable violence psychique. C'est de cette souffrance liée à la polarité de la relation à l'autre dont nous allons maintenant parler. Pour illustrer notre propos nous évoquerons, pour chaque lignée, les vignettes cliniques développées dans le deuxième chapitre de ce livre.

1 Ce développement est extrait de l'ouvrage *Comprendre la violence en psychiatrie* de L. Morasz (Dunod, 2002).

Structuration névrotique et relation d'objet

Dans une structuration névrotique aboutie la question de l'altérité est normalement bien ancrée (fig. 5-1). L'autre est reconnu comme tel dans son altérité, dans sa différence et dans les conséquences en terme de *tiercéïté* que sa présence implique. La triangulation marque de son sceau l'économie intersubjective dans ses rapports à la symbolisation et à l'équilibre entre principe de plaisir et principe de réalité.

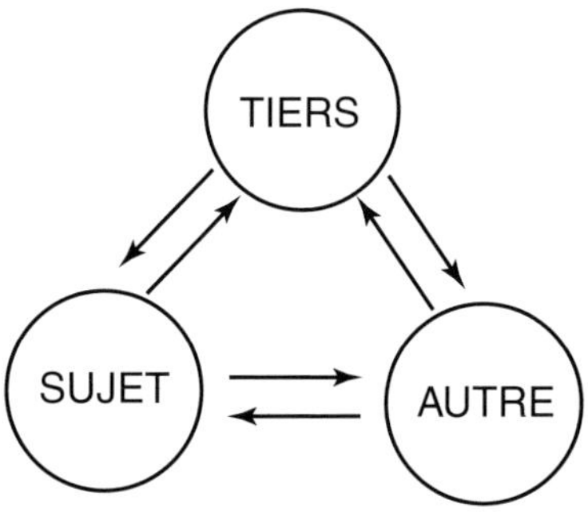

FIGURE 5-1. **La relation d'objet névrotique.**

Le rapport au temps (fig. 5-2) s'en trouve tout aussi structuré. La distinction entre présent, passé et futur est claire. La prévalence de l'investissement fantasmatique de ces différents moments varie en fonction des aménagements et conflits activés.

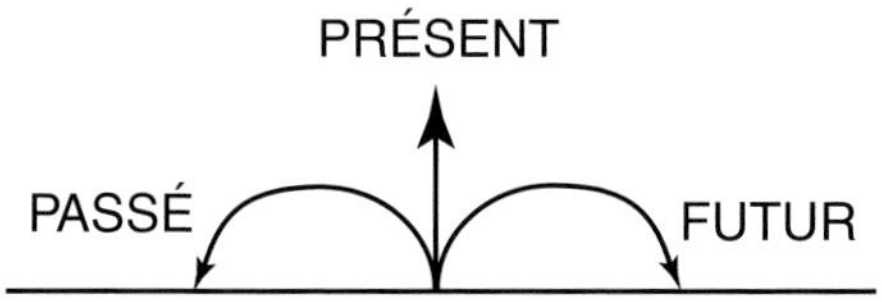

FIGURE 5-2. **Le rapport au temps dans la névrose.**

Le rapport aux limites (fig. 5-3) est assez adapté. Le sujet névrotique fonctionne habituellement dans le respect global des limites (sociales, internes, légales...). Bien entendu, il se permet un jeu à l'égard de celles-ci. Il peut ainsi chercher à les éviter (1), à les transgresser (2), à les accepter (3) ou à les adapter (4) en exerçant sur son environnement réel et symbolique un travail de changement. Cette capacité de jeu équilibré entre contraintes externes et contraintes internes vise l'adaptation. Elle repose sur un travail de distanciation et de compromis à l'égard du principe de plaisir, dans un rapport Moi/non-Moi tempéré basé sur un espace intermédiaire d'échange et de jeu que l'on peut qualifier de transitionnel.

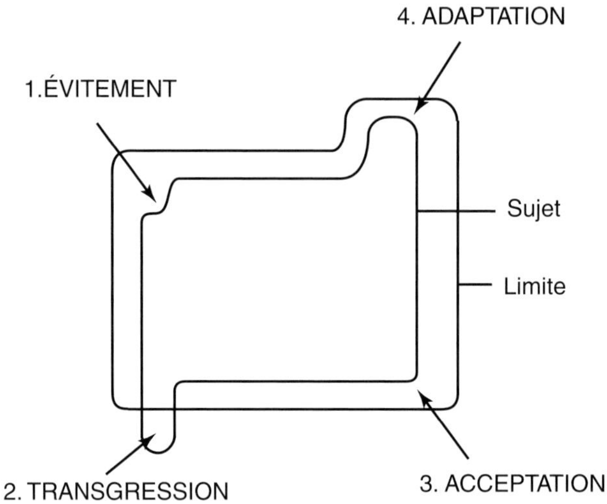

FIGURE 5-3. **Le rapport aux limites dans la névrose.**

> ***Exemple***
> Ainsi, Mme V. respecte le cadre global du service. Quand on lui parle on ne ressent nul sentiment d'étrangeté ou de confusion. Elle sait attendre lorsque l'on ne peut répondre dans l'immédiateté à une de ses demandes, même si elle use de toute sa séduction pour en accélérer les réponses. Elle transgresse parfois un peu les limites (retard de quelques minutes lors des sorties dans le parc) mais adopte une attitude adaptée montrant qu'elle tient compte de l'autre (excuses, explications...).

L'échange et la confrontation s'organisent donc dans le fonctionnement névrotique entre deux personnes totales, dans le respect de l'individualité et du narcissisme de l'autre. Ce qui ne signifie pas, bien entendu, que la conflictualité est absente de la relation d'objet névrotique. Nous voulons juste souligner que cette conflictualité, peut, parfois ou le plus souvent, reposer sur l'échange, la verbalisation et la mise en tension différentielle plutôt que dans un perpétuel rapport de force dans lequel l'enjeu n'est pas seulement la résolution du conflit, mais le déni (partiel ou total) de la réalité de l'autre qui s'en trouve ainsi violenté.

C'est cette violence de désubjectivation *par* et *dans* le lien qui touche de plein fouet les soignants que nous sommes. Ces développements montrent qu'elle est relativement limitée dans le fonctionnement névrotique de base. Ce qui n'exclut pas toutefois le recours temporaire à d'autres types de relation d'objet lors d'épisodes critiques chez ces sujets.

Fonctionnement limite et relation d'objet

La place de l'autre dans la dynamique limite

La relation d'objet du patient limite est plus particulière. Comme nous l'avons développé précédemment, elle est une relation duelle qui n'est ni fusionnelle ni indifférenciée entre un sujet et un objet distincts. Malgré cette différenciation minimale, elle reste marquée par une relation de dépendance fondamentale entre sujet et objet si importante que le sujet ne peut conserver son intégrité sans l'objet. Elle aboutit à un clivage de la personnalité entre un secteur adaptatif au réel donnant une apparente normalité et un secteur anaclitique comportant des défenses archaïques.

Le patient limite va ainsi osciller dans son positionnement relationnel entre des mouvements alternant d'appui et de rejet avec ses interlocuteurs. Son anaclitisme sur l'autre relève tout autant d'une attente passive de satisfactions positives que de manipulations actives et agressives de ce même partenaire, souvent insatisfaisant, mais toujours indispensable. *D'un point de vue chronologique, le patient limite va la plupart du temps nouer des liens extrêmement forts avec l'autre, avant de les détruire dans une rage proportionnelle à l'investissement préalable quand ce lien lui rappellera une ambivalence qu'il cherche à tout prix à éviter.* Ce réveil de l'ambivalence peut être provoqué par le constat de l'incomplétude de l'autre surinvesti, ou par le décalage entre l'attente plus ou moins implicite que le patient a et les capacités ou les désirs de réponses de son partenaire.

La question de la violence du lien des patients limites est ainsi au cœur des ressentis contre-transférentiels que nous pouvons éprouver dans leur rencontre. La violence du lien peut se décliner autour des différents axes que sont l'anaclitisme, l'emprise, l'identification, le déni d'altérité et l'inauthenticité.

La *violence de l'anaclitisme* est au tout premier plan. L'appui quasi total du patient sur notre propre psychisme peut être vécu de manière très violente par les soignants. Le patient, en se positionnant au plus près de notre espace interne, nous met à la merci de ses attentes, de ses désirs, de ses manipulations et de ses angoisses. Cet anaclitisme est d'autant plus violent pour les soignants qu'il va être le lieu de mouvements d'emprise extrêmement forts nous donnant l'impression d'être utilisés, manipulés, triturés et instrumentalisés. Cet anaclitisme régressif est favorisé par les mouvements d'identification que nous pouvons éprouver à l'égard de ces patients qui ont à certains moments un fonctionnement suffisamment névrotique pour susciter en nous un rapprochement émotionnel et structurel fort. Notre confrontation à ces pathologies et à ces fonctionnements réactive également chez nous nos propres « moments » ou « zones » limites que nous sollicitons dans les moments difficiles que nous avons à traverser et qui nous font fonctionner, quelle que soit notre structure de base, sur un mode narcissique, difficile à admettre et à regarder bien que temporaire. C'est aussi ce que nous renvoient ces patients.

Dans la même lignée, l'*apparente absence d'altérité* de ces patients nous plonge dans un vécu de néantisation, nous donnant l'impression de ne pas exister pour des sujets qui ne tiennent pas compte de nos désirs, de nos limites voire de notre intégrité. Cette impression de ne pas compter, d'être réduit à une quantité négligeable (en tout cas d'être beaucoup moins important que la satisfaction pulsionnelle immédiate et directe du patient) génère des vécus douloureux qui nous font souvent violence. Ces différents mouvements sont accentués par la violence de l'*absence d'authenticité* de ces patients. L'état limite s'adapte en effet à l'environnement en l'absence d'investissement objectal. Il se rend conforme au milieu à la manière du caméléon (personnalités as-if, normopathes, en faux-self).

L'*alternance rapide* dans laquelle nous entraînent ces patients provoque également un vécu violent. Ils soufflent le chaud puis le froid, déploient des trésors d'activités avant de s'enfoncer dans des conduites passives. Ils nous demandent des tonnes de choses qu'ils s'empressent d'annuler ou de détruire une fois obtenues. Ils utilisent les *paradoxes*, se trouvent *presque* là où on les attend, puis plus tout à fait là où on va les chercher, tout en nous reprochant de ne pas être là où ils disent nous avoir attendus…

La violence des passages à l'acte des sujets limites est ainsi doublée d'une véritable violence psychique, nous plongeant dans un vécu de désorganisation psychique qui ne peut que nous faire violence.

> ***Exemple***
>
> Éric a poussé à bout l'équipe tout entière. Il alterne en effet et mélange aussi attitudes de soumission et provocation à peine masquée. Visiblement il prend un certain plaisir à mettre en échec les projets, injonctions, conseils et consignes édictées… Les entretiens sont également difficiles. Les soignants qui les assurent se sentent « vidés » ou « hors d'eux » à la fois agacés et perplexes face à la confusion psychique qu'induit Éric (lié à l'identification projective).
>
> Au bout d'un certain temps, plus personne n'ose lui demander quoi que ce soit. On le sent sous tension. Derrière son calme apparent, il semble bouillonner, montrant là une pseudo-adaptation de surface permettant difficilement « d'appréhender vraiment ce qu'il ressent ». L'équipe se sent « bouffée » et comme dira l'un de ses membres : « il a réussi à complètement inverser le cadre, tout se passe maintenant comme si c'était lui qui décidait de tout »…

Acting, limites et temporalité

Nous allons maintenant synthétiser les différents éléments intervenant dans le fonctionnement psychologique limite autour de la question de la relation d'objet, du rapport au temps et du rapport aux limites.

La relation d'objet est, nous l'avons vu, différenciée. Le sujet distingue l'altérité même s'il n'en tient pas compte. Comme la figure 5-4 suivante l'indique, nous nous trouvons dans une configuration triangulaire dans laquelle le tiers représentant de l'altérité, de la tiercéïté et des limites liées au principe de réalité est connu et perçu. Par contre, ce qui est attaqué par le fonctionnement psychique limite concerne justement les effets limitants de la présence de ce tiers. On peut ainsi parler de véritable forclusion *des effets* du Nom du Père amenant le patient à attaquer le lien, pour tenter de dénier l'aspect limitant de la triangulation, qu'il perçoit malgré ses efforts et qui le ramène invariablement à son incomplétude. Il refuse donc d'en accepter les effets. Le travail psychique défensif limite est une perpétuelle lutte contre les effets de compromis et d'ambivalence induits par la confrontation au principe de réalité dans laquelle nous sommes englobés parce que nous la représentons.

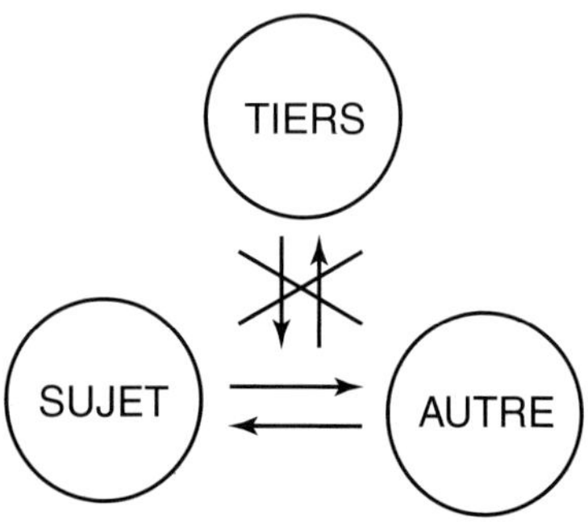

FIGURE 5-4. **La relation d'objet de type limite.**

On comprend alors que le *rapport à la temporalité* soit *difficile* (fig. 5-5). Le patient limite se comporte comme s'il surinvestissait l'immédiateté du présent. Sa faiblesse préconsciente l'amène à ne pouvoir contenir que difficilement ses émotions et sa conflictualité, induisant de facto une médiocre capacité d'attente et de temporisation. Nous retrouvons ici la dynamique du « tout, tout de suite » décrite dans l'approche structurelle des organisations limites. Un bon nombre de passages à l'acte violent surviennent ainsi du décalage entre une temporalité immédiate exigée par le patient limite et un aspect de temporalité différée qu'il rencontre la plupart du temps dans la vie courante et dans l'espace soignant. Ce rappel frustrant au principe de réalité provoque chez lui ce débordement pulsionnel, témoin du renvoi à l'ambivalence qu'il ne peut tolérer. L'extrajection agie est alors le moyen de sortir de sa problématique en forçant la limite ou d'exprimer sa rage et son désespoir en attaquant l'objet.

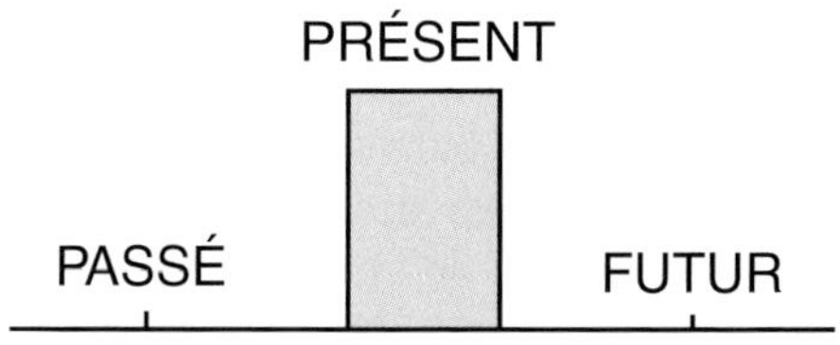

FIGURE 5-5. **Le rapport au temps du sujet limite.**

Le *rapport aux limites* se situe dans les mêmes difficultés (fig. 5-6). La particularité du fonctionnement limite est de souvent fonctionner dans le refus de ces dernières ce qui implique des transgressions répétées et parfois graves largement favorisées, nous l'avons vu, par la faiblesse du fonctionnement surmoïque. Mais l'organisation limite a cette originalité de parvenir, dans une dynamique d'emprise et d'utilisation massive de l'identification projective, à inverser parfois la dynamique conflictuelle en cause. En effet, alors que le plus souvent c'est au sujet d'être confronté à des limites, ces patients arrivent à faire en sorte que ce soit les limites qui se trouvent « cannibalisées » par eux. Ainsi ce n'est plus le Moi du patient qui a parfois à se confronter aux limites mais ces

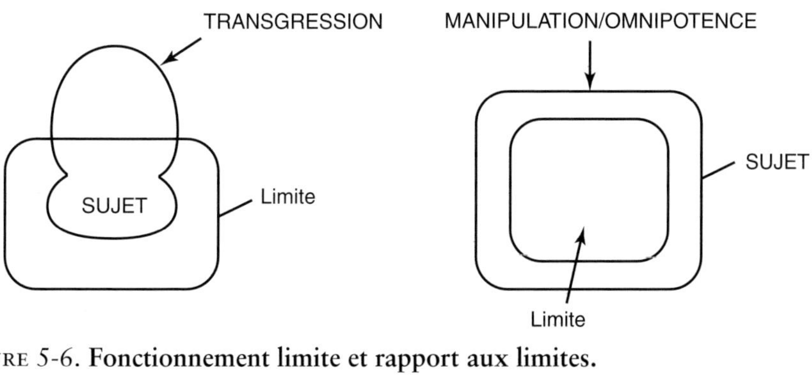

FIGURE 5-6. **Fonctionnement limite et rapport aux limites.**

mêmes limites qui se retrouvent englobées à l'intérieur du Moi du patient, dans un rapport cannibalique générant une véritable inversion de cadre qui signe la manipulation et l'omnipotence du patient sur les capacités de tiercéïsation de ses interlocuteurs.

Fonctionnement psychotique et relation d'objet

La relation au sujet psychotique nous entraîne dans un monde encore plus inconnu et incertain propre à nous faire éprouver au mieux une certaine incompréhension et au pire certaines angoisses destructurantes. En effet le caractère pré-objectal de la relation d'objet psychotique et l'absence de réelle distinction Soi/non-Soi, et entre espace interne et réalité peut provoquer chez un soignant plus structuré des sensations d'envahissement ou de confusion très prégnantes. Ce fonctionnement relationnel psychotique a été décrit par Balint (1971) sous le terme de « niveau du défaut fondamental ». Les caractéristiques de ce niveau sont :

- que tous les événements qui s'y produisent appartiennent exclusivement à deux personnes ; il n'y a pas de troisième personne présente ;
- que cette relation à deux personnes est d'une nature particulière et diffère totalement des relations humaines qui nous sont familières au niveau œdipien ;
- que la force dynamique qui opère à ce niveau n'est pas de l'ordre du conflit ;
- que le langage adulte est souvent inutile ou trompeur pour décrire les phénomènes qui surviennent à ce niveau, parce que les mots n'y ont pas toujours leur sens conventionnel agréé.

Dans ce contexte, le fonctionnement unipolaire qui fait alterner un positionnement soit dans la fusion soit dans le clivage exerce ainsi une véritable violence psychique chez le soignant qui a à y faire face (fig. 5-7).

Cette violence est transmise par la proximité psychique induite par le fonctionnement fusionnel et paradoxal du patient psychotique et par l'utilisation prévalente de l'identification projective qui contamine psychiquement le soignant. Ces différents éléments contribuent à ébranler le sentiment d'unité et

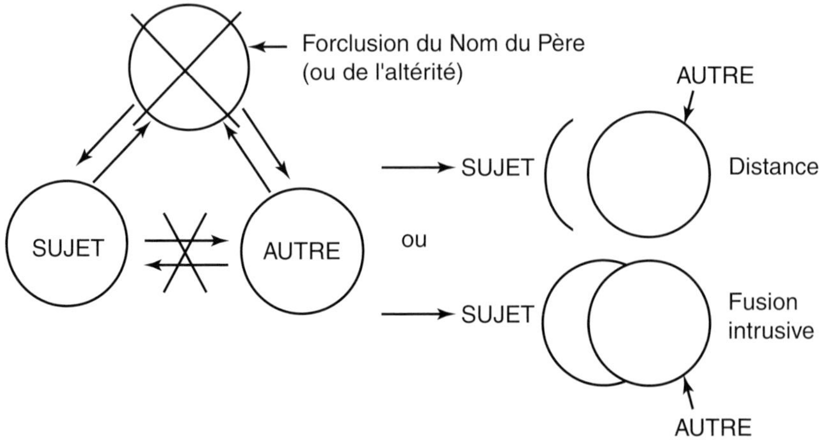

FIGURE 5-7. **La relation d'objet psychotique : entre clivage et fusion.**

d'identité des sujets. Le sentiment d'insécurité et la violence psychique éprouvés par les soignants face à ces patients sont également rattachés au rapport particulier que le psychotique entretient avec la temporalité qui, pour être efficiente, impliquerait de pouvoir supporter la séparation. L'impossible cohabitation avec l'objet empêche la temporalité de s'organiser autrement que dans des rapports de spatialité. La distance imaginaire et symbolique sera remplacée chez ces sujets par une mise à distance spatiale, éloignant d'autant les capacités d'élaboration distanciées nécessitant l'usage de la temporalité dans la diachronie. Tout se passe en pratique comme si ce qui était avant ou après ne comptait pas, dans la mesure où ce n'était pas là, tout de suite, devant le patient. C'est la classique « impossible évocation de l'absent » qui explique que certains patients puissent poser mille fois la même question, ne se contentant jamais d'une réponse faisant intervenir l'attente ou faisant référence à quelque chose « déjà dit » ou « déjà passé » (fig. 5-8).

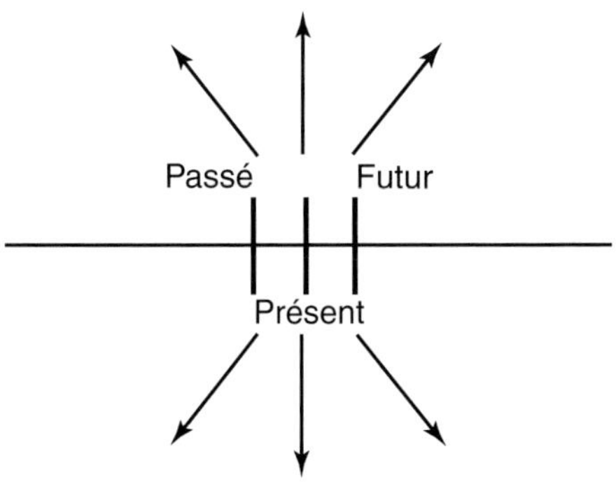

FIGURE 5-8. **Fonctionnement psychotique et rapport au temps.**

Le rapport aux limites se trouve tout aussi perturbé (fig. 5-9). Le déni de la réalité, le contexte délirant, la mégalomanie omnipotente, le sentiment d'intrusion..., amènent ces patients à ne pas tenir compte de l'autre et de la réalité parce qu'ils ne les perçoivent pas symboliquement. Il ne s'agit pas de transgresser les limites (ce qui impliquerait leur perception préalable), mais de les non-percevoir parce qu'elles n'ont aucun sens en ce que, représentantes du tiers et de la réalité, elles se trouvent forcloses dans le fonctionnement psychotique.

> ***Exemple***
> Pascal illustre bien cette forclusion du tiers. En effet, dans le service la réalité ne semble pas avoir de prise sur lui. Il est totalement centré sur son vécu délirant n'entendant pas ce qui peut lui être dit. Ni les limites, ni la parole de l'autre (les soi-

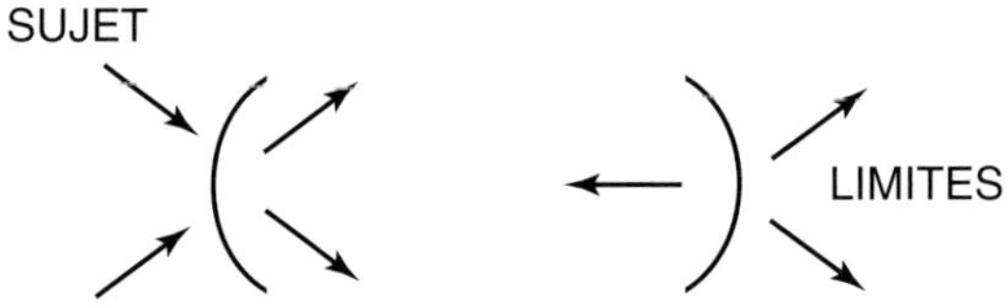

FIGURE 5-9. **Fonctionnement psychotique et rapport aux limites.**

gnants) représentantes de l'altérité ne paraissent « l'accrocher ». La bizarrerie liée à la dissociation est à son comble, entraînant les soignants dans des vécus d'étrangeté bien inquiétants. L'équipe essaie vainement de travailler avec lui la question de la temporalité, par le biais de l'espacement des visites. Mais Pascal oscille entre un hermétisme coupant toute communication et toute mobilisation des repères, et un débordement fusionnel qui laisse les soignants « envahis et aspirés ».

La désorganisation induite par la relation d'objet psychotique est donc importante. Paradoxalement, elle est souvent mieux tolérée que celle induite par le fonctionnement limite. Ceci est probablement lié à ce qu'elle témoigne d'un fonctionnement radicalement plus différent de celui des soignants, et donc plus distanciable. Et aussi parce que la désorganisation étant plus grande, les professionnels « excusent » plus facilement les débordements. La distanciation est ainsi plus facile et les phénomènes d'identification moindres.

L'épuisement professionnel : une conséquence de l'engagement relationnel

La violence psychique quotidienne liée à la proximité relationnelle avec des sujets en souffrance, les mécanismes d'identification simple et projective, la projection d'affects douloureux, de conflits et de clivages dans l'espace de soin, les traumatismes et la succession des micro-traumatismes liés aux mouvements violents aboutissent à un stress important qui trouve sa concrétisation dans le vécu d'épuisement professionnel. Certaines études basées sur des questionnaires[2] révèlent que 90 % des infirmiers exerçant en milieu psychiatrique disent avoir souffert dans leur carrière d'un *burn out* dont les conséquences se sont d'abord exprimées dans leur vie personnelle. Cet épuisement se caractérise par un tableau dépressif non spécifique avec une perte d'efficacité dans le travail, des somatisations multiples, des difficultés personnelles, une consommation accrue de psychotropes.

Outre ces symptômes, nous pouvons observer des modifications de positionnement professionnel par l'adoption d'attitudes de retrait, d'apathie, d'intellectualisation, d'irritabilité, d'agressivité..., se traduisant aussi par un absentéisme important.

Les causes de cet épuisement se situent au carrefour entre des raisons professionnelles liées à la nature du travail en cause, son organisation et la fragilité personnelle structurelle ou conjoncturelle liée aux événements de vie et à l'histoire des soignants concernés. Cet alliage est à chaque fois original et unique. L'épuisement professionnel est ainsi à comprendre dans la rencontre d'un travail exposant à la souffrance avec un sujet touché par celui-ci en raison de ce qu'il est, de ce qu'il vit et de ce qu'il a vécu.

Mais, les réponses au *burn out*, en raison de sa fréquence, ne peuvent pas se réduire à des réponses centrées sur l'individu. Une véritable réflexion sur l'organisation des soins et sur les modalités de soutien et d'élaboration dans les

2 M.-J. Vandermouten, J.-L. Dubreucq, « L'épuisement professionnel en milieu psychiatrique », *Soins Psychiatrie*, 1990.

équipes soignantes est inévitable. L'analyse de la pratique en est une des clefs de voûte. Mais penser demande du temps, élaborer demande des tiers, et se distancier demande de l'espace psychique, conditions opposées à ce que l'accélération actuelle du rythme de soin basé sur un modèle de « flux tendu » tend à induire. L'humanisation des pratiques soignantes doit donc inclure l'humanisation des conditions de travail des soignants concernés. C'est à ce prix que la spécificité du travail soignant à l'égard de son exposition inéluctable à la souffrance sera prise en compte. C'est à ce prix que nous pourrons offrir les garanties d'une certaine qualité du « prendre soin » et ce tant pour les patients que pour les professionnels concernés. Il est en effet illusoire de penser que des professionnels malmenés et envahis par la déliaison puissent offrir une qualité de soin satisfaisante alors même que leur outil (leur préconscient) est en berne.

Partie III

Actions infirmières et démarche de soins en psychiatrie

Chapitre 6
Les actions infirmières en psychiatrie

Annick Perrin-Niquet, Laurent Morasz,
Catherine Barbot et Jean-Pierre Vérot[1]

Le décret de compétence

Les différents actes qui constituent le quotidien de l'infirmier en psychiatrie sont réglementés par le décret de compétence. Ce nouveau décret (N° 2002-194) du 11 février 2002 reprend la même structure que le précédent pour s'adapter à l'évolution des pratiques. Il vient à la fois légitimer socialement et juridiquement les actes infirmiers tout en fixant les limites d'exercice et les conditions légales de pratique.

La longueur de ce décret montre l'étendue des missions qui sont confiées actuellement aux infirmiers. L'infirmier exerçant en psychiatrie est régi par le même cadre, même s'il est vrai que certains actes (les entretiens par exemple) sont plus fréquents que d'autres (tels que la surveillance des dialyses...). Mais chaque équipe doit pouvoir assurer (ou faire assurer) l'ensemble de ces actes. Nous ne rentrerons pas dans le détail de chacun d'entre eux. Nous allons en souligner certains points (indiqués en italique) qui nous paraissent importants pour la suite de notre réflexion.

Les soins infirmiers intègrent qualités techniques et ***qualité des relations*** *avec le malade.*

La question de la qualité des relations avec le malade apparaît formulée comme telle pour la première fois. Elle souligne autant la forte attente sociale autour de la réinstauration du malade en tant qu'acteur du soin que l'accompagnement de sa subjectivité dans un soin qui ne saurait être que technique.

---

1 Avec la collaboration des équipes de psychiatrie du CHU de Saint-Étienne, de l'hôpital Saint-Jean-de-Bonnefonds, du CH de Saint-Chamond et des soignants cités p. 124.

L'infirmier identifie les besoins de la personne, pose un diagnostic infirmier, formule des objectifs de soins, met en œuvre les actions appropriées et les évalue.

La formulation est claire : les soins infirmiers doivent s'organiser. Certes nous verrons dans le chapitre 8 que l'adaptation directe et littérale de la démarche de soins enseignée en formation initiale est assez peu adaptée à l'exercice en psychiatrie. Mais il n'en reste pas moins que la formalisation des actes soignants infirmiers autour d'un projet défini et « lisible » est exigée.

L'infirmier peut, sous sa responsabilité, assurer les soins avec la collaboration d'aides-soignants, d'aides médico-psychologiques qu'il encadre et dans les limites de la qualification reconnue à ces derniers du fait de leur formation.

Ce rôle d'encadrement est important à repérer. D'abord parce que la psychiatrie a été assez longtemps une spécialité dans laquelle les « places » des uns et des autres ont eu tendance à glisser, certains aides-soignants assurant un travail infirmier un peu trop hâtivement délégué, ou certains ASH effectuant d'authentiques accompagnements soignants. Il semble que dans la plupart de nos services ces difficultés aient été résolues. Mais un autre écueil émerge : celui du remplacement « économique » de certains temps infirmiers par du personnel moins qualifié ou des prestataires extérieurs. Le risque d'éparpillement des personnes, mais aussi de bradage de la position infirmière pour des motifs budgétaires ou de démographie infirmière est réel. Ainsi, prenons garde à ce que la délégation et l'encadrement ne prennent pas le chemin d'une « sous-traitance » des aspects interstitiels de la vie d'équipe qui constituent, rappelons-le encore, une bonne partie du soin.

Par ailleurs, le rôle propre de l'infirmier, dans le domaine de la santé mentale l'autorise à accomplir les actes suivants (décret n° 2004-802 du 29 juillet 2004 relatif aux parties 4 et 5 du Code de la Santé publique) :

- *entretien d'accueil du patient et de son entourage;*
- *aide et soutien psychologique;*
- *activités à visée sociothérapique individuelle ou de groupe.*

Ces items légitiment l'existence et la pertinence d'une pratique relationnelle infirmière spécifique qui peut s'étayer, le cas échéant, sur l'apprentissage de techniques relationnelles ou sociothérapiques particulières (dans le cadre de la formation continue).

- *Surveillance des personnes en chambre d'isolement*;

Ce point a également son importance. Il rappelle le pouvoir énorme constitué par le recours à la contention et la nécessité d'un encadrement clinique et humain fort.

- *Surveillance et évaluation des engagements thérapeutiques, qui associent le médecin, l'infirmier et le patient*;

L'importance du travail sur le cadre en psychiatrie, sur les contrats de soins, est aussi soulignée ainsi que le rôle pivot des infirmiers dans leur application et adaptation.

Le rôle prescrit amène, quant à lui, l'infirmier exerçant en psychiatrie à accomplir en outre les actes suivants.

- *Mise en œuvre des engagements thérapeutiques qui associent le médecin, l'infirmier et le patient et des protocoles d'isolement*;

On retrouve ici l'item précédent mais renforcé dans sa mise en action prescrite. Entretien individuel et utilisation au sein d'une équipe pluridisciplinaire de techniques de médiation à visée thérapeutique ou psychothérapique :

La formulation de ces actions prescrites est à souligner. L'ancien décret évoquait les entretiens à visée psychothérapique et la relation d'aide thérapeutique. Le nouvel intitulé « entretien individuel » peut sembler plus flou, d'autant qu'on ne sait si le qualificatif thérapeutique ou psychothérapique, employé au singulier s'applique aussi aux entretiens ou ne concerne que les techniques de médiation. En arrière-plan se profile l'éternel débat sur la place psychothérapique des infirmiers (et de leurs entretiens), sujet sensible.

Voilà pour ce qui est du texte. Intéressons-nous maintenant à la pratique. Face à la diversité des missions qui sont confiées aux infirmiers en psychiatrie, nous avons choisi de les étudier en les regroupant par pôles (tableau 6-1). Cette forme de classification nous permet de sortir de l'énumération descriptive des actes pour mieux repérer leurs fonctions et leurs regroupements dans différents domaines du soin en psychiatrie. Nous sommes en effet convoqués autour de six pôles complémentaires que sont le pôle de la vie quotidienne, le pôle du « cadre », le pôle psychothérapique classique, le pôle d'activités spécifiques, le pôle somatique et le pôle institutionnel. Certes, de nombreuses actions (la relation d'aide par exemple) peuvent s'observer dans ces différents pôles. De la même façon certaines situations cliniques peuvent engager en même temps plusieurs pôles (comme les visites qui touchent autant la question du quotidien que

TABLEAU 6-1. Les actions infirmières en psychiatrie.

Le pôle vie quotidienne	– l'accueil; – la permanence, la surveillance; – les repas, la vie dans le service; – les accompagnements, etc.
Le pôle « du cadre »	– règles, cadre et règlement; – l'isolement, les placements; – les contrats de soin; – les surveillances particulières (risque suicidaire...).
Le pôle psychothérapique classique	– les entretiens infirmiers; – les entretiens médicaux; – les entretiens familiaux, etc.
Le pôle d'activités « spécifiques »	– les activités thérapeutiques; – l'ergothérapie; – les groupes de parole; – les visites à domicile, etc.
Le pôle somatique	– la prise des médicaments; – les soins somatiques; – les soins corporels, le nursing; – le travail d'éducation et de prévention, etc.
Le pôle institutionnel	– réunions infirmières; – réunions institutionnelles; – synthèses; – les transmissions (briefing, dossier infirmier, fiche de liaison...), etc.

celle du cadre). Mais ce qui est sûr, c'est que cette approche systématisée permet d'y voir un peu plus clair dans ce maelström d'actes plus ou moins visibles qui constitue la journée d'un infirmier en psychiatrie.

Les pôles d'actions infirmières

Cette partie a été réalisée à partir des conclusions des journées de formation continue, réunissant des infirmiers exerçant en psychiatrie du chu de Saint-Étienne, de l'Hôpital Saint-Jean-de-Bonnefonds, et du ch de Saint-Chamond (Loire).
Parmi ceux-ci, nous remercions tout particulièrement F. Souchon, P. Escot, S. Varenne, F. Monnier, M.P. Lange, V. Prebet, C. Grail, J.-L. Thizy, C. Dubanchet, Z. Idris, F. Vallet, J. Vialle, D. Blanc, S. Loguasto et E. Caltagirone pour la richesse de leur réflexion, ainsi que Messieurs Louche (directeur des soins) et Moularde (cadre infirmier supérieur), pour leurs apports et l'initiative de l'organisation de ces journées.

Le pôle vie quotidienne

Ce pôle réunit des actions importantes telles que l'accueil, la permanence et la surveillance qui structurent le tissu de lien et d'attention qui forment la texture du soin. D'autres temps, plus spécifiques, tels que les repas et les accompagnements, les complètent tout en restant dans la même lignée. Ces deux dernières actions puisent en effet leur essence dans la même position d'accueil et d'accompagnement que celle de l'ensemble du quotidien soignant.

L'accueil

La fonction d'accueil est l'une des fonctions dévolues en grande partie au corps infirmier. Classiquement on distingue deux sens particuliers à ce terme. Le premier qualifie le *temps* d'accueil du patient qui entre en soin. Le second se réfère quant à lui à la *disposition* d'accueil, propre à la dimension relationnelle du soin au quotidien.

Le temps initial d'accueil

Relevant du rôle propre, ce soin peut être délégué en partie à l'aide soignant, à l'auxiliaire médico-psychologique. Cet accueil nécessite une *organisation* : il faut un temps, un lieu, un soignant, un livret d'accueil. Si l'état du patient le permet, il se compose d'un entretien, d'une présentation du personnel présent et des lieux. Il fait l'objet de procédures, de protocoles. Le lieu choisi n'est pas forcément médicalisé, mais plutôt chaleureux.

L'état clinique du patient va déterminer la durée comme le déroulement de l'accueil. Des signes cliniques tels qu'une agitation, une agressivité, un mutisme, une confusion, une désorientation, nécessitent parfois d'écourter l'accueil. Au-delà d'un certain temps, l'entretien n'est pas profitable. Par ailleurs, l'hospitalisation est souvent un moment douloureux, liée à une crise; un passage à l'acte est à craindre et ce, d'autant plus lorsque l'hospitalisation se fait sans le consentement du sujet. Les soignants doivent donc garder une position de prudence, que le patient soit connu ou non.

L'accueil a pour fonction d'établir une *mise en confiance* du patient. L'hospitalisation est toujours un moment de rupture des repères, ce qui la rend insécurisante. Elle est d'autant plus génératrice d'inquiétude, d'angoisse, de honte ou de culpabilité qu'elle se produit en psychiatrie. En effet, notre discipline, comme la maladie mentale, reste encore fortement marquée par des stigmates et des représentations péjoratives issues du passé. Elle peut aussi signifier l'expression d'un échec lorsqu'elle survient dans un contexte de rechute.

Sur le plan étymologique, accueillir, c'est rassembler ; ainsi, l'accueil est une rencontre. Le patient rencontre sa souffrance, les conséquences de sa souffrance. En même temps il rencontre un soignant. Advient alors quelque chose de déterminant pour la suite des soins. La qualité de la présence à l'autre, le regard, l'attitude, la tonalité de la voix jouent de leur force en terme de communication. On sait l'influence de la communication non-verbale, surtout si elle est congruente à la communication verbale. En situation de crise, les discours sont peu opportuns ; par contre, la bienveillance, la disponibilité, l'écoute réassurent, aident à instaurer un lien et à ce que le malade se sente considéré comme un sujet.

L'entretien ou à défaut l'échange est souvent corrélé au *temps d'installation* dans la chambre en intrahospitalier. Pour l'extrahospitalier, c'est un temps où le patient va investir les lieux, s'asseoir, circuler, etc. C'est un temps d'information également sur les droits du patient, le règlement du service, le rythme des journées, le nom du médecin. L'information est à ajuster à ce que le patient peut entendre.

L'acte d'accueillir engage le soignant dans une relation, dans sa capacité à la gérer, et à faire face à l'imprévu. Une élaboration de son attitude est nécessaire de façon à posséder des réponses bien rodées, à ne pas être démuni devant des comportements inattendus, chez un patient inconnu. Il s'agit d'avoir une rapidité d'adaptation, d'analyse, un bon contrôle de soi, face à des sentiments comme la peur, l'étrangeté, ou encore une sensibilité exacerbée.

L'accueil est un soin en ce sens qu'il inaugure la prise en charge. Même si le soignant accueillant n'est pas l'infirmier référent, il persiste longtemps une complicité, un lien particulier entre lui et le patient. Ce moment comme ce lien sont parfois repris, évoqués par le patient. De même, lorsque l'entrée s'est déroulée de façon marquante, elle peut avoir un effet traumatique. Ainsi en est-il de la mise en chambre d'isolement nécessitant renforts infirmiers, contention, maîtrise corporelle. Certains patients ont besoin d'élaborer ce temps. D'autres, n'ont plus le souvenir de leur entrée : le soignant doit restituer les événements à l'origine de l'hospitalisation, le déroulement, les soignants présents.

Un autre objectif de l'accueil est de *recueillir des informations* sur le malade, son comportement, son discours, mais aussi son histoire actuelle, passée. Afin d'éviter toute répétition, il convient de prendre connaissance des informations déjà en notre possession. Il ne s'agit pas d'être exhaustif : le recueil de données peut supporter d'être différé dans le temps.

Il peut aussi être nécessaire de laisser le patient se reposer, se poser, s'isoler un peu pour se ressaisir. Insister risque d'entraîner un état de tension, une agressivité, un repli sur soi. L'existence de signes de pénibilité, d'agacement, de plaisir ou de détente chez le patient permet d'adapter au mieux la réponse.

L'accueil passe aussi par la *réalisation de l'inventaire* des affaires du patient, de ses biens personnels. Les objets précieux sont à mettre en sécurité : des vols peuvent se produire, le patient peut égarer ses affaires. Cette action permet de vérifier l'absence d'objets dangereux.

L'accueil est ainsi un soin relationnel qui se réalise dans l'immédiateté. Apparaissent des aspects émotionnels... Le soignant procède au décodage verbal, infraverbal et renvoie au patient que son discours a du sens, celui d'une intention et d'une action de communication, même si le contenu n'a pas de sens, est incohérent. L'aide consiste à tenter de recentrer le patient sur lui-même. Le soignant doit garder une attitude apaisante, pour que se reconstitue l'unité du patient. Cette position de soin est la fonction de pare-excitation; le soignant doit être calme, donnant ainsi un support structurant. Parfois les gestes simples, comme le toucher, peuvent être apaisants et contenants. Si le patient est accompagné, il est important de distinguer les temps, les lieux d'accueil du patient et de ceux qui l'accompagnent.

Pour synthétiser, nous pouvons considérer que le temps d'accueil initial comprend le plus souvent ces différentes phases :

- présentation du soignant au patient (nom, prénom, fonction) et présentation de l'équipe ;
- entretien d'accueil infirmier ou médico-infirmier quand l'état du malade le permet :
  - recueil des circonstances de l'entrée en soin (symptômes, passage à l'acte...) ;
  - anamnèse succincte (antécédents, parcours médical) ;
  - permettre au patient d'exprimer sa souffrance ;
  - observer le contexte émotionnel (symptômes, malaise, angoisse...) ;
  - rassurer par rapport aux soins psychiques ;
  - en cas d'hospitalisation sous contrainte (HDT, HO), donner des explications spécifiques ;
  - restituer en fin d'entretien ce que l'on comprend de la problématique du patient et préciser le cadre et l'aide que l'on propose en retour.
- installation dans la chambre ;
- visite du service ;
- remise d'un livret d'accueil comprenant la charte de la personne hospitalisée ;
- explication des règles principales de fonctionnement du service ;
- exposé clair de la façon de demander de l'aide en cas de besoin ;
- administration du premier traitement.

Durant tout le déroulement de ce processus d'accueil, l'enjeu est de permettre au patient d'atténuer les angoisses liées à sa pathologie ou à la représentation qu'il peut avoir du soin psychique. Ces motivations s'exercent bien entendu également à l'égard de la famille. On sera particulièrement attentif aux questions ou aux propos du patient dans ce moment souvent émotionnellement riche. Outre la fonction de réassurance, c'est ainsi déjà le travail d'observation clinique infirmière qui débute ici. Bien entendu, la trame de l'accueil dépend des circonstances. Mais lorsque le patient (ou le service !) rend difficile ce temps, il peut être utile de revenir vers le patient un peu plus tard, dans un contexte plus propice à l'échange, lorsqu'une première prise en charge (mise à distance de la famille, contention, médicaments...) a pu être effectuée.

Les informations recueillies seront inscrites sur le dossier de soins.

Il s'agit de préciser dans le compte rendu ou fiche de liaison infirmière, les éléments qui évoquent la particularité de la situation, *M... vient de lui-même ou accompagné de... pour...*, de mettre en relation les ensembles symptomatiques, *syndrome de dépersonnalisation avec production délirante sur le thème de..., dépression et idées suicidaires...*, de préciser dans quel contexte ces observations ont été recueillies, *lorsque je lui demande davantage de précisions à propos de son voyage à... il répond...*, d'apporter certains éléments biographiques, « *mon père battait ma mère... et il m'enfermait dans un cabanon...* ». Interviennent aussi les notions de confidentialité et de secret partagé. Le but est de pouvoir faire des liens entre psychopathologie, anamnèse, début et évolution des troubles.

Au final, l'accueil doit permettre de « re-situer » le patient dans une perspective individuelle; l'histoire du patient ne peut être appréhendée sans une formation à la « conduite d'entretiens » dans lesquels, oublis, détours, déformations, confusion de personnes, anachronismes... font partie du récit. On pourrait même tenter avec le patient une relation entre la quantité d'événements de vie indésirables, contrôlables ou débordants pour son psychisme, et l'apparition des symptômes qui permettent de repérer les situations dans lesquelles il se trouve en difficulté et d'articuler les premières démarches de soins. La personne est alors *sujet* dans la démarche thérapeutique dans la mesure où elle démontre des capacités à relayer les actions de soins.

L'attitude globale d'accueil

Au-delà de ce temps initial, la disposition psychique d'accueil au quotidien est un des processus clés de la fonction infirmière en psychiatrie. Comme nous l'avons vu dans le chapitre 4 consacré au soin relationnel, l'accueil des émotions du patient, de son histoire, de ses angoisses, de ses doutes, de sa conflictualité et de sa lourdeur parfois constituent le premier temps du travail de contenance. Pour cela, il importe que l'infirmier soit disponible psychiquement et physiquement durant l'accueil, c'est-à-dire soit calme et rassurant. Cela n'est possible que s'il n'est pas préoccupé ou sollicité par des tâches parallèles ou des soucis personnels trop importants.

L'observation qui accompagne cet accueil du patient et de ses messages tient compte des postures, l'écoute de chacun est attentive, l'infirmier ne prend la parole que pour obtenir des précisions sans lesquelles, la continuité de l'accueil serait compromise. Ses capacités de synthèse s'appuient autant sur l'analyse clinique des comportements que des propos, il s'informe des antécédents plus ou moins anciens recueillis de manière non directive. La démarche compréhensive doit primer au plus près du milieu naturel, d'où la référence spécifique à la temporalité, à la psychopathologie et aux groupements d'indices recherchés et d'autres inattendus. Ainsi se tissent des liens entre l'expression d'une souffrance psychique avec ou sans troubles du comportement (*angoisse, anxiété, idées dépressives, risque suicidaire, phobies, désorganisation, discours incohérent, etc.*) le style de vie du patient et de son milieu, tant du côté des aspects physiques, psychologiques ou écologiques.

Le terme *d'observation naturaliste*, utilisé en éthologie, semble relativement adéquat pour illustrer cette démarche clinique. Nous sommes dans le domaine de l'art et plus précisément de l'esthétique. Il existe un esthétisme de l'accueil psychique non seulement dans les capacités à observer, décrire, analyser, comprendre, mais dans la manière de reconstituer, sous forme de récit, le contenu de l'entretien. Esthétisme d'un côté, certes, répondront certains mais quid de la réalité ? En effet, cette fonction d'accueil au quotidien est actuellement souvent malmenée par le fonctionnement « en flux tendu » des services de psychiatrie, dans une accélération qui se fait au détriment de la disponibilité relationnelle que nous pouvons offrir aux patients. Nous observons ainsi de véritables dissociations entre le verbal et le non-verbal. Les patients se voient reconnaître de plus en plus de droits, inscrits sur des plaquettes de plus en plus nombreuses, de plus en plus codifiées, voire parfois de plus en plus luxueuses alors même qu'au quotidien ils ont le plus grand mal à se faire entendre faute d'oreilles disponibles ou tout simplement accueillantes.

La permanence, la surveillance

Une fois l'accueil effectué, une des actions infirmières principale consiste à assurer au quotidien la continuité des soins.

Cette dernière se déploie autour de quatre axes :

- la *continuité psychique* qui rend compte de l'exigence psychique de continuité que nous essayons de mettre à disposition du patient ;
- la *permanence réelle* qui est la traduction concrète de la continuité physique des soignants et du soin ;
- la *surveillance* qui est la fonction qui soutient ces deux premiers items ;
- *l'écoute et l'observation* qui renvoient au travail permanent de connaissance du malade et d'adaptation du cadre thérapeutique en fonction des besoins et de l'évolution du patient.

D'un point de vue concret, ce pôle se traduit par :

- une permanence de la présence soignante 24 h/24 (trois postes le plus souvent) ;
- des relèves destinées à assurer la continuité des informations et des prises en charge ;
- une planification journalière (entretiens, activités, permissions...) ;
- une surveillance permanente (sécurité, observation, disponibilité, accompagnement...) ;

- des moments informels (échanges, jeux, discussions imprévues...) qui renforcent l'enveloppe contenante liée à la continuité ;
- une évaluation.

Ainsi, dans un service, les infirmiers sont toujours présents. Cette permanence de tous les moments permet d'observer, de prévenir et de soutenir :

- *observer* l'évolution des patients, dans leur rapport aux autres et à eux-mêmes, les effets des traitements ;
- *prévenir* tout éventuel passage à l'acte sur eux-mêmes ou sur les autres, *prévenir* les difficultés qu'ils peuvent rencontrer dans leur quotidien et qui les mettraient en échec ou engendreraient de la violence ;
- *soutenir* leurs actions, les efforts dans les tâches, les difficultés dans leur rapport à la maladie, les projets.

Permanence et surveillance bienveillantes sont ainsi les bases de la fonction maternante et contenante (la fameuse fonction alpha) mise en exergue dans ce quotidien où les infirmiers recherchent le bien-être (ou le moindre malaise) des patients.

Cette permanence et cette continuité comportent différentes dimensions que nous allons détailler ici.

La continuité

La continuité dont nous voulons parler ici se réfère à celle qui entoure et accompagne la psychogenèse que nous avons décrite dans la première partie de l'ouvrage. C'est celle qui permet à l'espace de soin d'accueillir, d'étayer et de contenir la souffrance des patients et d'éviter autant que faire se peut les ruptures et volte-face en résistant aux attaques des patients et de leur maladie. En effet, nous avons vu dans le chapitre 5 que les pathologies graves avaient tendance à créer des ruptures internes (dans le psychisme des patients), des ruptures externes (dans le lien de ces malades, dans leurs rapports familiaux...). Cette tendance à la discontinuité est renforcée par l'attaque même des capacités de penser de l'autre par l'archaïque et la puissance de la conflictualité psychique à laquelle nous avons à faire face.

La continuité des soins est donc le résultat de toutes les actions de pensée et d'organisation qui nous permettent de « tenir » un cadre, de « soutenir » une présence et de « contenir » ce que le patient dépose au sein de l'espace soignant. Le travail soignant est aussi un travail constant d'établissement et de maintien d'une continuité au sein d'un système tendant naturellement à la discontinuité (psychique, réelle, symbolique et agie).

Nous pouvons d'ailleurs aborder ce concept de continuité des soins à partir de l'échec thérapeutique du monde asilaire. Ce dernier a montré que sans techniques spécifiques, les infirmiers(ères) risquent de se laisser entraîner par la pathologie des patients dans le clivage, le déni, la projection, et d'autres mécanismes de la conflictualité.

Le rôle infirmier consiste à éviter, autant que faire se peut, la reproduction des mécanismes de défense psychotiques tant du côté du patient que de son entourage. Par exemple, l'identification massive, fusionnelle, aboutissant à contester jusqu'aux aspects positifs de la société n'est pas une position soignante. L'équipe, dans sa fonction médiatrice, trouve une justification théorique et pratique, en permettant que certains de ses membres s'identifient au patient et d'autres à l'entourage. L'infirmier peut, comme tout autre professionnel du soin, se placer entre le patient et la réalité externe, utilisant l'écoute à la place de la contrainte, évitant le recours systématique au regard nosographique immédiat, privilégiant la démarche compréhensive, reléguant les modes d'exclusion en partageant les hypothèses avec ses confrères et les patients. Dans l'observation du fonctionnement des équipes, les patients et leur entourage perçoivent ainsi la fonction thérapeutique, à travers cette *présence consistante, souple et continue* des soignants qui occupent une position de tiers vis-à-vis de la structure des troubles. Rappelons que les patients psychotiques, caractérisés par leur fragilité dans le rapport objectal et leur difficulté à établir une relation suivie, adoptent schématiquement deux attitudes, une de repli sur soi, facteur de chronicité, et l'autre davantage ouverte à la conflictualité, les amenant à se faire rejeter de l'entourage. On comprend alors que la discontinuité renforce leur pathologie. Dès qu'un contact s'établit, les patients psychotiques éprouvent et font éprouver aux autres, des sentiments très intenses. La relation est rapidement en instance de rupture en raison des clivages, projections, de la passivité, de l'autisme. Par ailleurs, ces difficultés éprouvées et traduites en terme de syndrome de dépersonnalisation, ne favorisent pas les soins personnalisés. En effet, plus la passivité et/ou la conflictualité ouverte prennent le dessus, et plus le risque de réponses standardisées augmente. La discontinuité vient modeler et pérenniser les modes de fonctionnements pathologiques des patients.

La continuité des soins est donc, sur ces bases théoriques et pratiques spécifiques, une conception qui s'oppose à la tendance au rejet ou à la rupture. Le rôle infirmier ne doit pas s'exercer de manière monolithique en référence à l'un ou l'autre des modèles, mais offrir une réponse personnalisée à la souffrance de chaque patient. La continuité implique une continuité de la relation dans l'équipe et avec chaque patient.

Mais *a contrario*, prenons garde à ne pas tomber dans l'excès inverse d'une continuité qui deviendrait oppressive tant elle refuserait de ménager certains espaces libres, permettant aux patients de s'exprimer, de transgresser aussi parfois, bref de vivre. C'est ce que nous rappelions dans le premier chapitre quand nous avons montré à quel point l'approche dynamique de la psychogenèse révèle que l'individuation est portée par une rythmicité alternant harmonieusement présence et absence. Nous pouvons donc penser que la présence psychique soignante repose, de la même manière, sur cette alternance. Par ailleurs, la continuité ne doit par faire oublier pour autant la nécessité de laisser des espaces aux patients. En effet, c'est ainsi que les patients pourront déployer leurs propres contenus psychiques tout en bénéficiant des vertus structurantes d'une alternance présence-absence (soignante) bien tempérée. *La bonne distance soignante (chapitre 5) n'est donc ni celle de la fusion (qui ne permet pas l'émergence de la subjectivité), ni celle d'une trop grande distanciation (qui ne répond pas au besoin psychique du patient d'être assuré dans la continuité).*

La permanence

Cette continuité psychique, qui correspond à l'engagement individuel et collectif que nous avons du soin, doit également se traduire dans le concret du soin. La *permanence* des soins instituée en psychiatrie en est la preuve et la *surveillance* un des principes.

L'expérience et la contrainte liées à la permanence sont d'ailleurs des ressentis qui touchent l'infirmier en psychiatrie dès le début de sa carrière.

> ***Exemple***
>
> Qui ne se souvient pas de ses premières heures de vie à l'hôpital ? De la mise de la blouse, du poste à « prendre », de l'odeur de la blanchisserie sur cette blouse, des sabots à enfiler, du trousseau de clés à ne pas oublier ? Cela commence comme ça, la prise de poste : les clés. Et puis l'odeur du service : le tabac froid, le manque d'aération de la nuit. La mine « enfarinée » du veilleur. Jamais compris pourquoi il ne faisait pas le café pour l'équipe du matin. Les transmissions : « Rien de particulier, sauf Paul, qui n'arrivait pas à dormir, est venu fumer une cigarette et est parti se coucher, a dormi tout habillé. Salut. À demain ». Le café passe, lecture des dossiers. Prise d'informations indispensables, qui permettent de savoir ce qui nous attend, de planifier la journée, les soins... « Tiens et le nouveau au fait, ça se passe comment ? Ah, il a reçu ? » Chaque équipe a son vocabulaire familier, ses codes de langage, pour désigner l'état clinique du patient, toute une séméiologie réduite en un mot : « il a reçu, pété les plombs, il est barge, burin, frapadingue, gogol... » Le café bu, en cadence et sans un mot, l'équipe se lève, comme un ballet, orchestrée par un inconscient collectif, par une organisation intériorisée. Un coup d'œil sur le tableau mural de planification : OK, pas d'examen de labo, pas d'accompagnement. Le quotidien, quoi : levers, toilettes, repas, palette de soins large allant de l'injection à l'entretien, par touches et en nuances... Les actes relevant du rôle propre et du rôle sur prescription se réalisent presque indifféremment. Les journées se déroulent dans une organisation ritualisée. Les rituels donnent des repères, organisent le temps, sécurisent, régulent la promiscuité : chacun est dans ses occupations, selon son rôle.

Le maintien d'une organisation presque ritualisée permet au soignant de rester disponible, justement parce qu'il n'a pas à penser dans l'instant le quotidien. Dégagé de la construction de sa planification, il peut être dans l'observation, l'écoute, l'analyse, les réponses.

L'équipe soignante se caractérise ainsi par sa permanence dans l'unité. Jour et nuit, elle veille. Sur la sécurité des patients, sur sa sécurité. Elle veille sur les symptômes, la maladie. Sur les améliorations. Elle veille sur la vie groupale. Elle veille aux approvisionnements de l'unité : repas, linge, traitement. Elle veille aux entrées, aux sorties. Les lieux aussi ne sont pas neutres, parfois anciens, parfois rénovés. Elle veille aux coins et aux recoins, à tous ces espaces, les espaces intimes, les espaces communs, les espaces spécifiques, ceux du soin, ceux de la détente, ceux qui servent pour aller d'un endroit à un autre. Le lieu a une importance symbolique. Si les soignants changent, les lieux eux ne changent pas. Cette permanence du lieu a invité Françoise Dolto à évoquer la notion de transfert sur le lieu. Le patient comme les soignants d'ailleurs vont projeter une partie de leur vie fantasmatique, de leur conflictualité sur ce lieu et sur cette vie groupale qui mobilise tant les affects.

La présence attentive : un mélange d'écoute et d'observation

La présence attentive permet de créer un climat de confiance. Les malades souffrent souvent d'un manque d'assurance personnelle, de frustrations émotionnelles, d'un manque de confiance. Aussi, le soignant doit utiliser ce quotidien partagé en instaurant les conditions dans lesquelles le patient va pouvoir essayer, s'entraîner à développer ou retrouver des habiletés, une assurance et une confiance en lui-même et en l'autre. Les mêmes mots reviennent sans cesse : être disponible, écouter, solliciter, inciter, sans jugement de valeur, sans blâme. La confiance est le préalable à tout traitement.

Que représente donc l'écoute ? C'est en quelque sorte la troisième oreille, celle qui donne au soignant un pouvoir thérapeutique. C'est l'écoute de ce qui n'est pas dit, mais que l'on perçoit. En ceci, elle est un effort d'attention. Elle passe par un travail sur soi, elle est dynamique, créatrice et sous-tend un engagement. Ainsi, au milieu des discours, comportements bruyants, tumultueux ou au contraire impénétrables, distants, le soignant en percevra le fil conducteur. L'écoute active sollicite le patient. Cette disposition ne va pas sans une authentique ouverture à l'autre, sans éloge, ni approbation, avec franchise, tolérance. La difficulté est réelle : il s'agit de ne pas tomber dans la conversation, de ne pas parler de soi, de ne pas être directif, d'éviter de donner des conseils. Et en même temps, l'infirmier doit parfois rester silencieux. Les silences communiquent du réconfort, une autre forme d'écoute, c'est un temps de pause, qui n'est ni un embarras, ni une résistance. Le patient peut se concentrer sur ses pensées, sur ce qu'il vient de dire, d'associer ou de comprendre. Ou encore, il peut ne pas pouvoir aller plus loin.

Le quotidien sert à établir des relations, à tisser des liens. Aider le patient dans ce domaine est une tâche complexe qui demande une certaine habileté : il n'existe pas de recettes ! La relation sera personnalisée ; ainsi une gamme de styles relationnels va se jouer d'un patient à l'autre, d'une situation à l'autre : fermeté, douceur, constance. Il importe de comprendre en permanence à quelle distance on doit se placer du malade, quel degré de rapprochement il supporte. Le mode d'entrée en communication demande à être imaginatif, créatif. La souffrance psychique induit des modalités relationnelles spéciales. On mettra à profit le temps des repas, des soins corporels, d'une injection, d'une surveillance de la tension pour se rapprocher ou offrir la possibilité d'un rapprochement. Entrer en relation, oui mais que répondre ? Seule une certaine assurance personnelle construite sur l'expérience permet de faire face à l'imprévu, à l'inattendu.

L'activité d'observation est prépondérante : signes cliniques, comportements, discours, attitudes, interactions, recherche de contact avec les soignants, recherche d'activités pour s'occuper, maintien des relations avec l'extérieur. L'évaluation porte sur les capacités à prendre soin de soi, de ses affaires, sur l'autonomie, les capacités cognitives...

Un travail d'évaluation clinique se réalise à partir du matériel fourni par ce partage du quotidien. Les informations recueillies doivent être d'une grande précision : le projet de soins va se construire également sur elles. Les signes comme toute modification du comportement, une inhibition physique ou mentale, une agitation, des paroles agressives, une gesticulation ou dépréciation sont à rechercher. De tous ces signes et éléments d'analyse, il y a à rendre compte à l'équipe, car c'en est un des meilleurs instruments.

L'infirmier se situe dans une triple position d'observateur. Il est à la fois :

- observateur *spectateur* : il regarde d'une position extérieure ce qui se passe autour de lui ;
- observateur *participant* : il se positionne comme partenaire de l'interaction qu'il observe ;
- observateur *interne* : il s'observe lui-même dans ce qu'il pense, ressent et comprend de ses propres réactions (ce qui rejoint la mise en pensée des éléments contre-transférentiels).

Cette triple observation est :

- *intentionnelle* car elle procède d'un travail, d'une « intention » consciente qui va diriger notre attention vers l'observation. Il ne s'agit pas de « feeling » ou de « routine » mais d'un acte infirmier défini, transmissible et reproductible ;
- *préparée*, car elle ne se fait pas « par hasard » ou « quand on a le temps ». Elle est un élément essentiel et structurant de toute démarche de soins ;
- *objective*, ou en tout cas le plus possible, ce qui paradoxalement passe par le maniement de sa propre subjectivité pour y « voir un peu plus clair » dans un ressenti ou une impression immédiate.

L'observation consiste pour l'infirmier à être à l'écoute de ce que dit, montre ou ressent le patient. Une grande partie de cette observation est donc centrée sur les éléments non-verbaux tels que le regard, les postures, la position, les mimiques, les bruits, les odeurs, l'aspect des « enveloppes », les attitudes générales.

Tous ces éléments, même si nous ne les « pensons » pas toujours de façon consciente, vont influencer l'impression subjective que nous aurons d'un patient ou de l'ambiance du service. Ils orientent donc de façon nette le ressenti soignant et le déclenchement éventuel de signaux d'alarme.

Son importance dans les services de psychiatrie est majeure. En effet, les patients ne peuvent pas toujours s'exprimer verbalement. Ainsi c'est par l'observation de l'isolement d'un tel, du regard de tel autre, ou du refus de la poignée de main d'un patient, que l'on pourra saisir les émotions en cours dans la relation et/ou dans la psyché du patient.

Lorsqu'un patient est connu, se construit peu à peu chez chaque infirmier une *connaissance « intuitive »*, ou plutôt « *sensitive* » des patients. Ainsi, le passage à l'acte peut parfois être prévenu.

« Quand il nous regarde comme çà, c'est que vraiment il ne va pas bien » pourra par exemple dire un soignant d'un patient apparemment tranquillement assis dans la salle télé. Ce que ne pourra pas forcément faire un intérimaire.

Les cibles de l'observation sont nombreuses, elles portent sur : les troubles somatiques, l'aspect général du malade, le langage, l'attitude devant la réalité, le contact, l'humeur, le sommeil, les conduites particulières, les capacités du malade, l'attitude devant la maladie, les réactions envers les médicaments, l'attitude avec les autres, les événements de la journée. Il s'agit aussi de parler au patient quand cela paraît judicieux, utile, sans faire emprise sur la personne, reformuler, clarifier, poser des questions... Mais c'est aussi la parole sociale, celle des petits riens, des « bonjour », « quel temps fait-il », les banalités échangées, mais qui font lien, qui constitue les préliminaires à une autre parole.

La stratégie du soin est ainsi de rendre thérapeutiques toutes les possibilités d'un service de psychiatrie. Aussi la vie groupale est à exploiter, comme un processus possible de socialisation. Il est donc nécessaire d'observer la nature des relations sociales présentes dans le service et d'avoir conscience du rôle de soignant à occuper. Le groupe de patients fonctionne comme tout groupe : leader, sous-groupes constitués, patients marginaux, isolés, occupation des lieux. Des phénomènes de groupes comme la contagion des émotions se manifestent très facilement. Des mouvements identificatoires, d'émulation peuvent également survenir. Mais en même temps, le climat de travail de l'équipe donne la tonalité de l'unité. On peut noter si les soignants accordent plus de temps aux mêmes patients, si d'autres sont délaissés. L'équipe soignante, le cadre de santé sont attentifs à la dynamique de l'équipe (sentiment d'impuissance, d'invasion, d'anéantissement, d'épuisement, d'excitation, agitation).

Ce quotidien est organisé par un cadre de soin explicite. Il pose les règles, les limites, régule les échanges. Le soignant est là pour le rappeler, avec plus ou moins de fermeté. Pour que son message ait un impact, il doit être lui-même convaincu du bien fondé de sa démarche, avoir intériorisé le cadre thérapeutique. Enfin, il doit pouvoir être facilement dans une position d'autorité. Le quotidien est utilisé pour repérer et valoriser les moindres améliorations. Encouragement, réassurance, tolérance étayent le lent travail d'évolution.

Cependant, n'oublions pas que l'observation est un processus qui est actif dans les deux sens. Les patients nous observent aussi et apprennent à nous connaître. Ils ne prennent pas pour argent comptant nos déclarations mais perçoivent véritablement nos propres éléments psychiques non-verbaux. Ainsi la capacité de contenance de chaque soignant est plus en lien avec sa capacité réelle qu'avec sa capacité à ne pas dire ce qu'il pense. Toute dissociation de l'attitude et du verbe sera très vite ressentie par le patient. Encore une fois, ce qui compte est la qualité de la relation et de l'attitude générale du soignant.

La surveillance

Cette présence attentive dans une permanence reposant sur l'écoute et l'observation va envelopper le service d'une vigilance qui permet de percevoir et de recueillir ce qui se joue dans le soin. Les soignants tâcheront de reprendre les événements avec le ou les patients afin de les aider à prendre conscience et à rechercher le sens de ces faits. Dans un service règnent les mêmes règles, organisations, la même philosophie de soin, qui donnent une certaine harmonie et cohérence à ce lieu. La permanence est assurée mais pas par les mêmes personnes. Le signifiant qui relie les personnes entre elles et au lieu, c'est leur nom. Le nom vient différencier les uns des autres : le nom des patients, le nom des soignants. Mais en même temps, des petites différences viennent là continuer le travail de différenciation, être ensemble au même endroit, sans pour autant être le même avec les mêmes. Les écarts permettent un certain « jeu » autour du cadre de soin, et l'accès à une symbolisation de l'altérité, donc de travailler le « je » du patient.

En même temps la présence des uns fait l'absence des autres, l'absence des autres est présente : « le médecin n'est pas là, vous pourrez le voir demain ». Le soignant dans ces interstices de l'informel, traite les demandes les plus diverses et variées. Il a parfois à répondre dans le sens de la demande du patient, et ce dans les cas où le patient est insistant, tendu. Un refus, le maintien d'une position ferme et frustrante peut provoquer un passage à l'acte. Même si cliniquement, il importerait de maintenir les prérogatives du cadre de soins, il est préférable de désamorcer la tension. Par contre, dès que possible, il s'agit de reprendre la situation avec le patient. Le cadre thérapeutique est là pour être déformé. Le quotidien est frustrant, ce qui peut parfois entraîner des réactions vives, voire violentes. L'infirmier a pour objet de travail le lien entre la réalité et le symbolique. En cela, il a été dit qu'il amorçait un travail psychothérapique, auquel toutefois tous les patients ne peuvent avoir accès.

La rotation des soignants apporte une souplesse, un espace, où peuvent se projeter des affects, des émotions. Ces derniers peuvent même être sollicités par des maladresses faites par les membres de l'équipe qui souvent sont pris et se laissent prendre par l'instantané. Il y a souvent à gagner à prendre l'habitude de différer sa réponse... Mais il faut reconnaître que la réalité ne nous laisse pas toujours cette possibilité.

L'équipe habite aussi les lieux de ses rires, de sa convivialité, de ses habitudes, et il y a en a... des habitudes, tellement anciennes parfois que l'on ne sait même plus pourquoi on fait ainsi. Et ceux qui savent sont partis. Tant pis. Elle les habite avec ses moments de fatigue, de disputes, de confusion, de déprime, persuadée qu'elle n'a pas les moyens de soigner. En grand écart entre ses valeurs professionnelles et le temps qu'il lui faudrait pour faire tout ce qu'il y a à faire pour les malades. Parce que le quotidien à l'hôpital, en dehors des soins nommés, identifiés, c'est du soin fait de petits riens, selon Walter Hesbeen. Ces petits riens, c'est ce qui n'a pas de nom et que l'on ne sait pas où mettre dans les grilles d'évaluation de la charge en soins justement parce qu'ils n'ont pas de nom. Remarquez que cela n'est pas nouveau : ce qui n'a pas de nom, n'a pas de place. Nous pensons aux exclus en disant cela. Ainsi les petits riens, c'est déjà nommer chacun par son nom et se faire appeler par son nom. Et il y a beaucoup de noms dans une unité. Le nom met chacun d'entre nous à une place unique. Le nom nous différencie les uns des autres. Il définit les rôles. Ainsi s'organise le lien social. Les petits riens ont l'air de traiter du banal. Or ce banal perd son sens si on le banalise, si on le prend à son premier niveau de sens.

> ***Exemple***
>
> Ainsi le geste de l'aide-soignante, qui passant dans le couloir pour décontaminer son chariot de soin selon le protocole, s'arrête, entre dans la chambre, arrange la couverture, refait le revers du drap, remonte le tout jusqu'aux épaules de Blandine, posant ses mains sur le revers. Ce faisant, elle tapote la main, regarde le visage

fatigué, se dit qu'elle ne savait pas combien vive pouvait être la souffrance de la folie. Elle pense à Blandine, cette femme si distinguée et si folle par moments... Elle sourit à l'idée que l'injection faite à l'aide d'un renfort a réussi à apaiser Blandine qui dort. Elle sort doucement, mais laisse la porte entrouverte, ici on ne sait jamais, les infirmiers sont toujours vigilants. Blandine entrouvre les yeux. Blandine ne dormait pas vraiment : elle faisait semblant, une sensation de détente l'envahit, ces putains de médicaments font leur effet. Je vais encore me cogner leurs pilules et leurs effets secondaires : kilos, tremblements, bouche pâteuse, ensuquée toute la journée. Je vais mettre encore des semaines à m'en remettre... et pour combien de temps. J'en ai marre, envie de mourir, envie de sombrer. Laissez-moi tranquille. Elle revoit le geste de l'aide-soignante. Bonne, généreuse comme ça, spontanément, en toute évidence, et la manière de me toucher la main, c'était gentil ça quand même. Son regard m'a gênée, je n'osais plus ouvrir les yeux pour lui parler, de toute façon je ne savais pas quoi lui dire, merci peut-être; la prochaine fois je lui dirai merci. Je leur ai fait un foin tout à l'heure, qu'est-ce qui m'a pris, j'arrive pas à me contrôler, je ne sais pas comment faire. J'étouffe, j'implose. Elle revoit le geste de l'aide-soignante, penchée au-dessus d'elle pour remonter les draps, elle avait chaud, mais elle s'est laissée faire, c'était agréable, comme une mère qui vient border le lit de son enfant qu'elle croit endormi, le plaisir de se laisser faire, se laisser couler dans ces moments doux. La régression. Se laisser faire, se laisser aller en confiance, se demander par où se ressaisir, les écouter, écouter leur écoute, chercher en soi, se laisser guider, chercher à s'attraper, se tenir, ne plus être aliéné à soi-même. Même avec de la patience, le chemin est long, si long. J'ai mal si mal. Ils me disent qu'il faut savoir prendre le temps, que ce n'est pas facile, et que d'une certaine manière il faudra m'habituer à vivre avec ma maladie. Qu'il faut que j'aie confiance en moi, avec toutes les conneries que je fais, ils exagèrent quand même, et qu'il n'y a que moi pour m'en sortir, je ne suis pas sortie de l'affaire, s'il n'y a que moi... Les petits riens du quotidien donnent à penser, c'est leur deuxième niveau de sens. Dans l'office, l'aide soignante redemande des explications sur la maladie de cette femme qu'elle trouve touchante et belle. L'infirmier sent l'embarras de sa collègue. Ces petits moments d'échanges volés à l'organisation ont une raison d'être : ils clarifient un questionnement, permettent de réajuster les actions, l'organisation. Ils mettent de la distance avec l'éprouvé, les ressentis, les mouvements de projection, d'identification. L'infirmier sent bien que l'aide-soignante est très proche de la patiente. Plus tard, il lui en reparlera.

Le problème du quotidien, c'est ce partage d'actions qui relèvent du quotidien de chacun. L'infirmier a une place particulière dans la prise en charge. Il intervient dans la réalité du corps, par le toucher, certains soins, les traitements. Il intervient fréquemment pour cadrer, stimuler, solliciter, encourager. Parfois même, il supplée au malade pour les soins d'hygiène, le conduisant dans une certaine intimité. L'ajustement de la distance est très subtil, entre un trop près et un trop loin, qui en plus dépend des moments... Le partage d'un univers qui finit par devenir familier, d'une proximité, entrave la notion de bonne distance relationnelle; elle exige une vigilance quasi permanente pour la maintenir.

Au final, cette fonction de surveillance est peut-être aussi celle d'une place de tiers médiateur ou de modérateur. Celui-ci est un état de veille, observant les patients, leurs comportements, leurs interactions avec les soignants, les autres patients, pour essayer de recueillir des informations. Mais aussi pour glisser ici une petite phrase, une réaction, une réponse, un acte, qui pourra avoir un impact thérapeutique, ou à minima, un effet sur le lien, la relation, la confiance. Là encore le dosage est subtil : trop de préoccupations étouffe, pas assez, éloigne. Soigner serait-il donc finalement un art ?

La vie dans le service

Cet accompagnement contenant de l'infirmier en psychiatrie va s'observer dans tous les actes de la vie quotidienne. L'observation de l'interstitiel, que représente la vie dans le service, sera aussi très importante. La vie dans les couloirs, les activités de détente, les contacts informels nés des rencontres et des croisements des uns et des autres, l'ambiance et l'activité des patients dans la salle télévision, vont être autant de lieux dans lesquels les patients nous montrent ce qu'ils sont, ce qu'ils ressentent. Ils nous éclairent autant sur leurs difficultés que leurs ressources. Ils nous étonnent parfois, nous surprennent ou nous confortent dans la représentation que nous pouvons avoir de leurs souffrances et de leurs défenses. En ce sens, la vie du service est un formidable écrin naturalistique propre à accueillir la communication non-verbale, modalité d'expression privilégiée de nombreux patients.

Les repas

Dans cet accompagnement quotidien le temps du repas prend une valeur encore plus significative. Ce temps est en effet celui d'une socialisation forte, celui de retrouvailles autour d'un acte vital : se nourrir. La première observation sera ainsi celle du comportement des patients face à la satisfaction de ce besoin fondamental. Le repas sera alors le lieu de conseils alimentaires, d'adaptation des quantités, etc. Il sera également un temps d'observation sur la valeur symbolique de la conduite alimentaire de chaque patient. Mais ce temps particulier, lourdement chargé de significations sociales, nous permettra aussi d'observer le comportement d'un patient face aux autres, son niveau de sociabilité, ses réactions émotionnelles face à la vie groupale et aux inévitables tensions, négociations, rapprochement et éloignement qui y sont liés. Une des fonctions de l'infirmier en psychiatrie est d'ailleurs de réguler ces échanges pour tenter de maintenir une ambiance agréable contribuant largement à la qualité de cet espace. Le travail sur le temps sera également sollicité par la rythmicité et la durée de cette activité.

Parfois même ce temps du repas sera organisé comme un temps thérapeutique à part entière : c'est le repas thérapeutique. Il sera un moment privilégié entre patient(s) et soignant(s). Le repas est alors un médiateur non neutre car il implique un double travail : sur l'alimentation d'abord, mais aussi sur les aspects relationnels. On retrouve donc ici la bipolarisation de tout repas en milieu soignant mais de façon plus systématisée. Ce repas thérapeutique peut aussi servir à aborder des questions aussi larges que celles de la gestion d'un budget, de l'organisation d'un menu, des courses à faire. Les patients concernés participent alors à sa conception.

Les accompagnements

Les accompagnements sont une des autres activités du pôle de la vie quotidienne. Ils concernent autant l'accompagnement dans le soin (activités thérapeutiques, entretiens, visite chez des spécialistes extérieurs) que dans la vie du patient, dans le cadre par exemple de la préparation de la sortie. Ce dernier point montre d'ailleurs que l'accompagnement ne se limite pas à sa réalité concrète (emmener quelque part). Il s'agit d'être avec, d'être là, disponible, étayant, aidant, pare-excitant quand c'est nécessaire ou stimulant dans d'autres cas. Cette fonction de soin dans le réel requiert la collaboration de l'ensemble des professionnels : la politique de soins détermine les actions des uns et des autres. Les champs de responsabilités de l'assistante sociale, l'infirmier, l'aide-soignant peuvent se chevaucher en ce qui concerne l'achat de vêtements, l'aménagement du domicile, les démarches administratives avec le patient.

La qualité de la préparation de la sortie et de la réinsertion dans un milieu de vie diminue le risque de rechute. La sortie et la réinsertion dépendent en effet largement :

- du contexte de vie antérieur à l'hospitalisation;
- de l'existence ou non d'un entourage;
- des ressources financières.

Ainsi les personnes isolées, en situation de précarité sociale, les demandeurs d'emplois, les sans-abri, les consommateurs de toxiques, les patients chroniques présentent une vulnérabilité plus forte.

L'évaluation clinique du patient est primordiale pour préparer les étapes de la sortie. L'observation infirmière prend toute sa place ici, afin d'évaluer au mieux les potentialités du malade et de son environnement. Les accompagnements prennent tout leur sens : ils proposent un étayage et un modèle de fonctionnement auquel le patient peut s'identifier. Ce processus se rapproche des démarches éducatives, mettant en jeu les préceptes de la relation d'aide.

Le travail avec les familles est également important, il s'agit d'identifier les craintes, les problèmes potentiels, les attentes. L'accompagnement sera plus long, plus conséquent si l'entourage est absent ou peu présent. Il s'agit plus alors d'une insertion que d'une réinsertion. La recherche de lieux de vie, de structures spécifiques existantes sera à faire, et de préférence avec le patient.

Il importe aussi de coordonner les soins entre l'intra- et l'extra-hospitalier si un suivi sur le secteur est envisagé et contacter les partenaires sociaux pour faciliter la réinsertion du patient. Les rencontres formelles ont plus d'effets que les échanges téléphoniques et les courriers. La qualité des liens entre les soignants qui entourent le patient est un facteur prédictif favorable. Si d'autres professionnels effectuent les accompagnements, il est indispensable d'en reprendre le déroulement d'une part avec le patient, d'autre part en réunion.

Ces actions visent donc une réorganisation de l'existence du patient, en l'aidant à nouer des relations adaptées avec son environnement. La réinsertion souffre encore actuellement de la stigmatisation de la maladie mentale. On peut regretter le manque de structures d'accueil pour ces patients, qui présentent des troubles psychiques entravant leur autonomie et qui nécessitent d'être soutenu dans la gestion de leur quotidien. Les patients bénéficiant d'une allocation d'adulte handicapé, se retrouvent bien souvent livrés à eux-mêmes. Ils se négligent progressivement jusqu'à l'arrêt parfois de leur traitement. La rechute survient et l'hospitalisation est à nouveau indiquée. Le travail dans la communauté de l'équipe de secteur prend ici toute son importance. Il est indispensable de trouver des points d'ancrages, activités, clubs, foyers, à ces patients, où ils peuvent exercer un rôle, occuper une place, être en relation avec d'autres. Ces animations scandent le temps, donnent un rythme et un sens aux journées : les jours avec et les jours sans. La participation à ce type d'activités dans le champ social et non plus thérapeutique, les aide à se maintenir dans une réalité sociale, culturelle partagée avec d'autres. Ainsi, les activités d'accompagnement liées à la réinsertion concernent autant des modalités concrètes, comme le logement, l'alimentation, que les « affaires » administratives, les lieux de rencontres, de loisirs, d'échanges culturels.

Le pôle « du cadre »

Règles, règlements et cadre thérapeutique

Pour l'infirmier, le cadre institutionnel avec son cortège d'institué permet de prendre le risque de la relation avec des patients. L'institutionnel vient soutenir et d'une certaine façon protéger, sécuriser la relation. Mais en même temps, c'est un travail difficile, car si le cadre est permanent, il est diffus et discret. L'institué concerne les règles, le règlement, les lois. Elles sont énoncées, reconnues. Il est donné que les soignants organisent, décident, tranchent. Les soignés se confrontent à la loi, à l'interdit. Pour ce faire, les infirmiers doivent être eux-mêmes à l'aise avec leur position d'autorité. Ce qui est bien différent du pouvoir et du rapport de force. Les règles interviennent comme organisateur social; elles sont rappelées devant une tentative, un risque de débordement, de dépassement. Les règlements servent à protéger l'individu : le soignant doit en avoir la conviction, il n'en sera que plus convaincant. L'être humain est en situation d'échanges constants avec le milieu. Ce milieu doit correspondre à l'ensemble structuré de tout ce qui est extérieur à lui-même. Le milieu de soin doit être rassurant, calme, apaisant, à l'abri de toute menace. Il doit garantir le respect des droits : dignité, respect, droit à l'intimité, au secret professionnel, à la liberté d'expression. La loi existe même à l'hôpital.

Le soignant doit expliquer les attitudes et comportements attendus. Par ailleurs, l'équipe doit veiller à ne pas diffuser ses tensions auprès des patients. Un climat de sécurité doit être instauré.

Les *règles* servent à la réalisation d'un travail de différenciation, à la mise en évidence de la fiabilité des limites, au respect des lieux et des temps. En ceci, elles signifient à un patient qu'il est lui, un sujet, appartenant à un groupe, vivant dans une société organisée et régie par des règles. Les troubles psychiques conduisent à des difficultés de socialisation, amènent des interactions peu conventionnelles, « hors norme ».

Le milieu thérapeutique, comme les soins, est utilisé pour aider le patient à « habiter » les normes, les conventions que toute société élabore pour essayer de créer un climat de sécurité, de bien-être, pour préserver la vie. Ce travail d'intériorisation, de structuration interne ne peut se faire que dans une circulation entre le moi et le non-moi, le dedans et le dehors, d'où l'extrême importance d'un dehors réglé, organisé selon des règles fixes. On pourrait aller jusqu'à penser qu'un service contenant n'a pas besoin de fermer l'unité à clé, pour ôter le risque de fugue des patients hospitalisés en soins psychiatriques à la demande du représentant de l'État ou en soins psychiatrisiques à la demande d'un tiers.

Les règles sont les éléments manifestes du cadre thérapeutique. Le cadre thérapeutique est le non-processus : ce qui est institué et fixe. À l'intérieur, autour se déroule un processus de phénomènes. Ils donnent à voir la façon dont est habité le cadre, la relation thérapeutique : c'est tout ce qui est de l'ordre des variables, se définissant par le mouvement. C'est parce que le cadre est fixe, tangible, que le processus est manifeste. Si tout bouge tout le temps, on ne peut plus rien observer. Aussi, le cadre thérapeutique en institution est défini par le règlement, la politique de soins et le cadre théorique, la place/rôle et fonction des soignants. Ce cadre fait l'objet d'attaques, de ruptures, de passages à l'acte. Il est important de préserver le cadre ou les morceaux du cadre laissés intacts. Le maintien du cadre de façon rigide provoque ou est susceptible de provoquer l'agressivité, la rupture, la violence. Le cadre est rétabli, en après-coup souvent, par le travail d'analyse clinique et de la pratique. Le cadre fait institution au point d'être intégré dans les comportements soignants. Les institutions, en partie, modélisent notre personnalité, par le rattachement qu'elles impliquent, comme groupe de référence, d'appartenance. Elles donnent des limites, organisent les fonctionnements sociaux.

En fait, le *cadre*, comme les institutions, apparaît quand il y a « manquement à la règle », problème, crise…, sinon, il est *muet*. Ce qui est stable, immuable, constitue un fondement organisateur. Sur cette base peuvent se vivre, se revivre des expériences, se développer ou se remanier une personnalité. De l'existence de ces paramètres fondamentaux muets dépend la conservation du Moi de l'individu.

- L'institutionnel soutient et sécurise la relation ;
- L'institué concerne les règlements, les lois qui doivent être énoncés ;
- Ces derniers fonctionnent comme de véritables organisateurs sociaux. Ils structurent le milieu de vie, le rendant par là même sécurisant, apaisant, protecteur ;
- Les règles servent à la réalisation d'un travail de différenciation des limites, des lieux, des temps, des personnes ;
- Les règles sont les éléments manifestes du cadre thérapeutique ;
- Le cadre thérapeutique est le non processus, il se caractérise par ce qui est institué et fixe ;
- Ce cadre permet d'observer le processus et la relation de soin ;
- Le cadre thérapeutique est défini non seulement par le règlement, mais également par la politique et les théories de soin, la place et la fonction des soignants ;
- Le cadre doit résister aux attaques, aux manipulations sans toutefois s'imposer de manière rigide. D'une certaine manière, il est malléable ;

- Par sa permanence et sa ritualisation, les soignants l'ont intégré dans leurs comportements professionnels ;
- Le cadre est muet, n'apparaît que lors des problèmes ;
- Dans le cadre est déposée l'actualisation des premières organisations de la personnalité et des liens primitifs à l'objet ;
- Le cadre permet aussi un travail sur le réel.

Le patient dépose donc dans le cadre ce qu'il y a de plus primitif en lui. Le manquement du cadre fait rupture à des degrés divers. Or la variation du cadre, inévitable dans la vie institutionnelle, est source de questionnement, de remise en question et oblige à la réintrojection, à la réélaboration du Moi ou à l'activation des défenses. Aussi, si le cadre thérapeutique est présent, d'une certaine manière, il doit avoir la propriété d'être *malléable* : de là s'origine le processus thérapeutique. Il peut être facteur de développement. Même maintenu, le cadre doit être l'objet d'une analyse institutionnelle, à la recherche du sens de ce qui se fait ou s'est fait. Le patient se sert du cadre là où il n'est pas structuré. Le cadre est le non-Moi du patient à partir duquel se dessine le Moi. Dans le cadre est déposée l'actualisation des premières organisations de la personnalité et des liens primitifs à l'objet.

L'institué est donc l'ensemble des usages établis avec une codification. Outre sa permanence, la ritualisation du cadre, doit être intériorisée pour devenir un cadre interne de travail pour le soignant, une façon d'être au monde pour le soigné. Il est une référence implicite agissante, pouvant être protecteur ou pathogène. L'institution fonctionne comme le chaînon manquant entre le sujet et les autres. Mais il est en même temps confrontation à la réalité. Une réalité extérieure, différente de la réalité interne. L'infirmier « suffisamment bon » doit accepter d'être « suffisamment mauvais ». C'est un être imparfait, séparé, qui a des limites. Ces limites nécessitent de circonscrire la rencontre avec le patient à des temps cliniques séquentiels, individuels ou groupaux. Le soignant doit se protéger : ses capacités soignantes risquent d'être débordées et mises à rude épreuve avec pour conséquence la mise en place de mécanismes de défense. Ces limites mécontentent le patient, le frustrent. La confrontation avec la loi, le cadre a des effets douloureux : le patient « découvre » que le soignant peut avoir une position frustrante dans la relation thérapeutique. Si l'infirmier n'accepte pas ces limites, ne travaille pas sa capacité à ne pas se rendre disponible pour répondre à toutes les demandes, il se retrouve dans une fonction réparatrice, une attitude de toute-puissance. Comme c'est un métier impossible (Freud), l'infirmier s'épuise, déprime par impossibilité d'atteindre cette position idéale. La patience a ses limites, tout n'est pas supportable. La rencontre du cadre et des limites génèrent des déceptions, des désillusions qui seront élaborées en psychothérapie, en relation d'aide. Ces soins feront que ces expériences soient vécues comme non destructrices, c'est-à-dire dans la rupture, la séparation puisque les soins continuent coûte que coûte. Désigner et reconnaître ces frustrations et désillusions les rendent supportables. Le patient doit s'approprier ou se réapproprier cette condition inhérente au fait humain : renoncer à la toute-puissance, à la recherche d'une symbiose originelle, d'un monde idéal.

La relation thérapeutique a parfois du mal à sortir de la relation d'assistance, de suppléance, qui par ailleurs convient au malade car elle lui évite de sortir de sa maladie. Or la relation de soin doit rester transitoire, sinon elle prend le risque de se chroniciser. Elle doit aboutir à une séparation, difficile parfois à imaginer pour le malade comme pour l'équipe ou l'infirmier : ils se sentent et ils sont parfois les seuls interlocuteurs sociaux du patient. Savoir affronter la séparation, c'est permettre la construction d'un autre réseau social autour du patient, et y œuvrer.

Au final, le cadre thérapeutique est là pour faire tiers entre le soignant et le patient pour intégrer la loi, et en même temps pour rendre la réalité supportable, la réalité de l'autre comme de l'existence. C'est conduire le patient par intériorisation à quitter les processus primaires pour « secondariser » le : « je veux tout, tout de suite, tout le temps... je veux faire tout ce qu'il me plaît, quand ça me plaît ».

La notion de contrat de soin

Un contrat renvoie à un engagement mutuel entre deux personnes. Ici l'équipe soignante et le patient s'accordent sur des objectifs de soins. L'engagement du patient le met dans une participation plus active dans le soin, une meilleure observance du traitement. Il est évident que la démarche de l'équipe ne doit pas être démagogique. Si le malade n'a pas le choix, ce n'est pas la peine de le dissimuler sous des arguments qui ont valeur de subterfuges. L'authenticité est un principe de base de la relation d'aide. Le contrat de soins détermine un programme. Le sous-bassement est le projet de soins, établi par le travail de l'équipe. La philosophie de soin, ici est explicite : elle tend à considérer le patient comme un sujet, acteur, décideur, qui utilise ses droits et donne son consentement au soin. Ce faisant il s'engage à un « devoir de compliance ». Le projet de soins fait intervenir un cadre thérapeutique personnalisé, cette fois; précédemment nous évoquions un cadre thérapeutique général. Ce dernier évolue en même temps que l'évolution du patient.

En ce qui concerne la place de la famille dans les soins, il est parfois souhaitable de la considérer comme un relais supplémentaire, mais en même temps il n'est pas toujours opportun qu'elle joue un rôle actif dans le soin : le patient ne doit pas être un objet commun. Le contrat de soin est conçu pour une étape précise de soin : hospitalisation temps plein, séquentielle, etc., et doit faire l'objet de réajustement selon l'état clinique du patient et son évolution. Si le contrat peut être construit en partie avec le malade, le projet lui, appartient à la mission même des soignants : définir les besoins du malade, appréhender ses difficultés, élaborer un diagnostic et envisager une stratégie de soins. Le patient peut discuter les objectifs et se positionner sur le choix des actions, des médicaments, des modalités thérapeutiques comme une psychothérapie, des entretiens infirmiers, sans pour autant entrer dans une dynamique de « menu à la carte ». Le sens de ces propositions, de ces décisions cliniques, est à travailler par un travail d'écoute, d'explications. Il est possible que le patient soit intéressé par la participation à certaines activités de soins dont il a entendu parler par les autres malades. Le garant du contrat dans son déroulement est le soignant référent si cette modalité d'organisation des soins est mise en place. Aussi, l'infirmier, qui est en grande partie le maître d'œuvre du projet de soin, doit procéder dans une démarche clinique.

Pour cela, un travail préliminaire avec le patient est indispensable. Il consiste à :
• évaluer la qualité de l'adhésion au soin, les motivations présentes, l'alliance thérapeutique, la compréhension du projet de soin;
• respecter les appréhensions, craintes, réserves, hostilité, enthousiasme du patient, ses droits, ses souhaits;
• étudier avec le patient le caractère judicieux et réalisable des objectifs de soins, mesurer son accord, sa coopération partielle;
• préciser la notion d'engagement et les conséquences d'une non-observance du soin;
• évoquer la temporalité du projet.

Le contrat ne doit pas se transformer en objet de « chantage », de réprimande, de jugement réprobateur : « ce n'est pas bien, vous suivez mal votre contrat... ». Il ne doit pas être un outil qui se retourne contre le malade, ni un objet « fétichisé ».

> L'objectif est de formaliser l'engagement du patient dans son projet de soin. Un programme est déterminé. Le patient est considéré comme un sujet dont il est attendu une part active dans le soin. Le contrat est élaboré pour une étape précise de la prise en charge et fait l'objet d'évaluation et de réajustement.

Isolement, contention, contrainte et fermeté souple

L'isolement

Anciennement appelée cellule, la chambre d'isolement est un espace de soins aménagé selon des normes précises : fermeture à clé, dispositif sanitaire, lit scellé, angles arrondis, présence d'une vitre pour la surveillance, possibilité de tempérer la pièce, matelas ininflammable, repère temporel : calendrier, horaire. Si elles ne sont pas toujours considérées par les équipes comme des chambres de soins intensifs, elles en ont ce caractère. La pratique passée utilisait déjà cette mesure. Elle est encore connotée de manière négative. Héritage de ce passé, où l'isolement était utilisé de manière aléatoire, sans prescription médicale, pour des raisons sécuritaires, mais aussi pour soulager l'équipe de la proximité d'un patient demandeur, bruyant, légèrement agressif. D'où la connotation d'isolement sanction. Un cadre législatif et réglementaire formalise la pratique de la mise en chambre d'isolement. De même, la loi du 27 juin 1990 annonce que le patient souffrant de troubles mentaux doit être considéré comme un malade hospitalisé à l'hôpital général conservant les mêmes droits et statuts, le consentement au soin est de mise. Cette mesure de soin doit donc être appliquée dans le cadre d'une prescription médicale.

L'isolement a pour but de prévenir ou de limiter :
• les passages à l'acte auto-agressifs ou hétéro-agressifs;
• les risques de conduites suicidaires;

- un état d'agitation ne cédant pas aux autres mesures;
- des manifestations délirantes très productives ne laissant pas de prises au soin;
- poser des limites chez certains patients.

Ces indications existent tant à l'entrée d'un patient qu'au cours de l'hospitalisation. Néanmoins, s'il est parfois difficile d'éviter une mesure d'isolement à l'admission d'un nouveau patient, le fait de connaître un patient devrait servir à mettre en œuvre des mesures apaisantes, sécurisantes, la mise en chambre d'isolement étant l'ultime recours.

Un infirmier ne peut décider d'une mise en chambre d'isolement. Par ailleurs le mode d'hospitalisation libre doit être transformé en hospitalisation sur demande d'un tiers ou hospitalisation d'office.

Après ces quelques considérations éthiques, intervient au niveau clinique la notion d'indication thérapeutique, qui peut se formaliser sous la question : quel est le risque pour le patient? Quel est le bénéfice pour le patient? Cette équation bénéfice/risque peut être une aide à la décision. Même si, dans certaines situations, il est difficile de se mettre à réfléchir, l'indication doit être pensée en terme psychopathologique et clinique.

L'indication thérapeutique doit faire l'objet d'une prescription médicale, par un médecin appelé dans l'unité et non en après-coup pour valider la décision infirmière. Si la mesure d'isolement persiste, elle doit faire l'objet d'une décision clinique de l'équipe, de façon à s'inscrire comme une modalité temporaire du projet de soins. Enfin, l'institution et à défaut le service médical, prenant en compte les aspects législatifs, les recommandations de la Haute Autorité de Santé, doit élaborer des protocoles d'indications, de surveillance en chambre d'isolement. Au moment de l'isolement, un soignant doit donner des explications brèves, claires sur la décision : «Vous n'arrivez plus à vous contrôler, vous allez rester quelque temps dans une chambre pour que vous puissiez vous calmer, vous ressaisir».

Le patient peut aller sans renfort, accompagné, dans sa chambre. S'il refuse, un accompagnement en chambre d'isolement fait l'objet d'une intervention en nombre, avec parfois une mesure de contention. L'équipe doit donc se tenir prête pour intervenir. Des techniques d'approches, de communication verbale, non verbale, permettent d'être efficace en préservant l'intervention d'un caractère agressif, violent, intrusif. Il est préférable qu'un soignant se détache pour «orchestrer» l'intervention, éviter les hésitations, les gestes, les comportements contradictoires. Le personnel féminin n'est pas forcément à exclure. Leur présence peut être apaisante. Par ailleurs, les infirmiers appelés souvent en «renfort», souffrent de l'image véhiculée par leurs «muscles». Ce vécu exprime probablement le ressenti pénible provoqué par ce type d'intervention (caractère répressif, rapport de force, toute-puissance du soignant). Plusieurs instances de travail sont nécessaires :

- une réflexion générale, multidisciplinaire au sein de l'unité, sur la politique de soins en terme de prévention et de gestion de ces situations pouvant aboutir à des recommandations concernant la pratique infirmière;
- une réflexion si possible en amont de l'intervention, quand les soignants identifient leurs limites dans leur capacité à contenir le débordement comportemental, le risque de passage à l'acte;

• en aval de la situation, une séance de débriefing pour que les soignants évoquent leurs émotions, culpabilité, sentiment d'échec, colère contre le patient;
• une analyse clinique de cet événement pour essayer d'en préciser les causes probables tant au niveau du patient que dans la prise en charge, afin de repérer des facteurs de risques.

Le patient entré dans la chambre d'isolement, doit ôter vêtements, bijoux, objets qui peuvent être dangereux : lacets, foulards, cravates, briquets, couteaux. Des vêtements confortables facilitent son repos. Ensuite, il est utile de :
• reprendre brièvement le motif de l'isolement et sa durée si possible. Indiquer les attitudes qui peuvent mettre fin à l'isolement;
• informer le patient du protocole de soins concernant la fréquence des visites, les soins qu'il recevra, le traitement.

L'équipe quitte progressivement la chambre, le dernier veillant à la sécurité. La porte est fermée à clef. Il est parfois prescrit une contention sur le lit (bien respecter les règles de sécurité, de confort; utiliser les systèmes prévus à cet effet et les installer en veillant à protéger les téguments, la circulation sanguine).

En outre, durant l'isolement, quelques règles sont à respecter :
• observer le comportement du patient : un passage à l'acte ou un effondrement peut être consécutif à un état d'agitation;
• établir une relation d'aide est indispensable;
• rassurer le patient, lui parler lors des passages, se présenter, donner des repères temporels, la planification des prochaines visites et soins (visites toutes les heures);
• ne pas aller seul en chambre d'isolement, quels que soient le motif de la visite et l'état du malade. Les règles de sécurité sont toujours à appliquer même si elles paraissent inutiles. Un passage à l'acte agressif sur la personne du soignant, quel qu'il soit, peut toujours survenir. L'infirmier est parfois moins vigilant en raison de sa connaissance du malade et de sa maladie. Or, il y a toujours un facteur de risque à prendre en compte.
• veiller à une certaine distance entre le patient et le soignant lors des soins;
• utiliser un plateau-repas sécurisé;
• la surveillance somatique est renforcée. La mise en chambre d'isolement est souvent accompagnée d'une prescription de neuroleptiques. Elle représente aussi un stress pour l'organisme. Il importe de surveiller l'hydratation du patient pour éviter une déshydratation et ses constantes (pouls, TA, température);
• en début d'isolement, éviter les échanges longs pour ne pas réactiver les tensions. Ne pas aborder les causes à l'origine du conflit et de cette mesure.

L'observation clinique permet d'évaluer l'état de santé du malade, tant sur le plan somatique que psychologique. Cette évaluation permet de décider de la poursuite ou non de la mesure d'isolement. Les critères d'observation peuvent être : réponse aux consignes, capacité à supporter les frustrations, comportement pendant les soins, niveau d'agitation ou de tranquillité, contenu du discours.

Après la sortie de la chambre d'isolement, il importe de reprendre les faits, ainsi que les circonstances y conduisant; la suite de la prise en charge sera abordée en équipe sous l'éclairage de cet événement constituant un risque éventuel.

L'isolement :

- se déroule dans un espace de soin, une chambre, conçue selon des normes réglementaires de sécurité et de confort ;
- fait l'objet d'une réglementation et respecte une éthique ;
- est un soin intensif répondant à une prescription médicale, se déployant selon une procédure de mise en chambre d'isolement, et un protocole de soin et de surveillance horaire d'isolement ;
- répond à des indications précises : passage ou risque de passage à l'acte auto ou hétéro-agressif, risque de conduite suicidaire, état d'agitation ne cédant pas aux autres mesures, manifestations délirantes très productives ne laissant pas de prise au soin, besoin de limites ;
- constitue une décision clinique qui doit faire l'objet de pondération dans le sens d'une équation bénéfice/risque, parce qu'elle n'est pas sans conséquence en terme de souffrance ;
- doit être accompagné de mesures de sécurité (ôter les objets dangereux, ne jamais entrer seul, etc.)

La contention physique du malade relève d'une prescription médicale et doit se faire dans le respect des droits du malade. Là encore une surveillance rigoureuse est à conduire. Elle permet :

- d'informer, rassurer, donner des repères ;
- de maintenir une relation d'aide ;
- de conduire une évaluation clinique et une surveillance somatique régulières.

La contention

Cette mesure de soin peut être indiquée sur prescription médicale pour un état d'agitation, de violence : le patient ne se contrôle plus, l'équipe ne peut résoudre autrement la situation. D'autres interventions ont été mises en échec. Différents moyens existent : attaches de poignets et chevilles, maintien par la taille par un dispositif de ceinture (l'usage des draps est à éviter).

L'intervention doit en permanence veiller au respect de l'estime de soi et de la dignité du patient. Là encore, les autres patients sont tenus à l'écart, le médecin est appelé. Les infirmiers doivent ôter tout objet potentiellement dangereux. Ces derniers pouvant être dissimulés, une fouille peut s'imposer. Là encore, la présence médicale est vivement souhaitable. Toute contention doit être très fréquemment contrôlée. Les points d'attaches doivent laisser la peau dans un état normal, le malade ne doit pas souffrir de douleur liée à une contention inadaptée. D'une manière générale, le matériel est vérifié régulièrement afin d'être prêt et opérationnel lors d'une utilisation en urgence. Les contraintes physiques seront enlevées progressivement, en respectant un intervalle temporel. La collaboration entre médecins et soignants est active, centrée sur l'évaluation clinique et l'adaptation du traitement.

La contrainte et la fermeté souple

Ces quelques développements autour du cadre, de l'isolement et de la contention nous rappellent que l'activité de soignant en psychiatrie nécessite – de fait

– l'exercice d'une certaine contrainte pour faire face aux débordements induits par la maladie mentale. Le cadre et ses applications concrètes servent à cela. Cependant, pour que ces actions gardent leur pertinence et leur légitimité, il est nécessaire qu'elles émanent d'une position soignante particulière : la fermeté souple (Morasz, 2002).

La souplesse

Le cadre de soin doit être souple. C'est à cette condition qu'il pourra permettre l'accueil du patient avec son mode d'expression du symptôme. C'est par cette qualité qu'il nous emmène au plus près de ce que vit le patient. Sans souplesse, une bonne part de l'ouverture clinique se perd. Sans souplesse, l'expression agie devient l'ennemi à rééduquer ou à faire taire. Sans souplesse, peu de liberté transférentielle. Sans souplesse, peu d'espace pour le déploiement des contenus internes des patients et sans ce déploiement on voit mal comment pourrait s'exercer la fonction de « bonification psychique » et de « détoxication » que nous avons décrite et dont il constitue la première étape. Bien entendu, nous pouvons tous perdre cette souplesse au gré de nos souffrances, de nos traumatismes ou de notre épuisement. La rigidité est une défense comme une autre. Elle naît parfois de la violence, mais ce qui est sûr c'est qu'elle la provoque aussi. Car le patient qui se trouve confronté à un cadre trop rigide dans lequel aucun jeu n'est possible n'a guère d'autre recours que le retournement contre soi de sa pulsionnalité ou la crise transférentielle marquée par l'acting.

Il s'agit donc de mettre en place autour du patient un véritable cadre à géométrie variable, loin du cadre intangible de la cure-type analytique ou du fonctionnement aseptisé de certains services de psychiatrie « moderne ». Il s'agit de retrouver dans nos fonctionnements ce qui a été le fondement de la psychothérapie institutionnelle et qui a été mis à mal par les évolutions biologiques et cognitivo-comportementales. Notre propos n'est pas de stigmatiser ou d'opposer tel ou tel modèle mais de rappeler que quelles que puissent être les orientations d'un service, la vie psychique persiste, la pulsionnalité s'exprime, la souffrance se vit, diffuse et se fait entendre. Cela concerne bien entendu autant les patients que les soignants. En tant que psychiatres, nous avons une responsabilité majeure à l'égard de nos équipes. Car même si la vie subjective et la psychodynamique n'intéressent malheureusement plus beaucoup certains d'entre nous, n'oublions pas que les infirmiers, dans leurs rapports quotidiens et continus avec les malades ne peuvent, eux, y échapper. Alors tâchons de ne pas les laisser seuls face aux processus incontournables du lien (souffrance, violence...).

Mais la souplesse relationnelle dont nous parlons n'a de sens qu'en complément d'une fermeté relative s'étayant sur des éléments structurants du cadre. L'antipsychiatrie a montré il y a quelques années les effets délétères provoqués par l'éclatement des repères traditionnels du cadre. La souplesse n'est donc pas la passivité ou le renoncement face à la pulsionnalité violente, pas plus qu'elle ne doit être une position masochiste (parfois observée) amenant à tout supporter des patients en raison même de leur statut de malade en souffrance. Voilà pourquoi cette souplesse doit être couplée avec une certaine fermeté.

La fermeté

En effet, si l'adaptabilité du cadre est nécessaire, cela ne signifie pas que n'importe quel cadre empirique soit adapté. Le cadre est ce qui donne sens à ce qui s'y passe. Comme Bleger l'a montré, il est le dépôt des parties les moins différenciées de chaque personnalité. Il répond ainsi aux besoins symbiotiques persistants pour permettre la mise en mouvement du reste de la personnalité. En tant que non-processus, il permet la mise en tension du reste. Il est ce sur quoi nous pouvons compter pour repérer, permettre, limiter et protéger les mouvements psychiques et les actes qui se produisent en son sein. En donnant des limites, il permet la vie. Couplé à la souplesse relationnelle il fait apparaître deux types de transgression. La transgression novatrice correspond à l'expression agie d'une pulsionnalité particulière au travers de l'écart par rapport au cadre (retard de retour de permission, refus d'activité, agressivité verbale…) qui « dit » le conflit psychique qui doit être pensé. Ces transgressions ne doivent pas être stigmatisées (risque de repli ou de normativité) ni banalisées (risque d'amplification ou de non prise en compte de la conflictualité sous-jacente). Leur « flirt » avec les limites du cadre permet l'accueil des conflits qui s'y déposent et qui trouvent ainsi un moyen agi de s'exprimer. La transgression transgressive est, quant à elle, constituée d'un franchissement clair des limites du cadre au travers du dépassement d'un interdit fondamental (violence physique, mise en danger…). À ce titre, elle doit être contenue par le cadre (au sens de la contention), avant d'y être contenue dans un travail d'élaboration symbolisant (au sens de la contenance).

Cette fermeté assure la protection et les limites indispensables au frayage avec la souffrance et la conflictualité psychique. Couplée à la souplesse, elle évite l'écueil de la rigidité dans laquelle certaines équipes peuvent se maintenir au détriment de la vie psychique et de la reconnaissance de l'humanité de ce qui s'y traite. Une dernière remarque : le cadre n'est pas le règlement. Il n'est pas ce système concret d'interdictions ou d'injonctions mais un système symbolique. Si certains prolongements peuvent se formuler dans des règles de fonctionnement, le cadre ne peut pour autant s'y réduire. Le cadre a à voir avec l'inconscient, il naît autant de la mise en commun des psychismes individuels que des orientations des institutions concernées. L'adoption de procédures et de protocoles d'actions de plus en plus nombreux et précis en réponse à la violence en psychiatrie n'est donc pas un travail sur le cadre. Parfois même, elle l'empêche par l'opératoire et l'attaque de la créativité qu'elle promeut. En ce sens, la légitimité et la pertinence du cadre de soin sont très dépendantes de la qualité du travail de mise en pensée qui s'y opère.

Le pôle psychothérapique classique

Les entretiens infirmiers

L'infirmier en psychiatrie participe également à la part relationnelle structurée du soin que l'on nomme le pôle psychothérapique classique. Il est représenté par l'entretien informel d'information ou de réassurance, l'entretien médico-infirmier et l'entretien infirmier structuré.

Les processus en jeu ont été décrits dans la 2e partie de cet ouvrage consacrée aux composantes du soin relationnel. Ce que l'on peut retenir, c'est que les entretiens s'inscrivent dans les trois cadres complémentaires que sont le soutien psychologique, la relation d'aide psychothérapique et la psychothérapie.

Le soutien psychologique et la relation d'aide sont un travail de réassurance, de compréhension, de holding, de mobilisation des ressources. L'accompagnement dans le quotidien se réalise par la mise en œuvre de la relation d'aide.
La relation d'aide thérapeutique est du domaine de l'élaboration, elle fonctionne comme un espace transitionnel, utilise la médiation et la symbolisation, pour conduire à une prise de conscience et à la résolution de ses conflits. Le soignant travaille à la fois sur la « partie saine » du Moi et sur la partie perturbée. Le travail se déroule en entretien. L'infirmier s'est formé à cette technique et est expérimenté.
La psychothérapie est une thérapie au sens strict du terme, faite classiquement par un psychologue ou un psychiatre. L'objectif est de travailler sur la partie « perturbée » du Moi, en s'appuyant sur un cadre strict. Elle permet un remaniement psychique, avec une prise de conscience et une élaboration des mouvements transférentiels et contre-transférentiels (quand le référentiel est psychodynamique).

On admet classiquement que l'infirmier exerce pleinement son rôle de soutien psychologique au quotidien et de relation d'aide thérapeutique quand il organise les entretiens, en utilisant une technique particulière issue de sa formation et de sa pratique (souvent rodgérienne). Ce qui fait par contre débat concerne sa place dans la psychothérapie. L'infirmier en psychiatrie peut-il légitimement pratiquer des psychothérapies ?

La réponse est complexe. Elle demanderait d'abord à clarifier ce qu'est exactement une psychothérapie. Ce débat pourrait prendre l'intégralité de cet ouvrage. Nous avons fait le choix de vous présenter quelques idées qui sont plus une invitation à la réflexion que des dogmes inébranlables. Nous allons pour cela envisager le métier d'infirmier en psychiatrie en articulation avec trois grands courants référentiels.

Les psychothérapies analytiques

Nombre d'entretiens pratiqués par les psychiatres et les psychologues se revendiquent de ce courant. Dans ce cadre, l'action du thérapeute ne se fait pas dans le réel. Elle s'appuie sur l'analyse de la vie psychique interne du patient par l'élaboration des rapports entre sa conflictualité inconsciente et sa symptomatologie. L'exercice de ces thérapies demande une expérience préalable personnelle de psychanalyse ou de thérapie ainsi qu'une formation professionnelle comprenant apprentissage théorique spécifique et supervision de cas.

L'ancrage naturel de l'infirmier dans le réel du patient fait ainsi que – quels que puissent être les parcours individuels des uns et des autres – cette position soignante n'est pas celle de l'infirmier en psychiatrie. Et d'ailleurs si l'on voulait être rigoureux, nous pourrions nous demander si cette position d'exigence de formation personnelle et de supervision est partagée par tous les psychiatres ou psychologues qui revendiquent cette pratique.

Les psychothérapies humanistes

Par contre les entretiens infirmiers classiques ponctuels (relation d'aide) et les entretiens infirmiers structurés (relation d'aide thérapeutique) utilisent les apports des courants de thérapie humaniste. En ce sens l'entretien infirmier a bien souvent une fonction psychothérapique dans ce référentiel.

Les psychothérapies cognitivo-comportementales

Dans cet autre champ, la place de la psychothérapie se pose de manière plus aiguë. En effet, des infirmiers de plus en plus nombreux se forment actuellement à ces thérapies en suivant un cursus universitaire, qui leur donne le titre de « thérapeute cognitivo-comportementaliste ». C'est ce qu'on observe, par exemple, dans l'animation de groupes d'affirmation de soi ou d'entraînement aux habilités sociales.

Synthèse

Nous voyons donc que la problématique est complexe. Mais plutôt que de se battre sur la revendication d'un hypothétique et narcissique statut de psychothérapeute, demandons-nous plutôt où et comment nos actions revêtent une action psychothérapique. Car ce qui est fondamental pour les patients, c'est de pouvoir bénéficier de processus psychothérapiques différents étayés et assurés conjointement par des professionnels de formations et de fonctions différentes.

En tant qu'infirmiers en psychiatrie, nous amorçons un travail analytique avec les patients par les liens que nous leur apprenons à faire, par exemple, entre parole, mise en sens et apaisement. En tant que membres de l'équipe, nous participons en tant que co-thérapeutes au déploiement de la psychothérapie institutionnelle qui organise encore la plupart des services. En tant qu'infirmiers, nous exerçons aussi une véritable action psychothérapique dans les entretiens basés sur la relation d'aide que nous pratiquons chaque jour. Mais nous nous plaçons face à tous les patients dans ce que nous sommes, des infirmiers, dans une position proche du malade et de sa réalité dont nous n'avons pas à rougir. C'est ce qui fait la force et la richesse de notre travail. Car c'est nous que le patient désire trouver et non un thérapeute trop technique qui se trouverait placé au-delà de la sphère affective et relationnelle dans laquelle les patients nous attendent et nous trouvent. Le vrai courage est d'être là, au plus près de la souffrance, sans la barrière d'un outil complexe. En ce sens, nous sommes avant tout des soignants, qui par leur position, arrivent à créer un lien, qui permettra ensuite un travail sur le lien que nous assurerons pour une part et que nous déléguerons pour une autre part, dans une complémentarité enrichissante, qui introduit un élément très structurant pour les patients : celui de la différence dans la continuité.

Les entretiens médico-infirmiers

Les objectifs des entretiens médico-infirmiers, qui coordonnent le projet de soins, sont larges. Il s'agit :

- d'aborder le ressenti du patient par rapport à l'hospitalisation, les soins, sa maladie;
- de laisser le patient s'exprimer sur : ses symptômes, sa souffrance, son histoire, sa situation de vie;
- de construire l'anamnèse avec la participation du patient, parfois de la famille,
- d'évaluer, ajuster ou réajuster le projet de soins : traitements médicamenteux, cadre thérapeutique, autres activités de soins, permissions, visites, etc.;
- d'écouter, recueillir les attentes, souhaits, désirs du patient.

Le cadre habituel de la situation d'entretien est maintenu. La conduite est plus ou moins directive. L'infirmier est présent, de préférence l'infirmier référent. Son rôle est de partager, confronter ses observations, la connaissance qu'il a du patient dans les différents secteurs de sa vie. Il accompagne la parole du patient, le soutient quand elle est difficile. Il peut aussi donner un avis différent, pointer les problèmes rencontrés en cours d'hospitalisation, l'observance des traitements. Comme parfois le patient n'évoque pas certains faits, les déforme, l'infirmier fait des liens, met en évidence certains fonctionnements... Ses interventions s'adressent autant au patient qu'au médecin. Il est en quelque sorte le témoin actif du processus de soin.

L'existence d'une certaine assurance personnelle, basée sur l'identité professionnelle et la qualité de ses connaissances, favorise la prise de parole, qui n'est pas toujours évidente. La position médicale est parfois encore très prégnante dans les représentations, au point que le médecin apparaît comme le détenteur du savoir, l'infirmier n'osant alors plus prendre la parole. Ces entretiens mettent en scène la collaboration infirmier-médecin, gage de cohérence, d'unité et de cohésion du projet de soins et du travail d'équipe autour du patient. Ce type d'entretien n'exclut pas les entretiens médicaux « purs ». Les infirmiers doivent être persuadés que leurs interventions sont aussi importantes que celles des autres professionnels. D'autant plus qu'en psychiatrie, chaque relation de soin offre des modalités identificatoires intéressantes pour le patient. Les prises en charge multiréférencées sont un facteur très positif dans la continuité et l'efficacité des soins.

Les entretiens familiaux

Accueillir un patient en psychiatrie, c'est aussi dans la plupart des cas accueillir sa famille, dans un cadre formel ou informel. Les demandes précises de la famille s'évoquent dans l'informel, au moment des visites par exemple, jusqu'à l'émergence d'un désir de rencontre, qui lui nécessite la mise en place d'un entretien familial.

Seront abordés plusieurs niveaux d'échanges.

Le premier niveau, indispensable, est *un temps d'information concernant :*

- le nom, le rôle des soignants, les interlocuteurs privilégiés, les rendez-vous avec l'équipe;

• le règlement, l'organisation de l'unité : organisation des visites, les appels téléphoniques, les droits du patient;
• le projet de soins, les mesures thérapeutiques envisagées.

Par ailleurs, certaines informations sont nécessaires pour établir l'anamnèse, l'histoire de la maladie, son évolution, ses manifestations, les répercussions sur la dynamique familiale.

Le deuxième niveau est *le soutien* de la famille. En effet, la famille traverse une crise dont la gravité, l'intensité et la durée sont variables. Il importe de permettre aux membres de la famille de s'exprimer sur :
• les représentations négatives de la maladie mentale, de la psychiatrie générant parfois un sentiment de honte;
• leur sentiment de culpabilité par rapport à la genèse des troubles mentaux, à leur responsabilité vis-à-vis de la demande de soins, s'ils en sont les acteurs. Culpabilité aussi à l'égard de l'agressivité qu'ils ressentent envers le malade, qui peut être sous-tendue par des fantasmes inconscients d'abandon, de rejet.

Un autre objectif de l'équipe est de recueillir des informations sur :
• les difficultés de contact, d'échanges, de relation avec le patient (visites à l'hôpital, vie à l'extérieur, permission);
• leurs craintes par rapport à la maladie, aux exigences et aux modalités des traitements médicamenteux, de la prise en charge;
• les plaintes : sentiment de rancœur par rapport à la maladie, à la souffrance, existence de problèmes économiques, problème de dépendance du patient;
• leurs craintes par rapport à l'avenir, sentiment d'échec de l'éducation;
• leurs attentes par rapport à la guérison, la sortie.

Pour cela l'équipe doit tenter de saisir :
• leur façon d'appréhender les troubles mentaux : rationalisation, déni, dramatisation : donc le rôle de la maladie et de la place du malade dans la dynamique familiale, les bénéfices retirés de cette dynamique;
• les possibilités, motivations de changement.

Les entretiens familiaux permettent aussi de préparer la famille à modifier ses relations avec le patient ainsi que ses modes de communication, à aménager donc ses capacités d'adaptation. Il importe de chercher à dédramatiser, rassurer, déculpabiliser surtout si l'hospitalisation s'est faite sur demande d'un tiers : il s'agit de bien préciser qu'il relève de la responsabilité individuelle de ne pas laisser quelqu'un se détruire.

Un travail éducatif peut être conduit :
• explication des symptômes, clarification des théories et représentations erronées de la maladie;
• précisions sur le traitement, les effets secondaires, la conduite du traitement;
• distinction entre symptômes résiduels et symptômes traduisant une rechute.

Enfin, si la souffrance est très importante, il est préférable d'orienter la famille vers une thérapie familiale à l'extérieur. Il importe de nuancer l'aide que l'on apporte à la famille, qui ne doit pas prendre le pas sur la prise en charge du patient, même si dans certains cas une thérapie familiale peut avoir lieu au sein du service. Le lien à la famille doit être préservé en raison de l'apport affectif, de l'inscription dans une lignée, une généalogie, de l'ancrage dans son réseau de soutien, de l'appui lors de la sortie. Elle permet de soutenir le projet de soin. Si le patient a conscience que sa famille adhère au projet, son implication dans le soin sera facilitée. Par contre, il ne doit pas se sentir exclu de cette alliance, vécue alors comme persécutrice, comme une coalition, ou encore comme inhibitrice : le patient peut craindre de ne pas être à la hauteur des attentes. L'alliance thérapeutique avec la famille peut permettre de réduire le risque de rechute ; elle est à adapter à chaque problématique familiale.

Les entretiens familiaux permettent d'identifier la nature des interactions, la place et le rôle attribué à chaque membre de la famille, la dynamique de groupe. Des conflits sont présents, parfois anciens. Ils sont à repérer. Travailler avec la famille sur ses modalités relationnelles est une décision d'équipe. Il ne peut y avoir d'initiative individuelle, afin d'éviter d'être pris dans des tentatives de séduction, de manipulation, de clivage.

Si la famille est relativement équilibrée, réactive, réaliste dans l'approche et la perception des problèmes rencontrés, l'équipe peut envisager son implication dans les soins, si le patient en retire un bénéfice. Il est nécessaire d'aider la famille à prendre conscience de ses propres besoins pour éviter une situation d'épuisement. Par contre si la relation avec l'équipe est marquée d'hostilité, de rivalité ou si les conflits sont trop prégnants, il importe de conserver une certaine distance, voire d'instaurer une coopération minime si le système familial est hermétique, défensif. Quand la communication famille-équipe rencontre des difficultés, il peut se produire une rupture, et ce, même des soins du malade. La priorité est alors de protéger la prise en charge du patient.

Enfin, l'équipe ne peut soigner la famille : deux pôles de prise en charge sont à prévoir : la famille et le patient. L'alliance thérapeutique pose la question du respect de l'intimité du patient, de la confidentialité des informations, du secret professionnel. Ce qui est dit à la famille doit être longuement mesuré. Le soignant est encore dans une position frustrante : ne pas tout dire, répondre par des généralités, expliquer cette position de discrétion est une issue constructive face à des demandes d'informations parfois insistantes. On voit qu'il est préférable de prévoir des rencontres planifiées pour éviter de « fausses manœuvres ». Le travail infirmier est alors, dans les échanges informels, de répondre par une compréhension empathique, un respect chaleureux sans pour autant approfondir les échanges.

La formation de thérapie systémique permet, si ce n'est de l'utiliser comme outil de soin, tout au moins de repérer les principaux mécanismes en jeu pour avoir une approche constructive. La famille est appréhendée comme un système ouvert où les membres sont en interaction avec leur environnement et entre eux. Une modification dans le système entraîne une modification du système ; un système est une entité qui ne correspond pas à une addition d'éléments : histoire, nature des liens, habitudes... Les éléments interagissent les uns avec les autres. Les systèmes s'opposent au changement, ils ont de multiples raisons de fonctionner comme ils le font.

La thérapie systémique a défini les concepts suivants : patient « désigné », « fonction du symptôme ». Cette pratique clinique est basée sur la théorie de la communication de l'école de Palo Alto, sur les notions de paradoxe, de double-lien. Ces thérapies ont souligné que les familles étaient autant victimes qu'instigatrices de la pathologie du malade. L'indication de ce type de thérapie n'est pas simple à poser et nécessite que l'ensemble de la famille soit motivé. Les entretiens familiaux, utilisant ces concepts, ont une dynamique différente des entretiens individuels. Le nombre de participants implique une conduite particulière : écouter chacun, gérer les interactions, répartir la parole. L'analyse de la dynamique générale est encore plus complexe. Les soignants présents doivent éviter de cautionner un discours plus qu'un autre, de prendre parti. L'infirmier peut être présent, co-animateur. Ses observations, sa connaissance des uns et des autres dans d'autres situations que celles de l'entretien, apportent une contribution indispensable.

Enfin, pour toutes ces activités, il est nécessaire de prévoir une synthèse dans le cadre d'une réunion clinique.

Les grands principes de la relation d'aide infirmière

Dans ces différents entretiens, nous allons utiliser les grands principes de la relation d'aide. De nombreux facteurs interviennent dans le cadre d'un entretien, qui nécessitent d'être pris en compte.

L'intérêt que l'on manifeste au patient et l'absence de jugement caractérisent cette interaction. La relation thérapeutique requiert en effet un effort continu d'objectivité basé justement (et paradoxalement) sur l'analyse de sa propre subjectivité pour s'en dégager. Nous allons ainsi exercer une triple observation qui sera la base de notre action thérapeutique relationnelle :

- l'observation des expressions directes du patient (l'observer) ;
- l'observation de soi-même (s'observer) ;
- l'observation de la situation relationnelle et de son évolution (nous observer).

Cette observation devra tenir compte de variables extérieures telles que le temps disponible, les conditions spatiales, le cadre, ainsi que des variables propres à la situation telles que les présupposés (l'idée que l'on se fait de la situation), les réactions affectives immédiates (l'équivalent du contre-transfert) et les supposés (l'idée que chacun se fait de l'opinion de l'autre).

Il importe de dépasser les obstacles à l'écoute que sont l'autoréférence, la déformation professionnelle, la focalisation sur la signification intellectuelle, la peur de l'entretien, des silences, de l'attente ou de la proximité avec la souffrance ou l'étrangeté des patients.

L'engagement du soignant dans la relation au patient repose ainsi sur son souci constant de comprendre la dynamique de la situation (dans l'ici et le maintenant). Pour cela notre engagement passe par les deux axes fondamentaux que sont l'empathie et l'authenticité (c'est ce que nous avons vu dans le chapitre 5).

L'*empathie* est l'acte par lequel un sujet sort de lui-même pour comprendre quelqu'un d'autre sans pour autant éprouver les mêmes émotions. C'est donc une sorte d'une bienveillance professionnelle qui permet de pénétrer humainement dans l'univers de l'autre tout en gardant sang-froid et possibilité d'objectivité. Il s'agit d'être proche mais pas collé, en quelque sorte d'être « à la bonne distance ». Il ne s'agit donc pas d'éprouver avec mais d'être au côté de celui qui éprouve.

L'*authenticité* est la dynamique qui rend compte de la préoccupation de comprendre et d'aider l'autre en toute sincérité, sans manipulation ni faux-semblants, à l'aide d'un discours vrai et adapté à la situation. Il s'agit dans l'authenticité de ne pas se réfugier derrière une technique mais de s'en servir pour se maintenir à la bonne distance, celle de la compréhension humaniste et structurante qui permet l'aide.

L'association de l'empathie et de l'authenticité fait ressentir rapidement au patient la valeur rassurante, humaine et vraie de la relation d'aide. *Empathie et authenticité sont par ailleurs les garants de l'évitement d'un écueil majeur : la dissociation verbal/non verbal*, propice au repli défensif du patient dans une disqualification de la capacité de l'aidant à être véritablement là.

À partir de ces deux concepts, Rogers définit cinq impératifs à respecter dans la relation d'aide :

- accueil et non pas initiative;
- se centrer sur ce qui est vécu par le patient et non sur les faits évoqués;
- s'intéresser à la personne du sujet et pas seulement au problème « apparent » ;
- respecter le patient en lui manifestant une considération réelle au lieu de parasiter la relation de preuves de perspicacité ou de supériorité de l'aidant;
- faciliter la communication et non pas les révélations.

Ces grands principes de la relation d'aide vont guider notre façon d'être en entretien en tant qu'infirmier. Notre utilisation de ces concepts provient en partie de l'expérience mais requiert aussi une formation spécifique (plus en formation continue qu'en formation initiale d'ailleurs) qui permet à chacun d'entre nous d'acquérir les outils individuels indispensables au développement d'un Moi relationnel professionnel, adapté à notre fonction et à notre personnalité. Ceci est d'autant plus indispensable que les différentes variables de la relation d'aide vont nettement influencer son déroulement. Notre façon de nous positionner dans l'espace, notre façon d'être, nos interventions verbales et non-verbales vont avoir tendance à orienter les réponses et les attitudes des patients. C'est ce qu'on appelle l'induction. Il s'agit là d'une véritable suggestion involontaire (exemple : vous allez *bien* ?) qui doit être repérée car :

- utilisée, contrôlée et pensée, elle est un outil puissant dans la relation d'aide;
- non perçue, automatique et incontrôlée, elle est un obstacle à la relation en interdisant pour une part au patient de s'exprimer librement.

Les jeux de rôles en formation continue nous paraissent à ce propos d'une très grande efficacité, car ils permettent d'utiliser ces principes fondamentaux.

Le pôle psychothérapique spécifique

À côté de la fonction psychothérapique classique, l'infirmier en psychiatrie est sollicité dans l'organisation, l'animation, le suivi et l'analyse de nombreuses autres activités parfois qualifiées de médiation, de sociothérapie, de réadaptation. Leur statut fait l'objet d'un débat important. Sont-elles psychothérapiques ? occupationnelles ? réadaptatives ?

Là encore la réponse n'est pas simple. Il est clair qu'une activité « piscine » avec des patients en difficulté ne relève pas que de l'occupationnel. Elles requièrent donc du personnel soignant. Mais *a contrario*, un groupe de parole animé par un infirmier est-il réellement psychothérapique si aucun temps de réflexion n'est pris à l'issue du groupe, ou si rien de ce qui s'est passé dans ce groupe n'est ré-utilisé institutionnellement !

Toutes ces actions acquièrent donc leur valeur, non pas par la réalité de ce qu'elles sont, mais par le sens qu'elles vont prendre pour les patients comme pour leurs soignants. Là encore rien ne sert d'avoir le bon contenant si le contenu et l'analyse des rapports entre contenu et contenant ne suivent pas.

Les principes généraux de la médiation

Le cadre des groupes à médiation

L'existence de ces groupes s'inscrit dans les projets de service, bien que l'on puisse en regretter la diminution dans les unités intra-hospitalières. Ces activités sont programmées, des soignants en sont référents. Les patients y participent sur indication médicale, discutée en réunion clinique.

Ce type d'activité est un lieu d'observation, d'échanges et de changements. Il est considéré comme un espace de soin. Il est animé par des soignants, en référence au cadre théorique fondant le groupe (psychanalytique, psychothérapique, sociothérapique, etc.). Interviennent également d'autres éléments : le nombre de participants, la formation de l'animateur, l'objectif à atteindre, les capacités associatives des patients, le contexte institutionnel, la durée de vie du groupe. Les notions de permanence et de contenance en sont les principes fondamentaux.

On distingue différents types de groupes. L'atelier désigne souvent un dispositif ouvert où la présence systématique n'est pas requise. Les participants peuvent intégrer le groupe même lorsqu'il est déjà constitué. Ici l'objet de travail du soignant n'est pas centré sur l'analyse de la dynamique de groupe. Le groupe semi-fermé concerne un groupe où les participants sont les mêmes, sur une durée de temps. Le groupe fermé débute et se termine avec les mêmes participants et se déroule sur une durée définie.

Un support est utilisé, choisi pour son identité culturelle, artistique. La relation est médiatisée par l'investissement de cet objet qui devient commun, pour le sujet, pour le soignant. De nombreux supports peuvent être utilisés. Plus les patients sont « éloignés » de la parole, plus la médiation est utile. En effet se confronter directement à la parole peut être très inhibant, voire angoissant. Le patient s'approprie le support, le manipule, teste sa résistance, comme l'enfant avec l'objet transitionnel.

L'effet groupe

Le groupe est un lieu d'échanges, de sollicitations interactives travaillant le lien social mais il agit aussi sur un autre plan. Il mobilise en effet des éléments psychiques, des processus de pensée, de rêverie, qui n'est pas sans rappeler « la capacité de rêverie de la mère ». Aussi, peut-on faire le lien entre groupe, mère et cadre. Comme la mère, le groupe renvoie à la fonction de contenance.

Le groupe est également le lieu d'émergence des projections, des éléments pulsionnels bruts, fantasmatiques. Le travail du soignant et du groupe est de transformer ces éléments en pensées représentables, qui seront intériorisées. La *contenance* est donc ce travail de recueil, de transformation, de résistance aux éléments projetés. La capacité du groupe à faire face à des situations vécues comme angoissantes est très importante. L'appartenance à un groupe ne va pas sans raviver les mouvements qui ont structuré chaque patient au sein de son groupe familial, lieu de conflits, de rivalités, d'alliances et d'identifications. Le groupe fait émerger la conflictualité des histoires et des singularités individuelles. Les échanges intersubjectifs s'appuient sur des mécanismes identificatoires, que le sujet peut utiliser pour (ré)essayer d'advenir à lui-même.

La médiation : un processus de soin

L'introduction d'un médiateur attire quelque chose de l'inconnu psychique du patient. La médiation est la scène sur laquelle vont pouvoir se manifester les aménagements de la vie psychique en faisant appel à la créativité et à l'imaginaire. Elle vient comme une métaphore permettant de proposer une figuration des mouvements internes au travers de la mise au travail des différentes instances. Un certain nombre d'éprouvés, de représentations sont mobilisés, conduisant à une symbolisation. Le passage par une production verbale mobilise les processus primaires. Le patient est d'une certaine manière contraint de dépasser un mouvement de reconnaissance formelle du matériel et/ou une appréhension sensori-motrice de ce matériel pour un investissement de ce support pour le déploiement imaginaire. Bien sûr, ce dispositif suscite des appréhensions, des résistances pour lesquelles le travail clinique tend à les faire dépasser.

Le matériel médiateur permet d'instaurer une dissymétrie dans le dispositif qui met en travail. Il a une fonction de neutralité pour le soignant. Le regard est détourné, ce qui diminue la séduction. Il se porte sur le médiateur qui va mobiliser en soi quelque chose de l'expérience du jeu. Le jeu est un modèle permettant de rendre compte du mode de relation du sujet à son environnement, du mode de traitement du lien entre ce qui est de l'ordre de la réalité interne et ce qui est de l'ordre de la réalité externe. L'activité travaille quelque chose de soi, fondamental pour soi. L'objet transitionnel permet de parler de l'objet en apparence et de soi en réalité. Le processus s'opère par la projection qui consiste à faire sortir de soi des éléments, à les déployer sur la scène imaginaire, sur l'aire transitionnelle, qui joue un rôle d'intermédiaire entre le soignant et le patient. La création d'un espace projectif permet ce mouvement de projection et de réintrojection des parties de soi, après le travail d'élaboration, d'où l'effet thérapeutique. Les échanges en groupe ont une fonction de miroir, et d'identifications croisées. La médiation saisit l'imaginaire, la production reflète une réalité fantasmatique sous-jacente, inconsciente. La mise en scène et le travail d'élaboration vont appeler des représentations inconscientes, qui par la chaîne associative peuvent alimenter tant le champ conscient que celui de l'inconscient. Cette chaîne associative va induire des images, des idées, des affects et des sentiments; la verbalisation permettant de passer de la représentation-chose à la représentation de mots. La médiation est donc un travail de liaison et de transformation de sens. Le jeu et la transitionnalité induisent le travail de mentalisation : jouer avec sa pensée, se penser soi-même en train de jouer, la capacité de s'illusionner... Le groupe accède à ce travail par l'investissement d'un objet culturel, commun à tous, produisant du symbolique. Est permis ainsi le travail de séparation conditionné par la vie psychique pour rendre cette dernière supportable.

L'accompagnement du patient dans son milieu de vie, nécessite qu'il se remette en situation d'activité. Aussi propose-t-on au patient plusieurs types de sollicitations :
- les groupes médiatisés qui ont une valeur thérapeutique, à portée psychothérapeutique ;
- l'ergothérapie ;
- la réadaptation par le travail ;
- les ateliers sociothérapiques.

À l'heure actuelle, l'infirmier est essentiellement impliqué dans les groupes médiatisés et les ateliers sociothérapiques. Les deux autres domaines sont animés en général respectivement par l'ergothérapeute, des éducateurs, des moniteurs-éducateurs, plus rarement des infirmiers. L'intérêt de ces méthodes est, entre autre, de solliciter la coopération du malade dans un projet de soin/sortie/vie.

Le rôle de l'infirmier en psychiatrie dans la pratique des activités médiatisées

Les activités médiatisées sont des activités qui utilisent un support (le médiateur) pour travailler sur les émotions, défenses, aptitudes, difficultés relationnelles... des patients. Il s'agit par exemple *du photolangage, des activités conte, des groupes de parole, de la musicothérapie...*

Dans ces activités, le soignant a un premier niveau d'intervention. Il est garant du cadre thérapeutique de l'activité. Aussi *l'animation de groupe* nécessite de gérer :

- le lieu, le temps, l'espace, le déroulement du cadre de l'activité comme ouvrir et clore la séance, désigner les présents, les absents, rappeler les règles du groupe, introduire le travail par la même consigne inaugurale, penser et maintenir la répétition du cadre;
- la dynamique de groupe : réguler les mouvements d'agressivité, d'exclusion; solliciter, évaluer la présence d'interactions entre les patients ne passant pas forcément par l'animateur;
- le recentrage des échanges sur l'objet du groupe : suggérer, relancer, proposer, reformuler, restituer. Il n'y a pas de réponse faite au sujet mais sur ce qui est adressé au médiateur par le sujet;
- le maintien de la rigueur du cadre, malgré son aspect répétitif. Ce caractère ritualisé, permet au soignant une disponibilité (écoute, empathie) et une réceptivité psychique.

Il est évident que le soignant doit avoir intériorisé les règles, les exigences de la médiation. Ces dernières sont contraignantes, frustrantes mêmes, contrariant le soignant dans son désir d'être bienveillant avec le patient. Mais c'est à cette condition que le soignant peut tenir une position de soin. Sinon, le groupe perd son objectif thérapeutique, et devient un groupe occupationnel dont l'objectif est de faire plaisir, de distraire ou d'occuper le patient.

L'autre fonction du soignant concerne le travail d'élaboration. On se sert de la fonction de contenant pour aider le patient à prendre conscience de ses mouvements conflictuels internes. Le déploiement de la vie psychique est une expérience fondatrice dans le sens où elle permet au soignant de travailler sur l'écart entre ce qui est montré, ressenti et dit. Le soignant a à interroger la question des processus qui se déroulent. Et ce, d'autant plus que le niveau de suggestion d'une part, et de verbalisation d'autre part, fonde la dimension de sujet. Le cadre thérapeutique appliqué dans sa rigueur intervient comme une contrainte, qui sollicite le travail d'association des soignants et patients, et ce au regard de ce que la réalité extérieure impose. Le travail du soignant se déroule sur deux niveaux simultanément, et c'est là une part de la difficulté de cette activité clinique.

L'activité clinique consiste à observer, écouter, recueillir du matériel, repérer les éléments individuels et groupaux. Un travail d'analyse et des éléments présents et de la dynamique groupale est à réaliser, par une mise en lien avec la connaissance du travail antérieur comme celle des patients pris dans leur individualité. Les contenus manifestes et latents seront décodés et restitués au groupe. En même temps écouter l'autre implique sa propre histoire. Les phénomènes transférentiels et contre-transférentiels sont très opérants; l'œuvre du soignant est de maintenir une distance qui se fabrique à partir de sa position interne. Cette position implique un double mécanisme : elle passe par une identification de ses propres mouvements comme ceux du groupe et sur le plan cognitif, la « méta-position » de se voir et s'entendre en situation de soignant, le tout en prise directe avec la situation. Ces mécanismes nécessaires à la situation clinique ne sont en rien spécifiques à la médiation, mais sont inhérents à la relation de soin. Les interventions verbales visent à interroger le patient en le décalant par rapport à son discours. Les éléments de communication infra-verbale, les mimiques, les postures et attitudes, devront montrer un respect et un intérêt pour tout ce qui peut être dit, exprimé par le patient. Aucun jugement de valeur, de discrimination ne devra être présent, il s'agit d'installer un climat de confiance et de sécurité affective. La confidentialité est requise. Enfin, un travail de distanciation peut se réaliser en procédant à une mise en notes après les séances : émotions, pensées; il y a forcément un clivage fonctionnel dans la relecture de ces notes immédiates et l'après-coup. Si tout ne fait pas l'objet de transmissions à l'équipe, ce travail relie le soignant au cadre institutionnel, aux projets de soins, à l'équipe. C'est le matériel clinique utilisable par l'équipe qui est transmis. L'abondance des notes, marquant la difficulté de la synthèse, à restituer l'essentiel, peut être une défense, pour se protéger contre un risque d' « intoxication » que suscite la confrontation à des éléments cliniques, ou encore une tentative obsessionnelle pour retenir tout ce qui a été vécu. Or ces mécanismes d'écriture ont pour effet d'empêcher l'activité associative du travail de la pensée.

Par ailleurs, le lien instauré dans la relation clinique a des effets sur les modalités d'aménagements de la vie psychique. Cet espace privilégie la relation de soin, à travers la capacité d'être seul en la présence de l'autre, la constitution des objets internes dans les ajustements nécessaires face à l'altérité de l'objet présent, ou dans le type d'aménagement du lien avec la réalité extérieure.

Le travail clinique consiste encore à accompagner les mouvements allant du collectif au singulier. Ces mouvements sont réglés par l'évolution personnelle des participants ou par l'évolution du groupe lui-même.

À l'issue de cette présentation, il apparaît que pour avoir des actions thérapeutiques, le soignant doit non seulement avoir de solides connaissances cliniques, mais aussi s'être formé à la technique d'un médiateur et aux techniques d'animation de groupe. Le choix du médiateur est déterminé par les affinités que le soignant peut avoir avec. La notion de jeu et de plaisir a une importance certaine pour que le patient lui-même puisse y prendre plaisir.

L'ergothérapie

Il s'agit d'une technique de rééducation et de réadaptation au travail par le biais d'activités qui s'appuient essentiellement sur la créativité et la création : favoriser la liberté d'expression, se réapproprier une certaine praxie, gestualité. À la différence des groupes médiatisés à visée psychothérapique, ici l'objectif est plus centré sur la réalisation, la production d'objets avec une ouverture sur la création artistique. Le travail s'oriente sur la prise de conscience de soi, de ses gestes, de sa créativité, du plaisir à faire, à travers la manipulation de matériaux. Le corps est impliqué, le schéma corporel aussi. L'ergothérapie est une étape du processus de réadaptation ou du moins une opportunité à proposer au malade, avant l'atelier de réadaptation.

Les ateliers sociothérapiques

Ces activités sont par exemple les ateliers cuisine, les groupes de lecture du journal, les groupes euros (qui ont permis aux patients de travailler sur le changement de monnaie), les activités de loisirs accompagnées (sport, culture...).

L'activité sociothérapeutique :

- est animée par un infirmier ;
- n'est pas à visée psychothérapique ;
- n'est pas non plus de l'ergothérapie ;
- le soignant est plus centré sur la personne : mobilisation des ressources, de son plaisir, de sa socialisation, que sur la production ;
- les objectifs sont : une revalorisation, un travail sur l'estime de soi, la capacité à nouer ou renouer des liens sociaux ;
- l'activité a un cadre : soignant référent, programmation, durée, lieu, permanence ;
- l'animateur en conduit l'organisation, le déroulement ;
- s'inscrit comme les autres groupes dans le projet de soin du patient ;
- permet de scander le temps de l'hospitalisation, d'offrir une aide spécifique, tout en occupant le « vide » de certaines journées d'hospitalisation, lorsque le patient ne reçoit que des soins de base.

Au premier abord, il s'agit du même support que l'ergothérapie mais l'animateur est un infirmier. En raison de sa formation clinique, qui n'intègre pas de formation spécifique à la technique d'un médiateur, l'animation du groupe comme les interventions sont différentes. Ces ateliers existent en intra comme en extra hospitalier. Ils ne s'inscrivent pas dans une perspective strictement psychothérapique. Il s'agit plutôt d'une aide thérapeutique, l'objectif principal étant la socialisation et la dynamisation par le biais de l'activité. Les objectifs concernent le renforcement de l'estime de soi, l'amélioration des perturbations des interactions sociales. Ces groupes nécessitent l'engagement des patients, leur implication dans la durée, intérêt, plaisir. Ils permettent d'accroître les connaissances, travailler la capacité d'être en relation avec les autres. L'animation passe par la technique habituelle : penser le projet clinique des ateliers, leurs indications et modalités (nombre de participants, groupe ouvert ou fermé, planification et bien sûr les objectifs cliniques, le référent).

La réadaptation par le travail

La réadaptation par le travail :

- relève essentiellement du champ d'intervention des ergothérapeutes, éducateurs, moniteurs-éducateurs, plus rarement des infirmiers ;
- s'inscrit dans l'objectif de réinsertion du malade, à partir du projet de soins/sortie/vie ;
- la réadaptation concerne des patients susceptibles d'avoir une activité professionnelle, et ce, même en milieu protégé et qui présentent une amélioration clinique stable ;
- son objectif premier est de renouer avec la réalisation d'une « tâche », d'un travail, de se réapproprier une dynamique de travail ;
- a aussi pour objectif thérapeutique de faciliter l'expression du malade, de réintroduire le réel, de l'aider à se contrôler, se narcissiser ;
- stimule le patient sur les plans cognitif, affectif, physique et de la socialisation ;
- nécessite une collaboration et une coordination entre l'équipe soignante et l'équipe de réadaptation.

La réadaptation par le travail concerne des patients susceptibles d'avoir une activité professionnelle, et ce même dans un milieu protégé :

- patients jeunes n'ayant ni métier ni expérience professionnelle ;
- patients en rupture depuis un certain temps d'une activité professionnelle ;
- patients présentant un handicap mental, bénéficiant de mesures.

Ces activités ont un objectif thérapeutique : permettre l'expression du malade, réintroduire le réel, contrôler ses tensions pulsionnelles et enfin narcissiser.

Un autre objectif est de favoriser la réalisation d'une tâche, les contacts avec un groupe, permettre une socialisation, une stimulation physique. Ces indications ont pour base le besoin d'activités et de réalisation de l'homme. Si on reprend la pyramide des besoins selon Maslow, on répond au besoin de dépassement de soi, à condition que les autres besoins soient satisfaits.

Ces activités ne s'adressent pas à des patients en crise, mais à ceux qui présentent une amélioration clinique satisfaisante, leur permettant d'avoir des centres d'intérêts, d'utiliser leurs capacités cognitives : attention, opération de raisonnement, mémorisation. Les patients ont souvent des carences narcissiques et sont en échec. Ces activités leur permettent de renouer avec une certaine estime et actualisation de soi. D'une manière générale, plus les stimulations sont différentes, plus le patient mobilise ses ressources.

Ces activités sont stimulantes sur plusieurs plans :

- au niveau cognitif : attention, mémorisation, compréhension, logique d'exécution, logique dans les opérations de pensée;
- au niveau affectif : plaisir de l'effort, de la réalisation, créativité, estime de soi, sollicitude; l'estime de soi correspond au besoin d'éprouver un sentiment de valeur personnelle, de confiance en soi, de dignité; l'actualisation de soi correspond au désir de réaliser pleinement son potentiel;
- au niveau de la socialisation : nouvelles interactions, amélioration de sa capacité à entrer en relation et à entretenir ses relations, possibilité de s'intéresser aux autres, de réagir, de les écouter, d'établir des discussions, y trouver du plaisir, se sentir moins seul;
- au niveau physique : sortir de la passivité liée à l'hospitalisation, se déplacer, se mouvoir, avoir prise sur la réalité temporelle, spatiale, sur son corps par la coordination psychomotrice requise par ces activités. En dehors de ces effets, l'orientation du patient sur ce type de soin, varie (diversifie) l'offre de soin, évitant de n'offrir au patient que des solutions « psychistes ».

Mais ce qui est soignant, c'est aussi de *faire faire* pour *faire penser* : il importe que l'équipe rencontre l'ergothérapeute, le centre de réadaptation pour effectuer une synthèse, un bilan et ce, avec et sans le patient.

Ce *faire faire* signifie pour le patient d'y prendre plaisir, de réaliser une production. Ces mouvements ont un effet de valorisation, de renforcement positif, et agissent aussi sur la motivation quant à l'effort à fournir. L'effort, c'est s'éprouver comme sujet « maître de soi », c'est sortir de sa passivité. Le travail engage la personne dans sa totalité. Cette activité s'inscrit dans le projet de soin et l'engage à se projeter dans son avenir. Enfin, un travail sur la réalité s'opère : il est en relation avec les matériaux, les objets réels qui offrent leur résistance. La maladie mentale peut entraîner une diminution de l'activité, une nonchalance, inertie, indifférence, apathie. Or le travail est très valorisé socialement, il signe une adaptation. Le travail permet de canaliser les énergies plus ou moins réprimées. Et en ce sens il peut être indiqué pour les patients présentant des troubles de la personnalité de type psychopathique ou *borderline* (se traduisant par l'agressivité, passages à l'acte, attitudes d'opposition, de protestation). Et ce, parce que ces activités s'inscrivent dans un cadre rigoureux, qui permet au malade de rencontrer un règlement, une loi, du matériel qui résiste, tout en étant à manipuler. Le sentiment d'utilité, de valeur sociale, la productivité, sont autant de facteurs qui revalorisent le patient. Participer à ces ateliers confronte les patients à la vie courante, au respect des horaires, des rythmes, du rendement. Ils préparent le patient à une reprise d'activité professionnelle. Si un handicap est identifié, le patient peut être orienté vers des centres d'aide par le travail, les ateliers protégés, un travail protégé en entreprise, parfois une aide par la formation.

Les ateliers de réadaptation par le travail proposent des activités de fabrication, de mise en conditionnement. Ils peuvent être spécialisés : imprimerie, tissage, petit ajustage. Il s'agit souvent d'un travail de sous-traitance pour des entreprises.

Le rôle de l'infirmier consiste à soutenir la motivation du patient, à encourager sa participation à ces ateliers. Le processus est loin d'être linéaire et est marqué par une alternance de phases de persévérance et de phases de découragement, d'opposition. Le patient a à comprendre que c'est dans cet effort sur lui, qu'il pourra arriver à une certaine autonomie dans son adaptation sociale. Le deuxième niveau d'intervention infirmière porte sur l'évaluation du processus de réadaptation, d'où l'intérêt de rencontres régulières entre les équipes. Le troisième niveau d'intervention est de rappeler le cadre ou de veiller au respect du cadre par le patient : horaires, emploi du temps, tenue vestimentaire, gestion de ses soins quotidiens. Le quatrième niveau est de faire un travail de coordination et de liaison, de synthèse (orale, écrite).

Le pôle somatique

L'infirmier et l'administration des médicaments

Les traitements pharmacologiques sont le corollaire indispensable des soins psychiques (voir « Les différentes thérapeutiques », p. 55). Mais en même temps, ils ne suffisent pas à eux seuls, un travail psychothérapique est indispensable. En effet, le traitement médicamenteux vient diminuer ou ôter les symptômes. Or ces derniers ont, nous l'avons vu, une fonction de compromis entre la vie psychique et la réalité, et permettent au patient « d'être au monde ». Il importe de soutenir la dépressivité qui apparaît à la suite de la diminution des symptômes. Les traitements contribuent à apaiser le patient, à le rendre coopérant, capable de rétablir des relations et de communiquer avec les autres. Ils ont permis les soins ambulatoires, la limitation des hospitalisations, la diminution de la durée d'hospitalisation, et de favoriser le maintien de la personne dans son milieu social. La coopération de l'entourage est indispensable; un travail d'information est nécessaire. La prescription médicale détermine un rôle sur collaboration : préparation, administration des médicaments. La surveillance de l'efficacité du traitement et des effets secondaires relève de l'autonomie professionnelle.

Les infirmiers assurent deux fonctions importantes :

- l'administration des médicaments et la surveillance des effets secondaires;
- l'éducation et le soutien du malade par rapport à son traitement.

L'administration

Elle nécessite différentes étapes :

- faire accepter la prescription médicale, comprendre les choix médicamenteux, pouvoir les expliquer. D'une manière générale, si l'infirmier appréhende positivement les traitements psychotropes, cela se percevra dans sa manière de les administrer. La qualité relationnelle entourant ce temps de soin renforce souvent l'efficacité thérapeutique. La connaissance des traitements rassure le malade, dédramatise ces traitements souvent qualifiés de drogues par les patients;

- évaluer avant et pendant le traitement les paramètres suivants de façon à avoir des points de repères :
  - physiologique : paramètres cliniques, signes des affections médicales, habitudes alimentaires, élimination, niveau d'activité, sommeil, vie sexuelle,
  - thérapeutique : connaissance ou non du traitement, traitements antérieurs, effets secondaires, toxicité, réactions au traitement,
  - éducatif : appropriation du traitement,
  - social : niveau des interactions sociales avec son entourage, les professionnels, les autres patients,
  - psychologique : diminution des symptômes, apaisement, modification du comportement;
- évaluer l'efficacité du traitement : détecter les signes de surdosage, d'inversion de l'humeur, de levée d'inhibition;
- apprécier les effets secondaires.

L'observation clinique infirmière est absolument fondamentale. C'est une méthode de recueil d'informations qui permet d'ajuster la posologie, d'évaluer l'efficacité, de valider le choix du médicament, de moduler la durée du traitement.

L'administration doit être personnalisée. Il importe de vérifier l'absorption du traitement, car il existe parfois un risque de stockage des médicaments pouvant faire l'objet d'une prise massive en cas de tentative de suicide, ou encore de « trafic ». Au moindre doute, le traitement est donné, accompagné d'un verre d'eau en demandant d'absorber les comprimés en buvant.

En cas de refus du médicament, deux cas de figure apparaissent :

- refus soudain d'un traitement déjà en route et accepté;
- refus chez un patient nouvellement admis.

Il importe de réfléchir avant d'agir, de reprendre le cadre juridique des droits des patients. Ainsi en hospitalisation libre, le patient peut refuser un soin. Il s'agit de comprendre avec lui la signification de ce refus avant de le convaincre à prendre son traitement. Préciser que l'objectif est de soigner la maladie dont il souffre. Instaurer un rapport de force risque de majorer la tension du patient, l'agressivité, voire d'entraîner un passage à l'acte. En général, l'insistance finit par avoir un effet persécuteur. L'élément pondérateur est la qualité de la relation entre le soignant et le soigné. Dans le cadre d'une relation privilégiée où le soignant est le « bon objet », convaincre peut suffire. En cas de refus « simple », le soignant peut différer la prise du traitement; il n'y a pas forcément en effet d'impératif à respecter un horaire. La situation peut se dénouer avec un autre soignant, peu de temps après. En hospitalisation sur demande d'un tiers ou en hospitalisation d'office, l'équipe peut engager sa responsabilité. Réfléchir, c'est peser les intérêts et les risques de l'intervention thérapeutique et de l'attitude soignante. Il ne faut pas banaliser l'intervention contre le gré du patient, qui risque de s'inscrire comme un véritable traumatisme. Ceci du point de vue clinique, mais aussi du point de vue social : le droit des patients et leur capacité civile tendent à renforcer leur droit à s'opposer à des interventions exercées sur leur personne.

Le deuxième niveau d'analyse est de distinguer une situation d'urgence d'un refus « simple ». En effet, en cas d'urgence ou de crise avec un risque pour le patient et/ou l'entourage, il devient impératif de calmer le patient dans un délai optimal. La prescription est ponctuelle, le patient doit être soutenu par une attitude rassurante, contenante pendant cette action qui a un impact douloureux pour le patient. On agit sans le consentement du sujet, ce qui peut entacher la relation et la confiance du patient dans l'équipe.

Le rôle éducatif et de soutien

Au niveau éducatif, le patient doit être informé sur le traitement. Il apprendra à s'observer lui-même, à déceler la présence d'effets secondaires, à mesurer l'efficacité du traitement, à reconnaître les symptômes de sa maladie.

Il s'agit d'aider le patient à accepter les contraintes inhérentes à ce type de traitement : effets secondaires, durée du traitement, contrôle biologique parfois. Il importe donc de convaincre le patient de l'opportunité de la poursuite du traitement pour maintenir l'amélioration obtenue. L'incidence des psychotropes est lourde : modifications corporelles, troubles de la sexualité, de l'état de conscience, impression de modification de la façon d'être au monde. Il est important de noter que les traitements actuels induisent moins d'effets secondaires.

Synthèse

L'administration des médicaments comporte plusieurs étapes :
- aider à accepter la prescription médicale;
- le soignant doit avoir une vision positive des traitements psychotropes, car la manière d'administrer le traitement ainsi que la conviction du soignant exercent une influence;
- évaluation clinique avant et après la mise en route du traitement;
- évaluer son efficacité;
- apprécier les effets thérapeutiques;
- personnaliser l'administration;
- veiller à la prise du traitement;
- selon le mode d'hospitalisation, gérer le refus de prise de traitement, chercher à comprendre, réfléchir : peser les intérêts et les risques, tels qu'une intervention en cas de refus;
- rôle éducatif et de soutien : informer, expliquer la prise de médicaments, les effets secondaires, l'efficacité; aider à accepter les contraintes, les effets secondaires, la continuité et le suivi.

Les soins corporels et les soins somatiques

Les actions infirmières en psychiatrie portent aussi sur le corps du malade :
- les soins d'hygiène, d'habillage, le choix des vêtements, le soin des ongles, la coiffure, le rasage;

• les soins infirmiers : pansements, injections, application de pommade, prise de médicaments, sondages, alimentation entérale et parentérale... ;
• les soins éducatifs concernant ces mêmes domaines.

Si certaines activités cliniques comme les entretiens rapprochent les rôles du psychiatre, du psychologue, de l'infirmier, la nature de ces interventions distingue nettement les rôles et fonctions, par ce travail sur le corps lui-même, sur l'accompagnement dans la réalité.

Il s'agit de « faire » avec le malade, sans le cadre protégé de l'entretien par exemple. D'où la nécessité d'avoir intériorisé un cadre théorique d'intervention.

Réaliser ces soins passe par le toucher du corps du malade. La peau est une frontière délimitant le corps, elle est source de sensation. Les soins maternels donnent à l'enfant la conscience d'une surface corporelle, d'une enveloppe, d'un contenu, d'une unité et d'une perception du milieu extérieur.

La peau est source de sensations : chaleur, caresses, douleur... Le toucher donne une gamme variée d'informations : tendresse, pression, contraintes. Il est un contact direct qui peut être vécu comme doux, engageant, menaçant, intrusif parce qu'il intervient sur l'intimité. Le soignant a donc à identifier le degré d'aise ou de malaise, les interdits qui accompagnent ce mode d'intervention, les ressentis : plaisir, dégoût.

Aussi, la première démarche du soignant est d'avoir conscience de ce qui sous-tend son geste de façon à écarter toute ambiguïté, et ce, en ayant conscience de l'effet produit. Les soins infirmiers nécessitent de déshabiller, de palper, d'examiner l'état de la peau, de masser, d'observer la température du corps, de détecter la présence d'œdème, de localiser un site d'injection. Autant de soins qui nécessitent une attention active tournée vers le corps du malade. Regard, corps, mains du soignant sont entièrement tournés vers lui, constituant un « corps à corps », très bien illustré par la technique de manutention pour un lever de patient, d'un transfert lit-fauteuil, engageant une grande proximité corporelle : le soignant tient le patient dans ses bras, contre lui. Un autre niveau d'observation pendant le déroulement du soin portera sur la réaction du malade pendant ces contacts physiques (bien-être, gêne ou malaise). On peut observer :
• un plaisir à être pris en soin, répondant à un besoin d'affection, de régression ;
• une difficulté à accepter d'être aidé ;
• une recherche active de reprise d'autonomie « Laissez, je vais le faire... ».

Il est important d'ailleurs de laisser aller ces mouvements, de les accompagner, même s'ils traduisent une certaine régression. Les mots aussi sont indispensables pour suppléer, clarifier, renforcer l'objet du soin.

Le toucher a des connotations culturelles et sociales influentes à prendre en compte. Le toucher évoque un caractère intime : soins à l'enfant, relation sexuelle. Il peut être interprété comme une séduction, une régression, une intrusion, une effraction de la sphère intime. Il peut susciter des fantasmes, où se confondent craintes, désirs pouvant générer un inconfort pour le patient. Il est de fait indispensable d'annoncer au patient le soin, son objectif, éventuellement ses modalités et sa programmation. Sont ainsi évités les sentiments de menace, les réactions de surprise, d'agressivité. Penser le soin corporel invite la prise en compte de deux niveaux :

• la psychopathologie : par exemple, il est inutile de stimuler activement un patient dépressif pour sa toilette. Cette attitude renforce son sentiment d'incapacité, de dévalorisation. Face à un patient anxieux, le toucher peut soit avoir un effet apaisant, soit renforcer l'agitation anxieuse ; chez un patient qui cherche à se dégager, le toucher peut créer un effet de contrainte supplémentaire ;
• la stratégie thérapeutique précise le cadre du projet de soin (fermeté, régression, souplesse).

Le toucher spontané peut aider le patient à « sortir » d'une émotion, par exemple, la tristesse, en lui faisant vivre le sentiment d'être compris, consolé, ou encore à exprimer ce qu'il ressent.

Le choix du toucher tient compte du sujet, de son histoire, de l'histoire de la relation de soin. En même temps, l'utilisation de ce mode de communication se base sur une part de spontanéité, d'intuition et de connaissance de soi. L'intention de l'infirmier doit correspondre à un objectif clinique clarifié. Enfin, il importe de mettre en mots ce qui semble se jouer pour le patient dans la situation. Les soins corporels invitent à réfléchir les lieux où se passe l'interaction. S'il est important de transformer ces soins en des temps relationnels privilégiés, préparant le travail psychothérapique, tous les lieux ne permettent pas un travail d'élaboration (couloir, salle de bain, office, salle à manger). L'infirmier doit en effet différer ce travail d'élaboration, annoncer au patient que ce qui est en train de se dire est important, et sera repris ultérieurement. À première vue, cette action semble interrompre le discours, mais en fait la perspective d'un après-coup permet un travail d'élaboration, dans l'attente de l'entretien infirmier prévu.

Chaque soin s'attache à un lieu spécifique. Les lieux et les supports du soin apportent une signification supplémentaire à la relation. Cette différenciation des lieux, des temps, des supports, a un effet structurant pour les patients psychotiques, confus, anxieux. Elle fonctionne par identification projective en organisateur de la réalité interne. Les touchers et les soins corporels font écho aux carences affectives, relationnelles que les patients présentent. Ceci renforce l'importance de la cohérence des interventions. La référence commune est le projet de soin individuel. Le respect de son cadre, de la stratégie sont une obligation pour tous les professionnels. Aller dans le sens de la régression, de la réparation ne peut qu'être l'objet d'une décision clinique d'équipe.

Enfin, le soin infirmier doit toujours tendre vers une reprise progressive de l'autonomie du malade. Si parfois en situation de crise, l'infirmier supplée le malade quant à la satisfaction des besoins, l'amélioration clinique permet d'abandonner cette position. Le soignant doit pouvoir se projeter dans l'arrêt progressif de la prise en charge, en finalisant le projet de sortie, et ce même dans les prises en charge extra-hospitalières. Les équipes de psychiatrie ont parfois du mal à se séparer des patients. Enfin, l'infirmier doit toujours se demander si le cadre de soin n'est pas en train de reproduire une autre forme d'aliénation. L'information au malade, le respect de ses droits, une concertation autour du consentement au soin, l'écoute de son désaccord, de son désir quant à son projet, placent ce dernier au centre du projet de soin.

La constance, la régularité des soins construisent une stabilité et une confiance dans le lien, favorables à une amélioration clinique. Pour le patient, c'est l'assurance d'une continuité d'investissement de l'équipe, ce qui renvoie à la préoccupation maternelle primaire. Les soins maternels se nourrissent de l'identification de la mère au nourrisson. Cette capacité très particulière d'empathie est souvent désignée par les infirmiers par feeling, ressenti, sensibilité, intuition. L'infirmier se trouve pris dans une fonction de suppléance du Moi défaillant du patient, qui peut alors se laisser aller au plaisir d'être objet de soin ! Cette sensibilité de l'infirmier consiste à se dégager de soi, en tant que personne privée, pour laisser advenir une préoccupation de ses patients. Cette dynamique est largement favorisée par le plaisir de soigner dans ce rôle infirmier autonome. Or, le rôle sur prescription médicale est le plus souvent vécu comme le plus valorisant, le plus flatteur au détriment de ce rôle dit propre. Il a souvent été associé à l'aspect « sale » du métier, peut être est-il enfin à entendre comme « personnel » à l'infirmier, au sens de sien.

Pour continuer avec les notions de Winnicott, le soin infirmier, par analogie, reprend à son compte les concepts de *holding*, de *handling*.

Le *holding* est, nous l'avons précisé au début de cet ouvrage, la façon dont l'enfant est porté ; le *handling*, la façon dont il est manipulé, traité, soigné. Ces fonctions maternelles, en protégeant l'enfant contre les expériences vécues comme angoissantes, ressenties dès la naissance, passent par ce déploiement régulier de soins à l'enfant, qui doivent s'adapter au développement de l'enfant. Par leur régularité s'installe un sentiment continu d'exister, d'être « un ».

Si les soins infirmiers font revivre sur le plan fantasmatique les soins maternels, ils sollicitent dans le même mouvement les relations objectales. Ces soins mettent en jeu les représentations imaginaires du corps, de ses parties, de ses fonctions, ce qui n'est pas sans conséquence sur la réalité psychique interne et sur le schéma corporel. Le patient peut éprouver du plaisir par l'intermédiaire de la relation à l'autre et à lui-même. Toutes ces actions infirmières aident le patient à retravailler sa « représentation de soi » (Freud, Hartman). Elle prend source dans le narcissisme.

Ainsi, en prise directe avec le narcissisme, les soins infirmiers corporels investissent la santé, le bien-être de la personne ; ils soutiennent ce faisant, l'investissement de soi, défaillant chez le patient souffrant de troubles mentaux. L'effet principal de ces interventions est une revalorisation narcissique, un renforcement positif de l'estime de soi.

Le pôle institutionnel

Les réunions : base de la coordination institutionnelle

Nous avons largement développé au cours des précédents exposés le fait qu'on ne peut être soignant, seul, sans se référer à une équipe et à travers elle, à un projet de soins, à un cadre thérapeutique. La réunion est l'instance matérielle où sont présentes les différentes professions du soin (aides-soignants, infirmier, cadre de santé, assistante sociale, médecin, psychologue, éducateur...). L'équipe a besoin de donner du sens à sa pratique. Le mot sens est ici employé dans ses deux acceptions : celle de l'action de signifier et celle de diriger. La question du sens évoque la clarification du but poursuivi, de la mission, la recherche d'une intelligibilité, mais aussi le plaisir de penser ensemble, qui sont autant d'éléments de cette institutionnalité.

Par ailleurs, l'équipe a besoin « d'entretenir » son implication, sa motivation, sa résistance face à :

- l'impuissance, l'échec thérapeutique ;
- la lenteur des améliorations cliniques ;
- l'écart entre l'idéal et le résultat qui a pour effet de la déprimer ou de la détourner du soin ;
- la pénibilité des vécus contre-transférentiels qui psychiquement peuvent atteindre le soignant.

D'autant que « l'équipe » est prise en porte à faux entre les contraintes institutionnelles, le pouvoir des directives générales de la politique de santé, qui sont vécues comme des « empêcheurs du soin », provoquant un conflit supplémentaire, et leur idéal de soignant. Ce qui est à regretter, car il faut une « bonne dose » de tranquillité interne pour soigner. Il est regrettable que toute la sollicitude qu'exigent le soin et la relation de soin en psychiatrie ne soit pas plus reconnue, valorisée par les tutelles. On ne peut être soignant, si on n'est pas « tranquille » pour accueillir la folie et prendre le temps de comprendre. Tous ces temps de réunions sont là pour servir de liant à nos actions, pour nous permettre d'avancer ensemble même s'il arrive que ces espaces se trouvent parfois envahis par la psychopathologie des patients et par celle inhérente à la groupalité même du corps soignant.

Relèves, briefings, temps infirmier

Les relèves, les briefings, les réunions infirmières ont comme sens fondateur de constituer une entité professionnelle à partir :

- d'une formation commune (à ce jour encore trois filières présentes : ex-soins généraux, ex-infirmiers de secteur psychiatrique, programme 1992 et désormais le programme 2009) ;
- d'une recherche de fantasmes identitaires : se démarquer des autres professionnels en ayant une existence à soi, en appartenant au même corps ;
- d'une recherche de fondements conceptuels communs ;
- de l'appartenance à ce groupe.

L'organisation des soins, comme les fondements conceptuels constituent un cadre : le projet de soins infirmiers qui s'intègre dans le projet de service. Il est le résultat d'un consensus autour d'un cadre de travail, d'une direction, du sens de la mission, de conceptions sur la santé, la maladie, le soin infirmier. Le projet est un objet commun fédérateur. Cet outil peut constituer la référence de la politique de formation tant des nouveaux professionnels que des étudiants infirmiers. La structuration de l'équipe infirmière permet de travailler dans une interdisciplinarité intelligible et confortable. La reconnaissance des compétences infirmières, des champs d'interventions permet d'appréhender, ce faisant, les limites de son rôle. Ce qui permet d'ajuster de façon complémentaire les différents champs d'interventions des professionnels.

Les réunions infirmières :

• sont des temps d'échanges d'informations sur chacun des patients de l'unité. La tendance actuelle est de s'en tenir aux transmissions ciblées (développées dans le chapitre 7) et d'aller à l'essentiel. Il s'agit d'un relevé d'informations cliniques (psychiatriques, somatiques, sociales) avec un passage de consignes pour l'équipe suivante. La relève est également l'occasion de donner des informations institutionnelles et d'évoquer hypothèses et/ou réflexions cliniques;
• le dossier de soin infirmier est le support privilégié de la relève;
• elle peut donner lieu à des décisions cliniques infirmières tant sur le rôle autonome que sur le rôle en collaboration;
• le ton de la relève peut être variable : expéditif, humoristique, empathique. Comme toutes les réunions, c'est un très bon indicateur de la vie psychique d'un groupe. Les différences sont à entendre, les complémentarités aussi;
• des conflits sont parfois présents. À ce moment-là, les cadres (thérapeutique, institutionnel) risquent de se rigidifier. Le groupe tente de reprendre ainsi le contrôle de la situation, mais en fait c'est elle qui lui échappe.

Les briefings ne sont en général pas réservés aux infirmiers. C'est un temps de réunion très court, à l'arrivée des autres professionnels, où les soignants donnent les principales informations : le but est d'organiser la journée de travail. L'équipe multidisciplinaire se constitue pour œuvrer ensemble sur la journée. C'est un temps de répétition souvent pour les infirmiers, mais absolument indispensable pour la cohésion et la cohérence des soins.

D'une manière générale, le management de l'équipe doit veiller au respect de l'individualité de chacun pour que puisse être engagé à son tour, sur ce modèle, un soin personnalisé. Le travail de différenciation entre les soignants par des zones de responsabilités différentes est précieux, au regard des maladies prises en charge. Ainsi, l'infirmier référent ne rend pas exclusive la relation soignant/soigné mais est à prendre comme une modalité de différenciation et de personnalisation.

Les différentes réunions infirmières ont donc pour but :

• l'information clinique/évaluation/actions;
• l'organisation du travail : qui fait quoi, où, quand, comment;
• la réflexion sur la pratique, l'élaboration de projets.

Elles sont importantes car :

• elles fédèrent le groupe, renforce la cohésion et la solidarité;
• elles créent des relations professionnelles et une bonne ambiance relationnelle;
• elles permettent de créer de la ressemblance et de la différence.

La réunion clinique

La réunion clinique est l'un des autres temps institutionnels importants. Elle est, selon les équipes, centrée sur le projet et le déroulement du soin d'un ou de plusieurs patients, souvent choisis préalablement pour permettre, par exemple, aux référents de « préparer » une présentation. Ce temps collectif de réflexion est indispensable. En effet, chaque soignant a cette fonction contenante, « d'appareil à penser les non pensées » telle la fonction Alpha de la mère. Les soignants réunis, offrent un « appareil à penser » collectif pour penser le diagnostic, les signes, les éléments psychopathologiques et leur résonance avec l'histoire du patient, sa structure de personnalité etc. La réunion clinique réunit les approches plurielles des soignants. L'éclairage subjectif de chacun construit une entité représentable, non définitive de la réalité du patient, objectivation uniquement provisoire mais indispensable. L'équipe doit être vigilante pour éviter la fixité de la représentation, l'enfermement dans une stigmatisation cristallisée sur un moment de crise. Ces approches plurielles confrontent les observations, les informations, les constats, les interrogations. Il y a ainsi une multitude de vérités qui émergent :

- parfois une ligne directrice se dessine : l'équipe tient probablement une hypothèse de travail tangible. Une stratégie clinique peut être définie et retenue. On est dans un système dont il faut bien admettre la teneur « essai/ erreur », le tâtonnement perpétuel et insécurisant (et en même temps si passionnant, par ce côté jeu de piste, rébus...) ;
- on oppose souvent subjectivité/objectivité. Le champ de la psychiatrie est très subjectif ;
- parfois les avis restent partagés, sans rencontre possible. La pensée est en statu quo ; l'équipe doit en rester là, c'est partie remise pour la recherche du sens. L'équipe attend un moment d'ouverture de la part du patient. Il importe de reconsidérer le projet de soin, l'adéquation des indications, la qualité du suivi dans le déroulement des soins. Mais parfois, et souvent, l'équipe est « assignée » à l'attente, elle joue la temporalité, résiste dans la durée. L'analyse des interactions entre les différents soignants et le patient permet de dégager des comportements très différents chez le patient. C'est souvent par là, que l'analyse clinique démarre, redémarre.

L'animation de la réunion doit veiller à :

- prendre le temps de recueillir et travailler les observations ;
- favoriser l'émergence des différences constatées ;
- l'interprétation vient dans un second temps et sera enrichie par le travail d'élaboration des observations.

Les réunions cliniques sont idéalement un espace transitionnel. L'existence d'une illusion clinique dans cette transitionnalité permet de créer une pensée collective, un rêve commun et par là même de créer le soin. Cette illusion est possible par la mise à distance de la réalité du malade. Mais en même temps, on sait que cette illusion peut aboutir à une frustration quand aucune amélioration clinique n'est observée. Il est probable que l'efficacité tient à la qualité de l'animateur. Sans animateur, la réunion a peu de chance de se rapprocher des objectifs prévus. Mais son efficacité dépend aussi de la dynamique de travail des participants, des personnalités en situation.

Dans cet espace, la place et le rôle de l'infirmier ne sont guère différents de ceux des autres professionnels car il ne devrait pas exister une hiérarchie de parole symétrique à une hiérarchie professionnelle. D'autant que bien souvent les infirmiers sont ceux qui ont la connaissance la plus fine du patient, en raison de leur permanence auprès de lui. Leurs apports sont donc précieux et leur parole doit être favorisée.

Les réunions institutionnelles

Ces réunions sont centrées sur la vie du groupe soignant, sur les évolutions à prévoir, sur ses difficultés, sur ses rapports avec les autres professionnels et l'administration. Ces espaces ont pour fonction de réguler le niveau de fonctionnement du groupe (décrit en partie IV). Cette régulation est indispensable, car un groupe ne va pas spontanément bien. En effet, il naît de l'enchevêtrement de psychismes tout aussi complexes et différents les uns des autres. Les enjeux de pouvoir, les difficultés de communication, les conflits sont fréquents.

Les enjeux de pouvoir sont inévitables. Le leader est, par exemple, celui qui facilite le fonctionnement du groupe, celui vers qui convergent les attentes du groupe, les affects, et ce, de façon permanente ou temporaire. Le groupe en général a besoin d'un leader. Le groupe coopte son leader, l'accepte... parce qu'un besoin apparaît. L'équipe est un groupe dont le but est la réalisation d'un travail, d'une production. Le leader doit connaître ce travail, être capable de créativité, d'innovations, de recadrer. Il aide à la qualité des relations interpersonnelles (travail sur les conflits, la différenciation des uns et des autres, la place...). La légitimité du leader officiel en fait le représentant du groupe, au niveau du groupe, au niveau symbolique et aussi par rapport à l'extérieur.

Les difficultés de communication s'observent à deux niveaux :

- à un niveau formel de circulation de l'information;
- à un niveau plus informel lié au contenu du travail et des relations affectives.

Or, l'information, c'est aussi du pouvoir : les autres sont mis en situation de dépendance, d'attente. La rétention d'informations peut aussi bien venir des infirmiers que du cadre. On voit donc apparaître les notions de pouvoir/contre-pouvoir : dans ce contexte, l'efficacité, la productivité baissent par fonctionnement sclérosant.

Mais heureusement l'information c'est aussi de la vie, de la complémentarité et de la contenance. Ainsi les relations interpersonnelles permettent aussi de créer un climat relationnel chaleureux et d'abaisser les tensions. Toutefois, si le champ émotionnel, affectif est trop prégnant, le groupe est incapable de réaliser les objectifs collectifs, ou encore, se sert du malade pour se faire plaisir (avec parfois des arguments très rationnels, par exemple, qu'il est très important de bien s'entendre pour soigner).

Les conflits sont de natures diverses :

- clivage entre objectifs individuels et objectifs du groupe;
- conflits ouverts, agis;
- absentéisme, sabotage, désengagement, plaintes, turn-over, démission;
- conflit intériorisé : décompensations psychosomatiques, psychologiques, anxiété, angoisse, difficultés d'intégration à l'équipe;
- conflits entre équipes : les bons, les mauvais objets;
- conflit institutionnel : agressivité envers la hiérarchie (cadre, directions, médecins);

- lutte de pouvoir concernent la place que l'on occupe et celle que l'on aimerait occuper;
- l'autorité, celle de la compétence : on parle de pouvoir d'influence. La question est d'en savoir plus, de montrer « qu'on en sait plus » ;
- quête narcissique de la reconnaissance;
- fragilité identitaire peut-être liée au travail clinique lui-même;
- conflits liés aux problématiques personnelles et parfois des événements de vie traversés;
- conflits par rivalités, jalousies et envies;
- conflits par la gestion des difficultés institutionnelles, matérielles.

Autant de raisons pour un groupe d'être en cohésion groupale, illusion groupale, ou en malaise, en productivité ou en inertie. Il existe probablement une lutte contre la dépression ou les craintes d'effondrement pour les équipes de soins. On peut alors comprendre et respecter les replis ou retraits que certains membres mettent en place pour se protéger et peut-être protéger leur fonction soignante. Mais nous y reviendrons dans la dernière partie.

Il est possible de prévenir ces écueils de la vie groupale en :

- identifiant mieux l'objectif groupal : travail sur les valeurs, les représentations individuelles (projet de service);
- se recentrant sur l'organisation du travail, les techniques de soin.

Chapitre 7
Entretien et relation d'aide en psychiatrie

Clémence Morasz[1]

La pratique de l'entretien infirmier est une pratique fondamentale de l'infirmier exerçant en psychiatrie. Elle constitue une part importante de la fonction relationnelle de l'infirmier. Toutefois il nous faut noter d'emblée que cette fonction d'échange verbal ne s'arrête pas au cadre des entretiens formalisés. En effet, l'infirmier exerçant en psychiatrie déploie au quotidien cette fonction relationnelle tout au long d'un continuum qui part des quelques mots échangés dans la chambre d'un patient pour aller jusqu'à la consultation infirmière structurée, en passant par tous ces nombreux moments d'échange qui émaillent et ponctuent ce que l'on a appelé l'interstitiel du soin institutionnel en psychiatrie.

En ce sens, l'infirmier exerçant en psychiatrie est régulièrement convoqué tout au long de sa journée de travail dans l'exercice de cette compétence si particulière que l'on nommera – par extension – sa fonction de relation d'aide. Il nous a donc paru important d'ajouter un chapitre traitant de cette problématique dans la seconde édition de cet ouvrage.

De l'entretien à la rencontre

> « L'entretien est une rencontre caractérisée par l'établissement d'un lien permettant une prise en charge particulière, au sein d'un cadre relationnel spécifique. »
>
> L. Morasz, 2008

Avant de détailler les grandes catégories de séquences relationnelles dans lesquelles l'infirmier exerçant en psychiatrie peut être impliqué, il nous semble

1 Psychologue clinicienne, directrice du CNFE.

intéressant de nous pencher sur le socle commun de toutes ces pratiques : la rencontre de l'autre.

La notion de rencontre intersubjective

Toute séquence relationnelle est d'abord l'histoire d'une autre rencontre. Une rencontre entre un sujet en souffrance : le patient, et un sujet dont la fonction est d'accueillir et de prendre en charge cette souffrance : le soignant. Mais cette rencontre n'est pas seulement celle d'un patient et d'un soignant. Elle est aussi une rencontre intersubjective, celle de deux sujets faits « du même bois », celle de deux humains constitutionnellement confrontés aux affects, à l'angoisse et à la souffrance. L'entretien est donc une interaction interhumaine, qui va faire résonner chez chacun d'entre nous, toute une série d'émotions, d'affects, voire de passions, liés à ce qu'il y a de commun – d'humain – en nous.

L'entretien se caractérise ainsi par la mise en place d'un espace psychique commun qui sera le lieu d'un travail relationnel mutuel. Les deux protagonistes de cette relation, le patient et le soignant, se trouvent donc conjointement engagés – avec ce qu'ils sont (personnalité, histoire, état émotionnel...) – dans cette interaction complexe et mutidimensionnelle aux déterminants multiples (fig. 7-1).

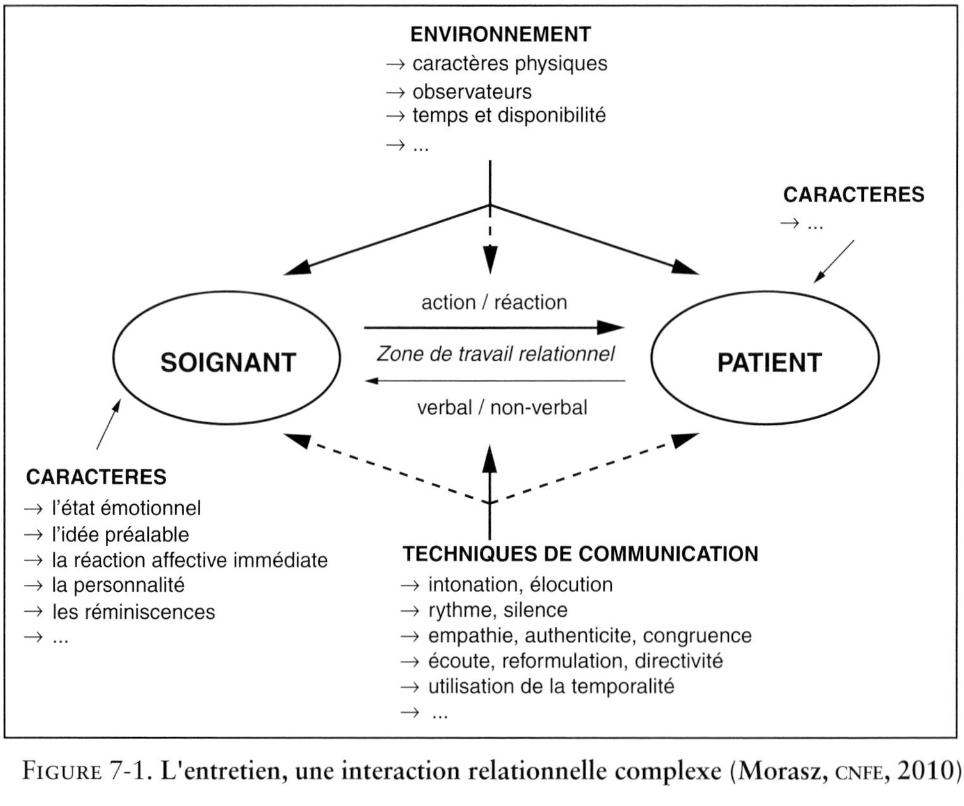

FIGURE 7-1. **L'entretien, une interaction relationnelle complexe (Morasz, CNFE, 2010).**

À la lumière de ce schéma, nous pouvons d'ores et déjà repérer que les éléments « techniques » tels que les modalités d'interventions verbales ne sont qu'un des éléments de l'interaction en jeu dans la pratique de l'entretien.

La compréhension de ce qui s'y joue s'appuie sur la mise en réflexion de l'ensemble de ces déterminants qu'il importe, non pas de maîtriser (ce qui serait d'ailleurs quelque peu illusoire), mais de repérer et de mettre en pensée, afin d'en améliorer la compréhension en pratique clinique quotidienne. Comprendre en effet ce qu'un patient a pu vivre ou nous faire vivre en entretien, nécessite la prise en compte de l'ensemble des facteurs engagés dans cette interaction-*là*, entre ces deux personnes-*là*, à ce moment-*là*.

La nécessaire multidimensionnalité de cette approche se retrouve d'ailleurs dans la problématique de la formation des professionnels aux techniques d'entretien. Nous y reviendrons en fin de chapitre.

La notion d'infirmier « outil du soin »

La notion de rencontre intersubjective qui fonde toute la pratique relationnelle de l'infirmier en psychiatrie nous renvoie directement à ce que nous avons développé dans le chapitre 4 de cet ouvrage autour de la notion d'infirmier « outil du soin ».

En effet, la pratique de l'entretien en psychiatrie est une pratique d'intériorité. Elle repose sur la création d'un espace psychique « intermédiaire » entre le patient et le soignant afin que ce dernier puisse accueillir, repérer, contenir, et mettre en pensée ce que le patient va y déposer. Mais pour cela, nous voyons que l'infirmier est confronté à un premier enjeu : celui de *créer un lien* qui va permettre le déploiement de la relation.

L'établissement de ce lien, qui repose pour une bonne part sur les qualités d'empathie du soignant, va permettre le déploiement d'échanges psychiques intenses entre le patient et le soignant qui se passeront en grande partie – mais pas uniquement – dans l'espace relationnel commun créé par la relation. Tout se passe comme si le soignant s'approchait au plus près du psychisme du patient pour créer avec lui une forme de contiguïté psychique permettant le lien. En ce sens, le psychisme du soignant constitue l'outil dont il va se servir pour percevoir, comprendre et travailler le vécu émotionnel de cet autre qu'est le patient. Seulement, il ne pourra comprendre cet autre qu'en laissant résonner en lui cette part de nous-mêmes que nous renvoie inéluctablement la souffrance de tout autre, jamais totalement autre quand il s'agit de renvoyer des affects aussi universels tels que peuvent l'être l'angoisse ou la tristesse.

Bien entendu, il ne s'agit pas de chercher à ressentir soi-même ce que vit le patient, mais de se placer à une distance suffisamment différenciée de lui pour pouvoir travailler ensemble, tout en étant suffisamment proche de lui pour créer un lien. Or, dans la mesure où cette proximité relationnelle est justement ce qui fait que – parfois – nous pouvons être touchés, voire désorganisés, par ce que le patient nous fait vivre, il est donc naturel que la « bonne distance » qui nous permet de ne pas être systématiquement envahi par les affects du patient, soit également celle qui fait que nous puissions parfois l'être. La rencontre de l'autre est à ce prix. La relation et la vie aussi…

La forme de la rencontre

La notion d'engagement psychique de soignant au cœur d'une relation subjective avec le patient est ce qui constitue le *fond* de la rencontre relationnelle. Qu'en est-il maintenant de la *forme* ?

Si le décret infirmier du 11 février 2002 énonce deux types d'entretiens – l'entretien d'accueil et d'orientation, l'entretien à visée psychothérapique –, la pratique conduit à distinguer de nombreuses formes d'entretien infirmier en psychiatrie (fig. 7-2).

Ces différents types d'entretien peuvent aussi se décrire en fonction :

- du cadre de l'entretien : entretien à deux, entretien médico-infirmier, entretien de couple, entretien familial...
- du lieu de l'entretien : entretien en hospitalisation, entretien au CMP, entretien aux urgences, entretien en psychiatrie de liaison...
- de la technique utilisée : relation d'aide, thérapie brève, approche systémique...
- de l'intentionnalité du soignant : soutien, psychothérapique, diagnostic, évaluation, psychoéducatif, cadrage, informatif...

Ces différentes « catégories » d'entretiens infirmiers sont d'autant plus importantes à repérer dans leurs modalités que le cadre de l'entretien va toujours influencer ce qui s'y déroule. Les outils techniques relationnels utilisés dans un entretien de crise seront par exemple très différents de ceux mis en œuvre par un infirmier lors d'un entretien de relation d'aide thérapeutique par exemple. Cette multiplicité des cadres, et par conséquent cette multiplicité de processus qui s'y déroulent, font toute la richesse et toute la diversité de la pratique des entretiens infirmiers en psychiatrie, mais aussi toute la complexité.

Toutefois, il existe un point commun à l'ensemble de ces pratiques : le travail de relation d'aide.

Les différents types d'entretien en pratique quotidienne

- L'entretien d'accueil
- L'entretien de crise
- L'entretien de soutien
- L'entretien de relation d'aide
- L'entretien à visée psychothérapique
- L'entretien de médiation
- L'entretien de suivi
- L'entretien médico-infirmier
- L'entretien de cadrage
- L'entretien psychoéducatif
- L'entretien familial
- L'entretien téléphonique
- La consultation infirmiére
- ....

FIGURE 7-2. **Les différents types d'entretien.**
(CNFE, 2011)

Les outils techniques de l'entretien : la technique de relation d'aide

Nous venons de voir, au travers de la question de la rencontre, que la première priorité d'un entretien était d'établir un lien. Un lien avec l'autre qui souffre, un lien avec sa problématique, mais aussi un lien avec son fonctionnement psychique, dont la compréhension va nous permettre de l'aider de manière optimale.

L'établissement de ce lien va dépendre de qualités humaines mais aussi d'éléments techniques à travers l'éventail des modalités d'intervention verbales et non-verbales qui s'offrent à nous. L'utilisation d'outils adaptés au type d'entretien souhaité, mais aussi aux particularités des personnes qui se « rencontrent » est importante mais perdrait une bonne part de sa force si elle n'était pas étayée au préalable par l'*établissement d'un lien de qualité*. La question qui se pose alors à nous est celle de la définition de ce que peut, ou de ce que doit être « un lien de qualité ».

L'expérience tend à montrer que les qualités relationnelles fondamentales d'un entretien reposent en grande partie sur les qualités d'empathie, d'authenticité et de congruence du soignant décrites par Carl Rogers dans sa théorisation de la relation d'aide. Ainsi, pour garantir l'établissement d'un lien relationnel satisfaisant, il suffirait en pratique d'être empathique, authentique et congruent. Mais comment l'être concrètement ? Et est-ce suffisant ?

L'empathie

Dans son acception classique, l'empathie repose sur *« un désir et une capacité de compréhension de l'expérience subjective de l'autre »*. Il s'agit d'avoir envie et d'être capable (en terme de capacités humaines, intellectuelles et affectives) de comprendre ce que l'autre vit. Il ne s'agit donc pas de vivre avec le patient ce qu'il ressent, ou de le vivre à sa place, mais de se mettre en position de chercher, de repérer, de percevoir et de comprendre son ressenti et sa problématique.

En ce sens l'empathie n'est ni un état, ni une qualité, ni même une technique. L'empathie est une *position psychique de réceptivité et d'ouverture relationnelle* qui va nous permettre d'accueillir l'autre.

L'empathie va ainsi être le support de l'établissement du lien en montrant à l'autre, et en lui faisant ressentir, tout l'intérêt que nous portons réellement à ce qu'il vit. C'est cette position d'ouverture psychique qui va permettre l'accueil de la problématique psychique de l'autre. Et c'est à partir de cette position d'accueil, dans sa sincérité même, que nous pourrons être à même de percevoir, d'identifier, de reconnaître et de mettre en travail le vécu émotionnel de l'autre.

Retenons donc le principe de cette position d'ouverture psychique à l'autre qui sous-tend l'établissement d'un lien possible à l'autre.

Une petite précision avant de poursuivre. Il existe parfois une confusion lexicale entre empathie et sympathie. La sympathie est ce sentiment d'attirance que l'on peut éprouver à l'égard de quelqu'un. Or être empathique n'est pas ressentir de la sympathie. Il ne s'agit pas d'apprécier ou non quelqu'un, mais de s'en approcher relationnellement, de s'y intéresser et de chercher à le comprendre. Bien entendu, au cours de ce rapprochement, nous pouvons être amenés à ressentir des sentiments à l'égard de notre patient (c'est le phénomène contre-transférentiel sur lequel nous reviendrons). Mais ces sentiments ne sont que la conséquence du rapprochement empathique. Ainsi être empathique c'est se rapprocher suffisamment de quelqu'un pour mieux le connaître, ce qui peut amener <u>secondairement</u> des sentiments de sympathie et/ou d'antipathie qui sont une réaction à la rencontre psychique de l'autre. En ce sens, les sentiments de sympathie et d'antipathie doivent être suffisamment « canalisés » par le soignant pour ne pas empêcher le maintien d'une position empathique garante d'un lien intersubjectif de qualité.

En résumé, l'empathie est ce qui va rendre la relation *possible*. Elle est une position d'ouverture psychique qui se travaille, qui se réfléchit et qui se remet en jeu à chaque entretien. En ce sens, elle n'est ni un état permanent, ni une qualité fixe dont on pourrait se prévaloir en permanence. Elle nécessite donc un véritable travail psychique dont la nature et l'intensité vont dépendre de notre personnalité.

L'authenticité

Une fois le soignant engagé dans la relation par le biais de sa position empathique, le second enjeu est de donner à l'échange une qualité d'authenticité. Dans le référentiel Rogérien, l'authenticité repose sur le souci d'un échange vrai, sincère, sans manipulation ni faux-semblants. Pour autant, et disons-le d'emblée, être authentique ce n'est pas forcément « tout dire », ni formuler « tout ce qui nous passe par la tête ». Être authentique c'est avoir un discours et une présence adaptés au patient, à la situation clinique, au cadre de l'entretien, mais aussi à la contenance du soignant. Ce dernier point est important car nous voyons bien que l'authenticité de l'entretien témoigne de l'engagement subjectif du soignant durant l'entretien. Or, cet engagement, son intensité et sa « coloration » dépendent pour beaucoup des particularités de nos personnalités et histoires respectives. Cette précision nous montre bien que pas plus que l'empathie, l'authenticité n'est une technique. C'est au contraire la technique qui est au service de l'authenticité en créant les conditions d'une « bonne » distance relationnelle permettant à chacun des partenaires de la relation d'être « vrai ».

Pour illustrer notre propos, nous allons prendre pour exemple les réponses obtenues par différents soignants lors d'une séquence de jeux de rôles séquentiels utilisés lors d'une des formations du CNFE[2].

2 Le CNFE – Centre National de Formation aux techniques d'Entretien – est un institut de recherche et de formation continue centré sur les techniques d'entretien en psychiatrie dont le siège est à Lyon.

Exemple

La scène réunit une infirmière et un patient déprimé, un peu envahissant qui, alors qu'il vient longuement d'évoquer ses enfants, demande brutalement à l'infirmière qui le reçoit si « elle a des enfants ».

Patient : « Et vous, vous avez des enfants ? »

Soignant 1 – Le défensif : « Nous ne sommes pas là pour parler de moi ! »

Soignant 2 – L'ultra-authentique : « Oui j'en ai deux. Léa qui a 4 ans et Paul qui a 11 ans. Et là j'en attends un troisième mais je ne sais pas encore si ce sera un garçon ou une fille ».

Soignant 3 – Le psy : « Quel est le sens de votre question ? »

Soignant 4 – L'inquiet : « Pourquoi vous me demandez çà ? »

Soignant 5 – Le tiercéisant : « Cela semble important pour vous de savoir si j'ai ou non des enfants. Avez-vous peur que je ne puisse pas vous comprendre dans l'hypothèse où je n'en ai pas ? »

Soignant 6 – Le prudent : « ... (long silence, le soignant ne répond pas mais reste attentif à la suite) »

Soignant 7 – La surdité sélective : « Et au niveau de votre travail alors, comment ça se passe ? »

Soignant 8 – Le tranquille : « Qu'en pensez-vous ? »

Nous voyons tout l'éventail de réponses possibles. Lorsque l'on lit ces dernières, certaines nous paraissent plus ou moins pertinentes. Or, dans la réalité de cet exercice, nous avons pu observer que la « chaleur » et la pertinence de chaque réponse avaient tout autant tenu à la sincérité de la réponse qu'à son contenu.

Cet exemple nous montre que l'authenticité n'est ni tout dire (comme dans la réponse *ultra-authentique*), ni esquiver (comme dans la réponse *surdité sélective*). Être authentique, c'est avoir une parole vraie, en continuité avec la qualité de sa présence dans l'entretien. En ce sens, l'authenticité vient aussi de la perception que notre parole, même si elle est servie par une technique, n'est pas une technique en elle-même, mais une vraie parole, surgie d'une vraie personne, au cœur d'un vrai échange. L'authenticité est donc ce qui rend la relation vraie.

La congruence

Ce court exemple illustre également la nécessité d'une certaine forme de congruence en entretien. La congruence témoigne en effet de l'équilibre entre :

- le registre verbal et le registre non-verbal ;
- la directivité de l'entretien et l'objectif du soignant ;
- l'empathie, l'authenticité et la distance relationnelle de l'entretien en cours.

Reprenons l'exemple précédent avec la réponse du soignant défensif qui rétorque : « *Nous ne sommes pas là pour parler de moi !* ». Extraite du contexte, cette formulation peut paraître peu empathique, voire rejetante, même si l'on peut imaginer qu'elle peut répondre à un vécu d'effraction de l'infirmière concernée. Or, la tonalité réelle de cette intervention, et donc son vécu par le patient, va surtout dépendre de sa congruence globale avec le reste de l'entretien et des autres éléments de l'échange. Examinons ensemble deux cadres différents de situation pour cette même scène.

Exemple 1

Il s'agit d'un entretien de suivi. Le patient a été invité plusieurs fois à exprimer les choses « comme elles se présentaient à son esprit », nous lui avons expliqué que l'entretien était « un espace de parole libre » où il pouvait se sentir en confiance « pour parler de tout ce qu'il voulait ».
Et alors que l'entretien se déroule de manière paisible, avec une infirmière tranquillement installée sur son fauteuil, visiblement détendue, les bras posés sur les accoudoirs, surgit l'échange verbal dont nous avons parlé.
Et là, tout bascule, l'infirmière répond vivement : « nous ne sommes pas là pour parler de moi ! », et accompagne ses mots d'une réaction non-verbale évidente. Elle se redresse sur son fauteuil, croise les bras devant elle, et sans même s'en rendre compte, recule un peu son fauteuil comme pour s'éloigner du patient.
Le patient sentant l'infirmière braquée lui répond : « désolé de vous avoir choquée » et l'infirmière répond automatiquement : « je ne suis pas choquée » et ajoute même : « vous savez bien que vous pouvez tout dire ici », alors même qu'en observant la scène nous voyons tous que l'ensemble de son message non-verbal nous crie le contraire. À cet instant, l'entretien perd toute sa congruence (et son authenticité). Ce qui est dit n'est pas ce qui se passe. Ce qui se parle est en discordance avec ce qui se vit. Ce qui se vit est dénié… L'empathie, l'authenticité et la congruence ont volé en éclat.

Exemple 2

Il s'agit toujours d'un entretien de suivi. Lors des entretiens précédents l'infirmière a expliqué plusieurs fois au patient « qu'il avait tendance à changer de sujet lorsque l'on abordait des choses qui le faisaient souffrir ». L'infirmière est toujours confortablement installée dans son fauteuil. On observe bien entendu une petite tension physique lorsque l'infirmière, surprise, lui répond « nous ne sommes pas là pour parler de moi ! ». Mais lorsque le patient lui dit qu'il ne voulait pas la choquer elle répond tranquillement (et authentiquement) qu'elle n'est pas choquée mais qu'elle ne souhaite pas continuer à le laisser éviter de parler de sa problématique en essayant de la faire parler d'elle plutôt que de poursuivre ce qu'il était en train d'évoquer de sa propre histoire. La situation est différente parce que congruente. Le verbal est en phase avec le non-verbal. Ce qui se dit est ce qui se passe et l'empathie résiste tranquillement à la conflictualité par le biais d'une congruence et d'une authenticité préservées.

Pour résumer, la congruence est ce qui va rendre la relation efficace en ce qu'elle va lier les différentes variables de l'entretien entre elles pour lui donner une cohérence interne qui lui donnera toute sa force.

Et une fois le lien créé ?

Une fois le lien intersubjectif créé par le biais d'une position empathique, authentique et congruente, il va maintenant s'agir pour le soignant de faire « vivre » l'entretien en le rendant dynamique (fig. 7-3). De nombreux outils que nous énumérerons plus loin peuvent nous y aider. Mais, de toutes ces techniques d'intervention verbales, l'une est à repérer tout particulièrement : la reformulation.

- L'empathie est ce qui rend la relation POSSIBLE
- L'authenticité est ce qui rend la relation VRAIE
- La congruence est ce qui rend la relation EFFICACE
- La reformulation est ce qui rend la relation DYNAMIQUE

FIGURE 7-3. **Synthèse - Les grands principes relationnels de l'entretien infirmier** (CNFE, 2011).

En effet, nous avons tous une tendance naturelle en entretien à poser des questions. Les questions sont d'ailleurs loin d'être inutiles. Elles comportent toutefois un écueil : c'est qu'elles viennent de nous et pas du patient...

Ainsi il est fondamental que nous ayons tous en tête le fait que nos questions amènent surtout des réponses... et qu'obtenir des réponses aux questions des soignants n'est pas forcément l'objectif principal d'un entretien en psychiatrie (hormis le cas particulier des entretiens à tonalité diagnostique). L'enjeu de nombreux entretiens consiste à aller à la découverte du patient. L'enjeu c'est d'aller à sa rencontre, d'aller au plus près de là où il est au moment où nous sommes avec lui. L'enjeu c'est de favoriser en lui ce que l'on appelle la générativité associative, c'est-à-dire la capacité à faire des liens et des associations verbales, à l'aider à ce qu'une phrase en entraîne une autre, qu'un point particulier nous emmène vers un autre, dans un cheminement psychique surprenant car dépendant avant tout du patient.

La métaphore de la petite pierre est intéressante à ce propos. L'entretien en psychiatrie est similaire à ces jeux de rivière où l'on saute de pierre en pierre sans savoir jusqu'où l'on ira, ni même quelle direction nous prendrons à la prochaine pierre. L'entretien à tonalité *directive* revient à dire au patient de monter sur notre dos et donc à le faire aller où l'on va. L'entretien *semi-directif* revient à lui demander de nous suivre. On le laisse sauter lui-même en laissant la possibilité qu'il bifurque un peu mais en n'étant jamais bien loin pour lui rappeler qu'il s'éloigne du chemin que l'on a fixé pour lui. L'entretien *non-directif* revient quant à lui à laisser le patient sauter et à le suivre en observant là où il nous amène, en restant un instant sur la même pierre que lui pour échanger, puis en le laissant repartir en partant du principe que c'est à lui de nous montrer le chemin... Il existe une technique pour cela : la reformulation.

La reformulation consiste à appuyer nos interventions verbales sur le discours du patient. Il existe deux cibles de reformulation et trois formes de reformulation.

Les deux *cibles* de reformulation sont :

- la reformulation de contenu qui vise les éléments verbaux du discours du patient :
  - Patient : « Je n'ai jamais vraiment aimé les vacances. »
  - Soignant : « Jamais aimé les vacances ? »

- la reformulation d'émotion :
  - Patient : « J'ai du mal à repenser à mon enfance. »
  - Soignant : « Cela semble vous rendre triste. »

Les trois *formes* de reformulation sont :

- la réponse écho qui reflète ce que le patient vient de dire en répétant les derniers mots :
  - Patient : « Je suis souvent triste l'hiver. »
  - Soignant : « Triste l'hiver... »
- la réponse résumé (reflet) qui expose au patient ce que l'on a compris de lui en lui faisant part de notre représentation de sa position subjective :
  - Soignant : « Si je comprends bien, vous êtes souvent triste l'hiver. Cela est d'autant plus vrai que c'est en hiver que vous avez été confronté au décès de vos parents et de votre grand-mère qui s'occupait de vous quand vous étiez enfant, comme vous l'avez évoqué tout à l'heure... »
- le renversement figure-fond vise à faire apparaître au patient un contenu latent de son discours :
  - Situation d'entretien dans laquelle un patient qui ne parle que de sa mère durant plusieurs entretiens;
  - Intervention du soignant : « Vous ne parlez pas de votre père... »

La reformulation peut sembler une technique simple et pourtant les formations que nous animons nous montrent chaque jour qu'elle est largement sous-employée au profit des questions peut-être plus « naturelles » en terme de culture médicale « questionnante ». Bien entendu, l'usage de la reformulation n'exclut pas les autres types d'interventions verbales. Elle en constitue simplement une base solide garantissant un lien proximal avec le discours et les préoccupations de nos patients.

Elle réserve d'ailleurs parfois des effets très surprenants comme le montre cet extrait d'un premier entretien en CMP d'un patient adressé par son médecin généraliste pour « dépression sur terrain alcoolique ».

> ***Exemple***
>
> Le patient débute l'entretien sur une tonalité assez enjouée en décalage avec le diagnostic de dépression.
> Patient qui s'adresse à l'infirmière : « Vous avez de belles chaussures. »
> Infirmière : « De belles chaussures... »
> Patient : « Oui, j'aime bien les belles chaussures de femmes. » (silence)
> Infirmière : « Vous aimez bien les belles chaussures de femmes... » (l'infirmière ne sait pas du tout où elle va mais elle décide de poursuivre la reformulation pour voir où le patient va l'emmener)
> Patient : « ... » (le patient reste silencieux et se met à pleurer)
> Infirmière : « Cette évocation semble vous rendre triste. »
> Patient : « Oui, ça me rappelle de mauvais souvenirs... Je préfère ne pas en parler. »
> Infirmière : « Donc si je comprends bien, la vue de belles chaussures vous fait plaisir car vous les aimez et en même temps cela vous rend triste car cela vous rappelle de mauvais souvenirs... (et après un petit silence elle poursuit). Des souvenirs tellement mauvais que vous préférez ne pas en parler. »

> Patient : « Oui... (pleurs)... C'est ma mère... (sanglots)... Elle était très belle. »
> Infirmière : « Et elle avait de belles chaussures ? »
> Patient : « Oui (léger sourire). Quand on l'a mise dans le cercueil, j'ai tenu à lui mettre moi-même les chaussures qu'elle avait choisies. Elle m'avait toujours dit : "Didier, je compte sur toi, quand je mourrai je veux être enterrée avec mes chaussures rouges". Alors je l'ai fait... Même si... » (sanglots)
> Infirmière : « Même si... »
> Patient : « Même si mon père m'a dit que là où elle allait ça ne lui servirait pas à grand-chose d'avoir des chaussures... »
> Nous voyons ici tout l'intérêt que les reformulations peuvent avoir en terme de générativité associative et aussi tout l'intérêt pour notre collègue d'avoir accepté de servir de support de projection par le biais de l'évocation de ses propres chaussures.

Le processus de l'entretien

Les outils de base de l'entretien que nous venons de voir se complètent d'autres outils tels l'*écoute*, les *questions*, les *silences*, la *focalisation* (centrage du discours sur un point précis), la *clarification* (renvoi au patient de ce que l'on comprend de lui), la *confrontation* (renvoi au patient d'éléments contradictoires ou paradoxaux de ses paroles ou actes)... Nous ne pourrons les décrire exhaustivement ici. Retenons par contre que c'est l'utilisation différentielle de ces différents outils qui va donner une tonalité plus ou moins directive à l'entretien. La question qui se pose alors consiste à se demander pourquoi nous utilisons intuitivement tel ou tel outil en pratique. Les réponses sont là aussi nombreuses, mais on peut tout de même repérer quatre grands déterminants :

Le cadre de l'entretien

Le cadre, et donc l'intentionnalité de l'entretien, va largement conditionner son contenu et sa forme « technique ». Rien de commun en effet entre un entretien d'accueil (où questions et reformulation s'équilibrent), un entretien à visée diagnostique (où les questions prévalent), un entretien de relation d'aide (où la reformulation doit prédominer), ou dernier exemple, un entretien de « cadrage » qui s'appuiera naturellement sur des éléments de focalisation et de confrontation. Bien souvent d'ailleurs, c'est l'évolution de l'entretien qui en définira *a posteriori* les proportions respectives de tel ou tel outil.

Le référentiel du soignant

Le référentiel théorique qui fonde la pratique de l'infirmier en psychiatrie va également être un élément déterminant du choix des outils utilisés par le professionnel. S'il baigne dans une dynamique psychanalytique, l'infirmier va alors sans doute utiliser plus de reformulation que s'il se réfère à un référentiel plus cognitif ou cognitivo-comportementaliste. Mais au-delà de cette question purement théorique, c'est plus l'impact des théories sur le sujet soignant dont il est question ici. Ainsi, c'est de façon plus générale le « style » de chaque infirmier qui va s'affirmer et s'affiner peu à peu au fil de sa pratique. Et c'est ce style qui colorera de telle ou telle nuance le mode général d'entrée en relation de chacun d'entre nous.

La dynamique transféro-contre-transférentielle

Une fois engagé dans l'entretien, l'infirmier en position d'empathie va s'ouvrir psychiquement à l'autre, à cet autre qui en fera le porteur fantasmatique de ses propres pulsions. Ainsi le patient va « transférer » sa problématique sur le soignant, au sens de la répéter avec lui au travers des particularités de la relation tandis que le soignant va « contre-transférer », c'est-à-dire réagir émotionnellement en retour au rôle que le patient lui fait jouer. Ce « jeu » transféro-contre-transférentiel est une sorte de danse à deux, pleine de rebondissements, de frôlements, de flottements, d'écartement, de rapprochement, de mise à distance... C'est cette danse à deux qui caractérise la relation transféro-contre-transférentielle. C'est cette danse à deux qui nécessitera d'être comprise par le soignant, pour y comprendre à chaque fois un peu plus, la nature profonde du patient qui s'y engage.

Le moment de l'entretien

La temporalité de l'entretien, et donc le moment dans lequel s'inscrivent nos interventions vont également influer grandement sur nos types d'intervention verbale. Ainsi, le début de l'entretien sera un moment d'ouverture au cours duquel les outils techniques se mettront au service d'une ouverture psychique et relationnelle. Tandis que la fin de l'entretien sera plutôt le lieu d'intervention de clarification et de focalisation aidant à la nécessaire clôture relationnelle inhérente à l'arrêt de l'entretien.

L'ensemble de ces éléments sont importants à repérer car la façon dont nous allons intervenir ne va pas seulement directement influencer l'entretien par le rôle actif que l'on va y jouer, mais va également influencer la réaction du patient en interaction avec nous (c'est l'induction). Cet impact de notre positionnement sur la relation est accentué par nos attitudes qui dépendent pour une bonne part de notre personnalité. Porter a ainsi montré que nous avions tous un style global d'intervention (les attitudes globales) qui se prolonge d'attitudes séquentielles dépendant du moment de l'entretien (voir encadré). À ces « attitudes » répondent des « contre-attitudes » nous renvoyant là encore à l'inévitable interactionnalité de l'entretien en psychiatrie.

Ainsi, attitudes et contre-attitudes rejoignent sur le terrain de ce qui « se montre » les vécus transféro-contre-transférentiels témoins de ce qui se « ressent » dans l'entretien. Nous pouvons ainsi considérer que nos attitudes en entretien relèvent de la conjonction entre notre personnalité (facteur fixe) et notre vécu contre-transférentiel (facteur variable). Cela explique pourquoi, malgré la diversité des situations auxquelles nous sommes confrontés, nous avons tous un « style relationnel » en entretien, dont la première manifestation est celle des attitudes de Porter prévalentes que nous « montrons » en entretien.

Les attitudes de Porter

Les attitudes globales :

- L'attitude autoritaire autocratique
- L'attitude autoritaire paternaliste
- L'attitude coopérative
- L'attitude élucidatrice
- L'attitude manœuvrière

Les attitudes séquentielles :

- L'attitude de décision
- L'attitude de suggestion
- L'attitude d'évaluation
- L'attitude d'aide psychologique
- L'attitude d'enquête
- L'attitude de reformulation
- L'attitude d'interprétation

La question de la « bonne distance »

Au milieu de toute cette dynamique complexe, le soignant va devoir trouver un positionnement optimal lui permettant d'être à la fois suffisamment proche du patient pour maintenir un positionnement empathique, et à la fois suffisamment distancié pour garder la distance et le recul nécessaire à une élaboration professionnelle des problématiques relationnelles rencontrées. C'est toute la question de « la bonne distance » qui se pose là.

Cette « bonne distance » va être d'autant plus difficile à trouver que le soignant va être « touché » par des processus tels que l'identification (où une problématique du patient va faire résonner en lui une problématique similaire) ou l'identification projective (où le patient va projeter dans le psychisme du soignant son vécu émotionnel amenant le soignant à être littéralement « envahi » par la problématique du patient qu'il ne va pas seulement « percevoir » mais véritablement « ressentir »).

Mais n'oublions pas que l'entretien nous plonge dans un processus interactionnel et dynamique. La bonne distance n'est donc pas une distance fixe à trouver, mais un objectif « théorique » à avoir en tête pour nous rapprocher du patient quand nos « réactions » humaines tendent à nous en éloigner, et à nous en distancier quand ces mêmes « réactions » nous en rapprochent trop au risque de la confusion...

Les outils techniques de l'entretien nous aident à cette mobilité. L'analyse de la pratique et les supervisions sont autant d'instruments complémentaires qui nous permettent de réfléchir et d'élaborer régulièrement ces relations « travaillées » et « travaillantes » que sont les pratiques d'entretien en psychiatrie.

L'entretien et les pratiques infirmières actuelles

L'entretien infirmier en psychiatrie est une pratique extrêmement riche et hétéroclite qui constitue une bonne part du cœur de métier de chaque professionnel. En ce sens, il mérite d'être investi à la hauteur des enjeux qu'il contient. En effet, en tant que noyau relationnel, il est souhaitable que les techniques d'entretien prennent plus de place dans les formations initiales, mais également dans la dynamique de formation continue de chaque établissement.

Sur un plan pédagogique, il est important que ces formations comprennent des modules théoriques spécifiques centrés sur les outils techniques de l'entretien, mais aussi des séquences de pédagogie expérientielle indispensable au déploiement des acquis dans une mise en pratique guidée immédiate faisant vivre les acquis théoriques. Or les outils pédagogiques, les écrits, les recherches et les innovations pédagogiques en ce domaine sont encore peu nombreux, et en tout cas en fort contraste avec la place majeure des pratiques relationnelles dans le quotidien du soin.

Ceci est d'autant plus préoccupant que nous avons pu constater que si en pratique, beaucoup de professionnels sont formés aux techniques de bases, celles qui fondent le socle commun de la relation d'aide commune à toutes ces modalités d'exercice, la plupart des infirmiers exerçant en psychiatrie sont le plus souvent laissés au seul apprentissage de l'expérience empirique pour ce qui concerne le développement des pratiques spécialisées (consultation infirmière d'accueil, relation d'aide thérapeutique, entretiens stratégiques brefs...).

Or l'entretien infirmier est un outil bien plus complexe qu'il n'en a l'air parfois. Il l'est d'abord par la multiplicité des dimensions qu'il comporte, mais également par la place particulière de l'infirmier dans l'organisation du soin, au plus près du corps et du quotidien du patient, dans une proximité qui lui donne toute sa force, tout son caractère irremplaçable, mais aussi toute sa complexité technique en terme de distance et de modalités de mise en travail psychique. En ce sens, il nous semble que la théorisation de ses nombreuses pratiques est actuellement en retrait des nombreuses avancées de terrain effectuées par les professionnels infirmiers du soin psychique.

Les infirmiers développent en effet de nombreuses pratiques avancées, préfigurant la mise en place de véritables consultations infirmières en psychiatrie. Ces pratiques, qui sont souvent parties de la mise en place de consultations infirmières d'accueil dans le CMP (dans un objectif initial qui était le plus souvent de réduire les délais d'attente), ont abouti au développement de compétences spécifiques qui méritent d'être plus formalisées et collégialement conceptualisées afin d'ancrer dans la durée ces champs de compétence dans la culture commune des professionnels infirmiers en psychiatrie.

C'est d'ailleurs ce constat qui a donné naissance à Lyon au Centre National de Formation aux techniques d'Entretien. Ce centre de formation et de recherche est né de la volonté de différents professionnels du soin (soignants, enseignants, responsables de formation continue et universitaires) de mettre en commun leurs compétences et leurs réflexions, afin de pouvoir proposer une offre complète et cohérente de formation spécialisée centrée sur les techniques et les pratiques d'entretien, en appui sur une dynamique de recherche adaptée et mutualisée.

Le développement rapide sur le terrain des pratiques infirmières avancées reposant sur les techniques d'entretien et de consultations infirmières est un des objectifs centraux du CNFE.

Nous plaidons donc pour un mouvement radical de re-professionnalisation des pratiques d'entretien infirmier en psychiatrie, permettant à chaque professionnel d'être correctement formé, d'être suffisamment accompagné dans sa pratique et d'être conceptuellement aidé dans la mise en pensée des nombreuses expériences avancées qui découlent naturellement de l'investissement coordonné des pratiques relationnelles. Ceci est d'autant plus important que nous sommes à l'aube d'un mouvement de re-spécialisation de la profession infirmière en psychiatrie et que l'entretien constitue – structurellement et aussi en pratique – un des leviers de développement importants du rôle propre de l'infirmier en psychiatrie.

Chapitre 8
Les principes de la démarche de soins

Annick Perrin-Niquet

La problématique actuelle

Les actions de soin relevant du rôle infirmier en psychiatrie sont, nous venons de le voir, fort nombreuses. Il est donc nécessaire de les articuler les unes par rapport aux autres dans un projet. Ce projet est formalisé dans le cadre par la démarche de soins infirmiers. C'est en tout cas actuellement la règle dans le domaine des soins somatiques. En psychiatrie, la situation est plus complexe. En effet, l'utilisation d'une démarche de soins infirmiers totalement structurée est encore assez rare dans notre spécialité. Elle est souvent vécue comme inutile ou comme une contrainte niant l'aspect « humain » du soin psychique. Alors comment comprendre cette différence si importante entre le corps infirmier somatique et le corps infirmier exerçant en psychiatrie par rapport à la démarche de soins infirmiers pourtant réglementairement obligatoire.

S'agit-il d'un problème de formation ?

Enseignée depuis 1979 dans les deux filières, soins généraux et psychiatriques, la démarche de soins infirmiers mobilise un réel investissement des formateurs, qui en font un élément central de leur stratégie pédagogique.

Depuis, de très nombreux professionnels ont été formés à cette méthode de raisonnement clinique. Certaines équipes l'ont assimilée dans leur pratique, d'autres pas. Ces dernières voient arriver la démarche de soins par l'intermédiaire de la mise en situation professionnelle que l'étudiant doit réaliser lors de ses stages et pour lequel il sollicite l'équipe. Confrontée à la démarche de soins, au diagnostic infirmier, à l'évaluation, l'équipe infirmière peut réagir par un mouvement de rejet. La démarche de soins est en effet souvent associée à un exercice d'école, à un support d'évaluation aux mises en situation professionnelle des stagiaires, et ce, tant par les professionnels que par les stagiaires.

En psychiatrie, ces derniers sont souvent peu aidés par les infirmiers et cadres quand ils ne sont pas pris entre deux discours contradictoires, celui de l'IFSI et celui du terrain, donnant lieu, d'un côté, à une valorisation par les formateurs, et d'un autre à une critique négative quand elle n'est pas péjorative par les professionnels du terrain. Aussi, l'étudiant infirmier en quête de support identificatoire peut être tenté de reprendre à son compte cette représentation disqualifiée de la démarche de soins. Il peut en résulter l'abandon, la dévalorisation de ces outils infirmiers après le diplôme.

Il se joue une sorte d'opposition terrain/IFSI, l'un se vivant comme l'unique lieu du soin, l'autre comme le garant de la théorie. Il serait temps de laisser la place à une conception faisant de la formation un terrain commun aux uns et aux autres, les cliniciens de terrain se plaçant comme co-formateurs. Cette opposition dialectique ressort même dans le parcours professionnel des cadres formateurs, lorsqu'ils souhaitent poursuivre leur activité dans l'encadrement d'équipes. Il leur est alors renvoyé combien pendant les années de pédagogie, ils n'étaient pas sur « le terrain », mettant en évidence que le seul terrain est celui du soin… et si d'aventure, ces formateurs postulent pour d'autres fonctions… passage obligé par le terrain, défini lui-même par l'unité intra-hospitalière : seule cette fonction légitime une vraie expérience de cadre.

Un travail sur les représentations professionnelles s'impose dès lors qu'une opposition de ce type apparaît.

Donc, dans l'absolu, l'étudiant pourrait intégrer des connaissances par l'acquisition d'une méthodologie, fondement de sa pratique future. Il s'identifierait à une pensée commune, s'inscrivant dans une continuité et une congruence judicieuses, articulant les savoirs cliniques et théoriques. Or le « terrain » a l'impression que les formateurs « coupent les cheveux en quatre » et qu'ils sont loin de la réalité. Les étudiants se résignent à faire un exercice imposé, faute de référents les aidant à transférer leurs acquis. Ainsi la démarche de soins reste un outil d'école plutôt qu'une méthode pour soigner. Pourtant, la formation à la démarche de soins dépasse largement l'enseignement méthodologique. Son acquisition rend nécessaire l'intégration de contenus spécifiques afin d'identifier et résoudre les problèmes de santé et besoins du patient, et bien sûr de répondre par des interventions cliniques spécifiques et adaptées. Le rôle autonome comme le rôle en collaboration sont structurés autour de la problématique générale du sujet en soin.

Par ailleurs, l'enseignement est peut-être trop centré sur l'acte, la technique, mettant ainsi à distance une approche holistique du sujet en soin. Cette méthode pédagogique est compréhensible dans le sens où il est plus facile d'enseigner en isolant une partie du tout qu'en tentant d'approcher la complexité d'une situation de soin. Si l'apprentissage est séquentiel et thématique, il est indispensable d'organiser des temps d'approfondissement de cas cliniques qui réintègrent un travail tentant d'approcher la complexité d'une situation de soin.

Cette approche devra se poursuivre par un travail de synthèse sur les problèmes posés et les interventions infirmières réalisées dans la situation de soin.

Il existe peut-être une absence ou une insuffisance de repères pour favoriser une réelle progression pédagogique entre apports théoriques et mise en application par des cas concrets ou MESP, la progression est peut-être trop rapide pour les quatre niveaux d'apprentissage. Il serait préférable de donner des exercices de complexité croissante. Ainsi les étudiants apprendront progressivement à identifier les informations significatives, à formuler les diagnostics infirmiers et à établir les projets de soins individualisés.

Si la formation est centrée sur le médical, elle ne tient peut-être pas assez compte d'une conceptualisation infirmière rigoureuse voire scientifique, propre au soin infirmier et au management en psychiatrie. Ce qui, bien sûr, est difficile à réaliser car les modèles identificatoires prégnants sont encore ceux du médecin, du psychologue. Interviennent peut-être ici des phénomènes dépassant la profession, comme les représentations sociales.

Néanmoins, les écrits infirmiers sont le témoin de l'existence d'une conceptualisation des pratiques de soins en psychiatrie. Ils sont publiés essentiellement dans des revues. Il est souhaitable que les infirmiers s'impliquent dans ces lectures, formatrices en soi. Toutefois, la formation et la transmission des savoirs restent la voie royale de leur diffusion dont l'élaboration nécessite une démarche scientifique, parce qu'elle ouvre sur une systématisation et une généralisation. La diffusion des outils infirmiers représente en cela les vecteurs et indicateurs de l'identité professionnelle. Il serait donc souhaitable que la formation oriente moins l'enseignement sur la maladie et le rôle sur prescription. Elle devrait s'organiser autour du rôle autonome et du rôle en collaboration articulés aux théories de soins. En même temps est à prendre en compte la lente professionnalisation des soins infirmiers, et ceci est encore plus vrai pour les soins infirmiers en psychiatrie. L'évolution des soins a été influencée par le développement des sciences et techniques médicales, thérapeutiques, nécessitant qu'une partie des gestes soit déléguée aux infirmières prises comme auxiliaires du médecin. Pendant cette période, l'acte a été prédominant tant dans la formation que dans la pratique, entraînant une fragmentation du travail, et induisant une identité professionnelle construite à partir d'une dépendance médicale. Cependant, l'évolution des mentalités, une prise de conscience générale, ont conduit à penser la pratique comme étant en décalage avec :

- les conceptions de soins infirmiers émergentes;
- le désir de faire évoluer l'identité professionnelle;
- les orientations des objectifs de notre action en direction du malade mais aussi auprès de la population.

Les théories de soins et diagnostics infirmiers, bien que présents au programme, sont donc probablement insuffisamment (ou mal?) enseignés. En ce domaine les cadres de santé en pédagogie comme en clinique ont une part de responsabilité dans la sous-utilisation de ces bases théoriques. En effet, l'utilisation des diagnostics infirmiers requiert un ensemble de connaissances professionnelles dont l'acquisition d'une démarche méthodologique. Il ressort d'une responsabilité collective que de rechercher à améliorer les pratiques.

S'agit-il d'un désaccord identitaire ?

Ces remarques sur la formation ne manquent pas de nous conduire à l'identité professionnelle. La démarche de soins apparaît comme un des éléments vecteurs et une des conséquences de l'identité professionnelle. Elle formalise les savoirs mobilisés par les pratiques de soins. Sinon, elle fait l'effet de « pièce rapportée » dont on ne sait que faire, comment se l'approprier, la caler dans la pratique, l'investir. L'identité se construit sur une appartenance à des valeurs, des conceptions, des techniques, donnant lieu à une cohérence entre culture et pratiques. Autrement dit, la démarche de soins permet de définir le champ d'intervention infirmier, évitant que le travail infirmier ne soit pas ce qui reste à faire par rapport aux autres professionnels du soin psychique.

Il est temps d'aborder le travail en équipe et le regard porté par les autres professionnels sur nos outils de soins. Les infirmiers interviennent de fait dans la relation d'aide, les actions qui en relèvent sont reconnues, prennent leur place dans le projet de soins comme le raisonnement qui les sous-tend. Le point d'achoppement souvent mis en avant concerne la notion de diagnostic infirmier. Est-ce un simple enjeu de vocabulaire ? Ou la cible qui cache une remise en question plus générale ? Le diagnostic serait pris comme cible parce qu'il est la formalisation de l'analyse clinique infirmière déterminant le projet infirmier ? Est-il en rivalité avec le diagnostic médical ? Pourtant toute confusion avec le champ médical est écartée. Le diagnostic infirmier porte sur les réactions du malade à la maladie, à une difficulté sociale, à un événement de vie. Les équipes de psychiatrie évoquent leur plaisir à dérouler un travail de la pensée, des nécessités d'analyse, du travail en équipe, et ce, dans le cadre de réunion clinique institutionnelle, de synthèse… Effet paradoxal ? Identification à une référence médicale là encore ? Crainte quant à une éventuelle extension du champ de la compétence infirmière et de son exercice ?

Si le rôle autonome et la réflexion clinique sont reconnus et utilisés dans le cadre du travail d'équipe où la collaboration est la pierre angulaire, il apparaît néanmoins que le développement plus scientifique d'une pratique de soins infirmiers, à partir de nouveaux outils, est entravé pour des motifs divers.

Par ailleurs, certains facteurs culturels peuvent expliquer la lenteur ou les résistances que rencontre le binôme démarche de soins/diagnostic infirmier. Historiquement, ces concepts sont nord-américains. Si la démarche de soins s'est construite progressivement, reflétant l'évolution logique de la profession, en revanche le concept de diagnostic infirmier a été élaboré de manière déterminée à l'instar du manuel statistique et diagnostique des maladies mentales (DSM), d'où l'aspect comportemental des diagnostics. Ainsi, vont être opposés rigueur d'une méthode et fonctionnement qualifié d'opératoire (au sens de faire l'économie du travail de la pensée). Or, le risque de l'opératoire dépend, non pas de l'outil, mais du sens que l'on donne au soin que l'on promeut. On peut ainsi supposer qu'ici, l'opératoire intervient sur le fait que l'équipe infirmière n'a pas ou pu définir, à partir d'une théorie de soins infirmiers, les besoins fondamentaux satisfaits et/ou non satisfaits du patient, ses réactions à son problème de santé. Dans ce cas, les actions infirmières restent déterminées par le diagnostic médical uniquement. Il est possible que cette résistance, mettant en avant un aspect opératoire, cache les difficultés ou le constat d'une difficulté à formaliser peut-être plus la pratique, de surcroît dans l'écrit. Ainsi, tous ces gestes, actions, « ces petits riens » fondamentaux du soin infirmier en psychiatrie peuvent apparaître dévitalisés et/ou dévitalisants parce qu'ils ne sont pas intégrés dans le projet de soin, comme résultant d'une démarche de soins, donc peu reconnus, quantifiés, inconnus aux bataillons des études de charge en soins… Alors que ce sont ces mêmes « petits riens » qui contribuent à alourdir la charge affective, physique, mentale. En effet, examiner les sollicitations incessantes d'un patient, en faire un diagnostic infirmier et tenter de le canaliser peut sacrément organiser voire alléger la planification des soins. Enfin, on peut terminer cette partie sur les modifications cognitives entraînées par l'utilisation de la démarche de soins. Non seulement, les représentations sont bousculées, mais les connaissances doivent être réorganisées ; ces changements à terme modifient les habitudes de travail. L'équipe doit être formée, doit prendre du temps pour réfléchir ce qui, dans les conditions d'exercice actuelles, est une gageure. Il faut une réelle motivation pour investir ces outils.

Le soin en psychiatrie, nous l'avons vu au cours de cet ouvrage, tend d'une manière générale à protéger la santé, la rétablir en proposant une aide aux besoins non satisfaits de l'individu. La maladie mentale appelle un soin dont la dimension d'aide est médiatisée par la relation de soin. Cette relation permet au patient de renouer avec un « vivre » en accord avec son contexte de vie, à affronter les difficultés, en le guidant entre l'imaginaire, le réel et le symbolique, de façon à établir une continuité en liant ces trois champs. La valeur thérapeutique de la relation inscrit cette dernière dans les interventions de soins. Le patient se sent soutenu, se reconstruit, à partir des conflictualités non résolues, réitératives. L'infirmier se sert du réel, de l'action pour générer du sens, de la parole ; c'est aussi un travail sur le désir, le besoin, le manque. Et pour cela, il est nécessaire d'avoir une connaissance très fine de la personne, des éléments psychopathologiques ou psychologiques, d'une méthode pour penser le soin, le soin en équipe multidisciplinaire. Diagnostic infirmier et diagnostic médical ne s'excluent pas : bien au contraire, l'un et l'autre produisent une clinique commune, se nourrissant et donnant lieu à des analyses et stratégies respectives. Cette complémentarité s'impose d'autant plus que l'infirmier n'est pas compétent pour juger en terme de maladie de façon indépendante. Le soin infirmier autonome a par contre pour cible les réactions du malade à sa maladie, à ses problèmes de santé, aux événements de vie. Il a à gérer une suppression ou diminution ponctuelle, durable de l'autonomie. Le diagnostic infirmier porte sur ce champ de compétence infirmière. Il pousse à réfléchir sur ce qui est décisif : les éléments cliniques significatifs qui vont déclencher un processus de soin et surtout spécifier le rôle infirmier. Il n'y a pas de prescription médicale pour indiquer le comportement et les modalités relationnelles à adopter par les infirmiers à l'égard du malade. Cette zone d'autonomie est à structurer à partir de la démarche de soins. La prescription médicale porte sur le traitement, le cadre thérapeutique, les consignes, la surveillance du comportement, de l'évolution de la symptomatologie. Et encore, la prescription indique ce qui est à faire et rarement la manière de le faire : c'est là que se dessine l'art infirmier. Dans une préoccupation de rigueur, de construction d'un corpus théorique dont la portée se veut internationale, l'Association Nord Américaine de Diagnostics Infirmiers (ANADI), a structuré une classification. Le Conseil Infirmier International soutient le but poursuivi : réaliser des recherches en soins infirmiers afin d'élaborer une formalisation des pratiques de soins infirmiers. Ces classifications n'empêchent en rien la personnalisation des diagnostics infirmiers référencés pour les adapter à une problématique individuelle. En effet, si pour chaque diagnostic infirmier, un certain nombre de facteurs favorisants, de manifestations, d'objectifs et d'interventions sont proposés, seule l'analyse clinique permet de repérer les hypothèses diagnostiques qui peuvent être retenues.

Un véritable outil professionnalisant

Véritable ossature de l'exercice infirmier, la démarche de soins donne du sens aux pratiques, permet de définir des actions de soin joignant rôle autonome et rôle sur prescription médicale. En ceci, elle offre une véritable matrice aux identifications professionnelles et une référence technique à la profession.

La profession infirmière s'est définie par son inscription dans le champ médical d'une manière naturelle. Elle a ainsi bénéficié d'une certaine valorisation, d'un certain prestige lié à ce pouvoir médical qui est de donner, promouvoir, protéger la vie, glissant même vers le mythe de toute-puissance. Cette toute-puissance conduit par ailleurs à la déception, la désillusion. Or, à puiser dans le modèle médical, motivation, intérêt, valorisation pour ensuite être confronté à un travail plus ou moins d'exécution, dans des conditions d'effectifs réductrices du soin relationnel, cet écart fait vaciller l'identité, entraînant parfois une profonde remise en cause des liens professionnels aux médecins, malades, savoirs et savoir-faire.

On peut aussi assister à un retournement en son contraire de ce mécanisme. La démarche de soins peut être prise comme un objet idéal qui comble, un objet de toute-puissance. Le risque est alors un enjeu de pouvoir avec le cadre médical. Il importe donc de ne pas sacraliser les outils.

La démarche de soins aide à spécifier l'aide infirmière qui est basée sur : un métier, une histoire, une philosophie, un savoir-faire. Elle oblige d'une certaine manière à se pencher sur les connaissances et les compétences, à les formaliser. Les théories de soins aident à recueillir, organiser le matériel clinique par une observation infirmière, méthodique, holistique, structurée. La méthode invite à travailler sur le sens plutôt que de travailler directement sur les symptômes, les comportements. Elle sollicite une attitude de recherche et ouvre sur les différentes dimensions du soin : clinique, éducation et prévention, recherche et formation.

Le processus de soin se base sur une conception complète et explicite du soin infirmier. Il repose sur la conviction que les soins infirmiers vont au-delà des traitements médicaux et de l'application des prescriptions médicales, qu'ils ont un apport original. La démarche de soins et le diagnostic infirmier font l'objet d'une lente évolution. Le questionnement semble avoir démarré à partir des années cinquante chez les professionnels nord-américains.

Les premiers écrits émergent dans les années 50–60. Dans les pays anglo-saxons, la démarche de soins a bénéficié du même mouvement que la démarche qualité : les normes élaborées cherchent à maintenir un niveau satisfaisant dans la qualité des soins dispensés. Ce mouvement de professionnalisation est lié au processus de méthodologie d'action. Le choix d'un diagnostic infirmier relève d'un raisonnement, d'une réflexion, d'un travail de la pensée, déroulant des étapes tant de réflexion que d'action : recueil de données, analyse, planification, réalisation des interventions, évaluation. La démarche de soins démarre donc par un raisonnement clinique mettant en jeu un processus cognitif. Ce schème organise une série d'opérations mentales pour favoriser une prise de décision clinique visant la résolution de problème. Elle regroupe deux méthodologies : analyse de la situation problème et démarche projet. À partir de la connaissance pertinente de la personne, les équipes infirmières mobilisent leurs savoirs professionnels; elles vont en extraire les éléments significatifs, les mettre en relation, les interpréter pour identifier un problème, le transformer en diagnostic. La recherche de solutions à ce problème constituera l'étape suivante du raisonnement : planification des objectifs, actions et évaluation du processus et des résultats. Ainsi est défini un projet de soins individualisé, à partir d'un processus interactif, systémique, à la base de toutes les interventions infirmières, et utilisé pour identifier les besoins ou problèmes du patient, y répondre forcément par une relation duelle.

Donc si théoriquement, la démarche de soins est définie par quatre étapes, elle est élaborée par cinq phases de progression dans le raisonnement. Le résultat est un projet structurant pour le soigné comme pour le soignant : définition d'un espace-temps et d'un programme. Ce qui est particulièrement important dans le cadre de la maladie mentale qui se situe et situe l'autre du côté de la confusion, de l'indifférenciation, de l'angoisse, des résistances. Ce processus est donc organisateur par ses repères, ses buts, actions, réalisations, éléments de mesure. C'est également un outil de planification et d'organisation des soins.

Le soin infirmier a pour fonction :

- l'entretien, la continuité de la vie;
- la compensation partielle ou totale d'une baisse de l'autonomie d'une personne, d'un groupe;
- l'évaluation des réactions aux problèmes de santé présents ou potentiels, aux processus de vie, d'une personne, d'une famille, d'un groupe.

Le soin vise un recouvrement de la santé, d'un bien-être, d'un équilibre. Il n'y a pas de soin sans objectif, pas d'objectif sans besoin ou problème.

L'amélioration des communications, de la coordination, de la continuité des soins, de l'évaluation donnant une représentation simplifiée de la réalité représente un apport conséquent.

La démarche de soins est un processus lourd, parfois même fastidieux. Aussi, il paraît souhaitable de s'en servir pour des situations qui ont leur part de complexité. Il importe en effet de tenir compte d'un rapport d'investissement entre la disponibilité et la difficulté d'une prise en charge. Il y a un niveau de standardisation de prise en charge selon certaines pathologies, qui feront l'objet d'une durée plutôt courte. Néanmoins ce type de situation est rare pour au moins deux raisons :

• il existe toujours une interdépendance entre pathologie, situation sociale, environnement; les situations de soins révèlent très souvent un déséquilibre de ces différents secteurs;

• le patient n'a pas toujours conscience de ses troubles et n'émet pas forcément une demande de soin, rallongeant ainsi le temps de l'accrochage dans le soin.

Les pathologies sont souvent au long cours, les rechutes fréquentes. Le soignant peut ressentir des moments de lassitude, de découragement, de désillusion. Il lui appartient de prendre de la distance, du recul, de se distancier de l'impression de complexité par une identification des éléments et rapports qu'ils ont entre eux. L'axe de recentrage est la personne plus que sa maladie et il n'est pas toujours facile de considérer la globalité. Aussi, l'utilisation d'une théorie de soin guide les étapes du recueil de données dont le but est de mettre en évidence les besoins et difficultés du patient. Elle offre aussi des critères d'évaluation et de classement qui vont permettre de recueillir de manière exhaustive les informations et de les hiérarchiser. À l'issue de cette première étape, il peut s'avérer qu'une démarche de soins infirmiers n'est pas nécessaire selon :

• l'état de santé : les situations de vie, l'histoire personnelle représentent des situations de soins dans lesquelles les problèmes mis en évidence vont pouvoir être résolus par le traitement médical et/ou les ressources du patient;

• les situations de soins simples : l'existence de guides « plan de soin » proposant un choix d'objectifs et d'interventions, peut servir de base à un projet personnalisé. Il peut être intéressant d'accepter de voir dans ce type d'outil « protocole » non pas une contrainte, mais une source de pensée. La contrainte se situe plus dans l'utilisateur que dans l'outil lui-même. Et par ailleurs tout n'est pas à inventer sans cesse. Les équipes peuvent également établir leurs propres protocoles.

Par contre, la démarche de soins apparaît nécessaire quant à l'issue du recueil de données, la situation se révèle complexe : pathologie associée à d'autres difficultés (somatique, psychologique, sociale), présence d'un environnement dysfonctionnant (isolement, manque de fiabilité, entourage tout-puissant, etc.). À ce niveau, la démarche de soins est un outil intéressant en ce sens qu'elle nous oblige à adapter une théorie à une problématique clinique, nous orientant, de fait, vers une conceptualisation de la pratique.

Une conceptualisation passe forcément par l'utilisation de théories. Ces dernières reposent toutes sur une philosophie qui comprend des références d'ordre théorique, psychologique, social. Ces théories regroupent les valeurs de l'humanisme dans une perspective holistique, prenant en compte la personne comme un ensemble dynamique de processus physiques, émotifs, psychiques et spirituels. L'infirmier doit fonder ses conceptions de soins sur ses croyances et ses valeurs, confrontées à celles de la profession. Chaque professionnel a à interroger certains systèmes de pensées, parfois très attractifs, mais qui peuvent être sous-tendus par des organisations sectaires. Aussi des références comme « le flux énergétique entourant la personne » demandent à être validées sur le plan scientifique.

Les théories de soins infirmiers ne peuvent que s'inspirer des autres domaines scientifiques pour construire une grille de lecture permettant une analyse d'un ensemble de faits et de leurs relations entre eux. Si les infirmiers sont guidés par leur savoir professionnel, le patient arrive lui aussi dans la prise en charge avec ses valeurs et théories personnelles, principes qui seront à décoder, décrypter. La démarche du sujet en souffrance n'est pas toujours de recourir à l'environnement pour être aidé. Cette notion de demande de soin est donc aussi une composante déterminante de la démarche de soins.

Le processus « démarche de soins »

Nous l'avons compris, l'intérêt de cette démarche réside dans l'aide à la clinique à condition que cette dernière ne soit pas contorsionnée pour être adaptée à la méthode. Mais plus précisément, on peut retenir pour sa mise en place l'intérêt de tenir compte des points suivants :

- l'évitement du flou, de l'arbitraire ;
- l'utilisation de l'empirique et de l'intuitif ;
- l'analyse d'une situation-problème : identifier des problèmes, besoins, ressources.

Le projet de soins infirmiers

L'aide prend forme par la *conception d'un projet*, organisateur du présent, de la temporalité.

> Le projet de soins regroupe plusieurs champs :
>
> - Le champ médical : à partir de la maladie, sont définis les diagnostics médicaux. Apparaît là, la notion de rôle en collaboration qui se déroule à partir des prescriptions médicales.
> - Le champ infirmier : sont identifiés des besoins non satisfaits, des problèmes réels ou potentiels nécessitant une intervention infirmière et une stratégie relationnelle, le tout devant reposer sur une faisabilité et un intérêt clinique.
> - Le champ psychologique : les interventions sont pensées à partir des problématiques en jeu et des objectifs définis dans le projet de soins.
> - Le champ social : les activités vont chercher à accompagner la personne dans ses projet de soin et projet de vie.

Le projet de soin se formalise dans une approche systémique. Il est donc différent d'un système additionnel d'actions car « le tout » est plus que la somme des parties. La valeur ajoutée ici est l'apport d'observations, d'hypothèses cliniques, d'interventions, de chaque corps professionnel. Ce « tout » bénéficie d'une synergie clinique : il serait absolument impossible de dire quel aurait été l'impact thérapeutique si chaque intervention était prise isolément.

Du projet de soins, fruit d'une construction commune, chacun prend sa part d'intervention.

Et en même temps, la réflexion infirmière est en constante interaction avec le projet de soins global auquel elle est étroitement articulée.

L'utilisation de la démarche de soins demande une organisation d'équipe : il faut dégager un espace-temps et un certain nombre de personnes pour réfléchir. La rencontre est indispensable pour maintenir une unité et une cohésion, et ce, quel que soit le dispositif de soin, afin d'éviter un morcellement de l'élaboration se traduisant par un travail sur des bribes d'informations, en l'absence de certains professionnels, de synthèses. Dans ce cas, la clinique risque de s'élaborer sur le seul champ de la prise en charge médicale et du rôle sur prescription.

La réunion doit s'organiser autour de l'analyse clinique de laquelle émerge un diagnostic. Si une réunion détermine particulièrement le plan de soins à propos du même patient, d'autres réunions auront lieu où seront confrontés apports d'informations, avis cliniques. Le croisement des avis personnels est important car les relations objectales engagées donnent des éléments enrichissants pour l'analyse. Cette mise en commun prend en compte plusieurs facettes du patient et de la situation de soin : soins et traitements n'en seront que plus adaptés. Ce travail en équipe infirmière vient compléter le travail multidisciplinaire.

La réflexion autour de l'évolution clinique du patient permet de proposer des ajustements probables de la prise en charge. L'efficience est meilleure quand le niveau d'élaboration porte non pas tant sur le recueil et le décodage des infos, apportées en vrac par les uns et les autres, que sur des pré-hypothèses. Ce qui sous-tend que chaque catégorie professionnelle ait réalisé un débroussaillage de la situation, en amont des réunions cliniques. Ceci pour prendre en compte les contraintes temporelles. À partir de là, le projet de soin s'enrichit de ces apports.

Il est bien évident qu'une réponse diversifiée, démultiplie l'accrochage du patient tant dans les soins que dans la durée.

Projet et diagnostic interagissent donc de manière indissociable.

La démarche de soins exige une connaissance des diagnostics médicaux, infirmiers, des problèmes traités en collaboration, sans compter la rigueur, l'objectivité, l'intuition qui sont requises.

> La *démarche* de soins est une suite ordonnée d'opérations qui a pour finalité la prestation de soins individualisés, continus et adaptés aux besoins de la personne. Elle comprend quatre étapes :
>
> - *identification* des problèmes formulés en terme de diagnostics infirmiers et mise en évidence des priorités ;
> - *élaboration* du projet de soins infirmiers : objectifs, actions, modalités d'évaluation ;
> - mise en œuvre des *actions* ;
> - *évaluation* des résultats cliniques et du déroulement du projet.

La démarche de soins apparaît donc comme un point d'appui à partir duquel l'infirmier peut agir de façon systématique et délibérée pour réaliser des soins.

Le recueil des données

Première étape du processus, le recueil des données a un caractère fondamental et dépend de la qualité de l'observation infirmière, en ce sens que cette dernière apporte une connaissance soignée de la personne, caractérisée par une collecte de signes objectifs (données observées, décrites et vérifiées par d'autres personnes) et subjectifs (donnés par le sujet).

Ce recueil se construit à partir d'une méthodologie :

- entretien auprès du patient, de la famille, de l'entourage;
- observation du comportement, écoute du discours;
- confrontations d'avis avec les aidants, les professionnels;
- examen clinique;
- consultation d'autres sources d'informations (dossiers médicaux, sociaux, courriers, notes d'observations, résultats d'épreuves diagnostiques...).

Le contenu des observations est large, varié. Il porte sur :

- l'anamnèse, l'histoire du développement personnel, l'histoire des troubles, les antécédents;
- l'histoire actuelle, les modes et habitudes de vie;
- l'évaluation des facteurs psychosociaux, de l'environnement;
- la situation socioprofessionnelle, socio-économique;
- l'évaluation des facteurs favorisant la sortie.

Différentes dimensions de la personne sont prises en compte :

- psychologique (mécanismes de défense, conflictualités agissantes, concept de soi...);
- affective (état émotionnel, sentiments...);
- relationnelle et sociale (sociabilité, qualité du lien...);
- intellectuelle, cognitive (capacités de compréhension, d'élaboration, niveau d'études, niveau de concentration sur la discussion, champ d'attention...);
- culturelle (loisirs, occupations...);
- spirituelle (croyances, religion...);
- présentation personnelle;
- physique et somatique.

La relation du patient au soignant et au cadre de soin est également prise en compte :

- sollicitations, attitudes, recherche de contact;
- réactions au soin : compliance, opposition;
- modes d'interactions et stratégies d'adaptation;
- comportement pendant les entretiens : langage verbal et non-verbal, congruence entre ces deux niveaux de communication, délai de réponse, mouvements corporels, contact visuel;
- comportement dans l'unité de soin.

La démarche introspective du soignant enrichit l'approche relationnelle avec :

- observation de son niveau d'empathie, de ses mouvements internes, de son degré de réceptivité;
- travail sur l'interprétation éventuelle des données et leur transcription.

Pour éviter ce caractère d'inventaire à la Prévert, des auteurs proposent des guides de recueil, basés sur des théories de soin, qui systématisent plus les axes du recueil.

> Marjory Gordon référence par exemple onze modes fonctionnels de santé :
> - perception et gestion de la santé ;
> - nutrition et métabolisme ;
> - élimination ;
> - activité et exercice ;
> - sommeil et repos ;
> - cognition et perception ;
> - perception de soi et conception de soi ;
> - relation et rôle social ;
> - sexualité et reproduction ;
> - adaptation et tolérance au stress ;
> - valeurs et croyances.

Compte tenu de la densité de ces différents niveaux d'observation, il semble en effet que l'utilisation d'une théorie, d'un guide rend plus confortable cette étape, par une structuration de l'action d'observation qui permet de ne pas oublier telle ou telle dimension. Mais elle n'est qu'un guide de réflexion et ne doit pas être vécue comme un questionnaire opératoire à remplir.

L'objectif final est en effet de recueillir suffisamment de matériel dans cette phase pour aboutir à :

- la représentation globale de la personne ;
- l'évaluation initiale ou antérieure de l'état de santé ;
- la mise en évidence des ressources ;
- l'identification des problèmes prédominants ou potentiels ;
- l'analyse et une interprétation des informations ;
- l'élaboration du projet de soins.

Ce recueil de données constitue donc la base du projet infirmier dont l'efficience dépend de l'exactitude des données et de la qualité de l'analyse. Un des principes est de chercher à comprendre : le mode de communication du patient, son ressenti face à la situation, à valider les mises en sens des informations auprès de lui.

Analyse des données et diagnostic infirmier

Du recueil de données seront retenus les éléments significatifs qui font sens à l'éclairage de la clinique, croisée à un cadre théorique. L'analyse et l'interprétation de ces données conduisent à la notion de diagnostic. Établissant les normes de la pratique professionnelle, l'ANADI, en 1973, décide d'inclure le diagnostic infirmier dans la démarche de soins. Néanmoins, il reste un maillon fragile.

Seront déterminés ainsi les problèmes, les difficultés qui pourront être gérés par l'équipe infirmière et qui empêchent le patient d'avoir une qualité de vie satisfaisante. Ces éléments donneront lieu à un raisonnement qui se déroulera de la façon suivante :

- recherche des indices ;
- identification des données significatives, des manifestations, signes ;
- recherche des causes probables ;
- formulation d'hypothèses diagnostiques ;
- recherche des données additionnelles pour confirmer ou infirmer l'hypothèse diagnostique ;
- énoncé du jugement clinique ;
- repérage des risques potentiels.

Le diagnostic infirmier est le résultat de l'analyse, c'est l'énoncé d'un jugement clinique sur les réactions aux problèmes de santé potentiels ou actuels, aux processus de vie, d'une personne, d'une famille, d'un groupe.

Sa formulation réunit dans un même énoncé le problème, sa cause, ses manifestations, les risques potentiels.

Le choix des problèmes détermine des objectifs bien ciblés, les actions de soin, les critères d'évaluation (nature des modifications attendues).

Il est logique et légitime que les infirmiers cherchent à savoir en quoi consiste la nature du soin infirmier, le champ de la décision clinique, les savoirs qui permettent de discerner, reconnaître, diagnostiquer. Il est question là du champ de compétence.

Le diagnostic repose sur des conceptions fondamentales concernant le patient. Ce dernier doit pouvoir :

- s'adapter à son évolution ;
- interagir avec l'environnement : échanger, communiquer, avoir des relations ;
- agir : valoriser, choisir, se mouvoir ;
- prendre conscience, être conscient, percevoir, connaître, ressentir.

Mais aussi :

- le respect des droits fondamentaux ;
- la satisfaction des besoins fondamentaux de chaque être humain, avec une aide extérieure éventuellement ;
- le droit à une qualité de vie et de soins.

La formulation du diagnostic est importante car elle laisse apparaître le raisonnement qui a conduit jusqu'à lui. Ainsi, on ne peut se satisfaire d'une formulation comme : besoin d'ordre nutritionnel ; elle demande à être précisée en terme de déficit ou d'excès. De plus, s'il est spécifié une cause telle qu'un décès, il apparaît d'ores et déjà que nous sommes en présence d'une « réaction à une perte pouvant entraîner un état dépressif se manifestant par des signes tels qu'une anorexie expliquant l'apparition d'un déficit nutritionnel ».

L'utilisation d'une classification ne permet et ne doit en aucun cas faire l'économie du travail de la pensée. À partir des diagnostics référencés, il reste à faire un travail de personnalisation, d'adaptation quant aux facteurs favorisants, manifestations, caractéristiques dominantes. Par ailleurs, on peut aussi décider d'exprimer des hypothèses diagnostiques, plutôt que des diagnostics, par crainte d'enfermer le patient dans des vignettes.

Il importe de tenir compte des facteurs étiologiques, car certains vont déterminer le choix des actions de soins. Il peut arriver que certains facteurs de risque orientent vers une cause et prédisposent à un mode de dysfonctionnement spécifique. Les manifestations déterminantes du trouble identifié sont d'ordre affectif, comportemental, cognitif, physiologique, somatique, socioculturel.

Il est bien évident que certains diagnostics de la taxonomie de l'ANADI, en ce qui concerne la psychiatrie, relèvent plus d'un problème traité en collaboration (par exemple : deuil dysfonctionnel, altération des opérations de pensée).

Et ce, pour plusieurs raisons :

- les manifestations cliniques relèvent tant d'un niveau séméiologique, psychopathologique que d'une réaction à un problème de santé;
- la prise en charge prévoit des prescriptions médicamenteuses, thérapeutiques déterminant un rôle en collaboration important.

Il y a lieu de garder une certaine souplesse; en effet, l'équipe infirmière peut nuancer les diagnostics proposés, dans un mouvement proche du trouver-créer. En effet, les taxonomies existantes ne sont là que pour aider à penser le soin. Il s'agit d'éviter toute attitude dogmatique. Par exemple, il n'existe pas de diagnostic autour de l'angoisse, or la clinique en psychiatrie nous a largement démontré la différence entre la peur, l'angoisse, l'anxiété. Il est bienvenu de fonder un diagnostic à partir des manifestations d'angoisse. Par ailleurs des formulations comme « Chagrin... » ne correspondent pas à une terminologie professionnelle française ! Nous ne pouvons qu'espérer qu'il n'y ait pas un jour une obligation juridique imposant l'utilisation d'une taxonomie...

Ces considérations sont relativisées par le fait que le travail du soignant est d'être au plus près du malade. Le meilleur diagnostic infirmier en psychiatrie est donc en premier lieu celui qui définit au mieux la problématique du patient, en second lieu celui qui est issu du cadre conceptuel de l'équipe infirmière.

Le plus intéressant est le processus de raisonnement lui-même.

Néanmoins, la liste suivante indique, à titre indicatif, les diagnostics les plus fréquemment rencontrés en psychiatrie.

- Incapacité de s'adapter à un changement dans l'état de santé
- Anxiété (légère, modérée, grave, panique)
- Risque de perturbation de l'attachement parent-enfant
- Risque d'automutilation
- Chagrin chronique
- Deuil dysfonctionnel, par anticipation
- Altération de la communication verbale
- Conflit décisionnel
- Conflit face au rôle parental
- Confusion aiguë, chronique
- Manque de connaissances
- Déficit nutritionnel, (risque)

- Déni non constructif
- Perturbation de la dynamique familiale (pour différentes causes dont les conduites addictives)
- Perturbation de l'estime de soi (chronique, situationnelle)
- Excès nutritionnel (risque)
- Perturbation dans l'exercice du rôle parental
- Perturbation des habitudes de sommeil
- Perturbation de l'identité personnelle
- Perturbation de l'image corporelle
- Perturbation des interactions sociales
- Intolérance à l'activité
- Isolement social
- Incapacité totale ou partielle à effectuer ses soins d'hygiène
- Manque de loisirs
- Difficulté à se maintenir en santé
- Troubles de la mémoire
- Altération de la mobilité physique
- Non-observance
- Altération des opérations de la pensée
- Incapacité partielle ou totale d'entretenir et d'organiser le domicile
- Altération des perceptions sensorielles
- Perte de l'élan vital
- Perte d'espoir
- Peur
- Prise en charge efficace (inefficace) du programme thérapeutique par l'individu
- Sentiment d'impuissance
- Sentiment de solitude
- Perturbation de la sexualité
- Stratégies d'adaptation (défensives, potentiel d'amélioration...)
- Stratégies d'adaptation familiales efficaces, inefficaces...
- Syndrome de traumatisme de viol
- Incapacité de se vêtir, de soigner son apparence (partielle, totale)
- Violence ou risque de violence envers soi ou envers les autres

La planification des soins ou le projet de soin

À partir du diagnostic, l'infirmier choisit les interventions visant l'atteinte des résultats escomptés ; l'objectif global étant la promotion, le recouvrement de la santé ou l'accompagnement en fin de vie. La précision du diagnostic offre un standard pour la pratique infirmière, « habitable » par chaque membre de l'équipe, entraînant une amélioration des prestations.

Cette étape permet de rester dans une logique de soins personnalisés, dans une cohérence des actions et une cohésion des intervenants.

La dimension temporelle est organisée. Cette étape est la prévision des objectifs et de la conduite des opérations pour aider le sujet à retrouver un état de santé optimal.

Le projet de soin en lui-même comporte quatre axes. Il s'agit successivement de :
- *fixer les objectifs* à atteindre : ils sont choisis avec le malade, ils doivent refléter les résultats escomptés. En psychiatrie, quatre domaines d'objectifs apparaissent : affectif, comportemental, cognitif, social ;
- établir par *ordre de priorité* les actions infirmières ;
- organiser la *planification des soins* : qui, quand, comment... Ici s'articule la délégation du travail à l'aide-soignante ;
- définir des critères d'*évaluation* des résultats obtenus, du dispositif.

Il est entendu que les objectifs doivent rester simples, précis; ils doivent être réalisables et mesurables. Ils sont le fil conducteur des actions de soins, et doivent découler de manière évidente des besoins à satisfaire ou des problèmes à régler. Les objectifs ont une visée à court, moyen, long terme.

Le choix des actions dépend directement de la politique du service, du cadre conceptuel de l'équipe soignante.

La réalisation des soins

C'est le temps de l'action, de la mise en œuvre des soins prévus. Un solide corpus de connaissances est le fondement de ce qui peut être l'art de soigner.

Se déroulent donc :
- les soins relevant des prescriptions médicales, qui sont intégrées dans le projet de soin global et qui apparaissent dans la planification infirmière;
- les interventions en collaboration avec d'autres professionnels;
- les interventions infirmières indépendantes qui relèvent directement de la démarche de soins.

Pendant cette étape, le soignant continue à observer et reste attentif au patient, au point de réajuster son action si nécessaire.

L'étape d'évaluation

Il n'y a pas d'évaluation possible sans la formalisation au départ de la démarche des objectifs fixés. Cette évaluation porte sur les résultats, les améliorations observées. L'identification des manifestations du problème apporte une aide conséquente : l'observation portera sur leur évolution (modification, persistance, disparition). Elle porte directement sur les comportements du patient.

Mais l'évaluation va également porter sur le projet de soins en terme de conception, réalisation, à savoir :
- pertinence des objectifs, des actions prévues;
- suivi de la planification;
- réalisation des actions;
- efficacité des actions;
- qualité du recueil d'observation, de l'analyse;
- compétence des professionnels impliqués.

L'évaluation donnera lieu à des réaménagements, à l'évocation de l'arrêt des soins, qui seront bien sûr discutés dans le cadre d'une réunion clinique d'équipe multidisciplinaire.

Il est à noter qu'au fur et à mesure que l'état de santé du patient s'améliore, s'adapte, et qu'il s'oriente vers une reprise de son autonomie, les diagnostics infirmiers changent, évoluent, disparaissent.

Une autre forme d'évaluation est l'existence d'une supervision d'équipe.

La formalisation écrite de la démarche

Il est indispensable de formaliser la démarche de soins infirmiers par écrit. Cette inscription permet de garder trace de l'analyse, des décisions cliniques, sortant la pratique infirmière de la tradition orale. Elle assure une certaine pérennité à la démarche. Chaque professionnel a accès aux informations. Habituellement, ce sont essentiellement les données qui font l'objet d'une transcription, mais là, il s'agit d'écrire le raisonnement diagnostique, pour engager un travail d'explicitation de la pensée. Bien sûr, l'écrit renvoie forcément non seulement à un caractère fastidieux mais également au temps qu'il requiert.

Les gains, non opposables aux remarques précédentes sont :

- la constitution d'une mémoire collective, d'un garde-fou contre les aléas institutionnels ;
- l'évitement de la dérive des objectifs de soins.

Enfin, semble assuré par l'écrit, le maintien de la continuité des soins par la facilitation de la communication entre professionnels, de la coordination des soins, ce qui est loin d'être négligeable.

Chapitre 9
La réalité des pratiques actuelles

Laurent Morasz, Annick Perrin-Niquet,
Jean-Pierre Vérot et Catherine Barbot[1]

Dans ce chapitre, nous allons essayer de rendre compte, par le biais de quatre exemples cliniques, de la réalité des pratiques infirmières en psychiatrie. L'activité clinique quotidienne est en effet, nous l'avons évoqué précédemment, parfois en décalage avec le modèle systématisé de soin porté par la démarche de soins infirmiers. C'est pourquoi nous avons fait le choix de présenter d'abord ces cas tels qu'ils ont été traités par les équipes concernées, en partant de l'analyse clinique effectuée, pour en arriver aux actions infirmières réalisées. Puis, à la fin de chaque chapitre, nous avons, à titre d'exemple indiqué quel type de diagnostics infirmiers auraient pu être utilisés pour ces mêmes cas (c'est ce que nous avons appelé « et si nous allions plus loin dans la formalisation de la démarche ? »).

« Une patiente vraiment maigre »

Ce cas a été élaboré avec l'équipe de l'unité de psychologie médicale de l'hôpital de Charleville-Mézières ainsi qu'avec les équipes de psychiatrie adulte du chu de Reims.

Présentation du cas

Céline, 20 ans, étudiante en biologie, est hospitalisée en urgence dans un service d'entrée à la demande d'un des médecins de l'hôpital de la ville dans laquelle elle poursuit ses études. L'hospitalisation est motivée par une anorexie mentale restrictive ayant débuté à l'âge de 13 ans. Céline a d'ailleurs déjà été hospitalisée deux fois pour ce même motif dans un service de pédiatrie dans lequel elle a « subi des gavages », l'amenant à se stabiliser autour d'un poids

1 Avec la collaboration, pour chaque illustration clinique, des équipes citées.

de 33 kg. Célibataire, elle vit en internat la semaine dans une ville universitaire éloignée de son domicile. Sur place, elle a entamé un suivi psychothérapique. Elle passe le reste du temps chez sa mère, ses parents ayant divorcé lorsqu'elle avait 12 ans.

À son entrée, elle pèse 25 kg pour une taille d'1 m 60, ce qui inquiète considérablement l'équipe. Céline dit avoir peur et conscience de son état tout en le banalisant. Elle explique être décidée à se soigner mais ne compte pas rester plus de trois semaines en raison de sa scolarité. Elle évite de parler de son alimentation et de son poids, préférant s'étendre sur son envie de s'en sortir, mettant toute sa confiance dans « une équipe dont elle connaît la réputation et l'expérience » (ce qui est pour le moins étonnant pour un service venant de se créer...).

Le contact semble facile au premier abord mais Céline reste très circonstancielle quand elle parle de son histoire. Elle raconte par contre avec force détails ses hospitalisations précédentes dont le souvenir très pénible semble lié au « gavage de force » qu'elle conçoit d'ailleurs comme unique possibilité de soin, ce qui lui fait craindre l'utilisation de cette technique par l'équipe, qu'elle pose comme une évidence.

Après quelques jours d'observation marqués par de nombreuses visites par des élèves de sa promotion qui ont fait le déplacement et qu'elle semble fasciner, elle convient avec le médecin d'un contrat de poids autour duquel le soin va maintenant s'organiser. Ce dernier est relativement simple et reste centré sur la reprise d'un poids minimal permettant à Céline de sortir de la zone de danger vital dans laquelle elle se trouve. Il est rédigé comme tel :

- visites autorisées à 28 kg, permissions à 30 kg ;
- pesée tous les 3 jours le matin à jeun ;
- repas en trois temps avec accompagnement (8 h 30–9 h, 12–13 h et 19–20 h) ;
- promenades dans la cour possibles mais accompagnée d'une infirmière ;
- ré-évaluation du contrat et des objectifs avec la patiente dès l'atteinte d'un poids de 30 kg.

À partir de l'accord de Céline sur ce contrat, l'équipe infirmière élabore alors une démarche de soins spécifique correspondant à cette première phase de l'hospitalisation. Cette dernière est bien entendu étayée sur les données tirées des quelques jours d'observation qui viennent de se dérouler.

L'équipe a ainsi pu repérer chez Céline des éléments cliniques importants tels que ses angoisses de gavage, sa peur de l'échec invalidant ses activités scolaires et sociales, sa difficulté à s'imaginer adulte « avec tout ce que ça comporte », son besoin de « bouger tout le temps ». Ces premiers jours ont par ailleurs montré un certain évitement de l'évocation directe de ses difficultés à manger. Céline préfère évoquer avec ses soignants les liens conflictuels qu'elle entretient actuellement avec son père, depuis qu'elle dit avoir découvert brutalement « la vraie nature » d'un homme « devenu alcoolique, violent et agressif ». D'un point de vue biographique, cette « révélation » a inauguré une période difficile durant laquelle ses parents se sont déchirés, dans une escalade qui a connu son apogée lors de sa communion et qui a abouti à un divorce « retentissant » dont les soubresauts se font encore sentir. Céline se représente ainsi son histoire en deux temps bien distincts, celui du paradis perdu au milieu d'une famille unie jusqu'à ses 11–12 ans, puis celui de ses parents en souffrance, « tenant » grâce à elle, qui s'occupe de leurs papiers (dont ceux de la procédure de divorce), se préoccupe de leurs finances et les remplace auprès d'une sœur décrite comme fragile et dépendante.

Analyse clinique

Le rapport au corps et à l'alimentation

Céline présente donc une anorexie mentale assez typique. Elle associe, dans une triade symptomatique, une *anorexie*, un *amaigrissement*, et une *aménorrhée*. La perte de poids consécutive à cette anorexie a entraîné des *troubles biologiques et endocriniens* graves qui constituent une des priorités vitales du soin. On retrouve également, dans ce cas, un contexte psychologique assez caractéristique qui associe une *attention* démesurée *à l'égard de la nourriture* (nature, calories, devenir), des tentatives de *contrôle de l'appétit* mêlant le tri, la prolongation des repas et la dissimulation. Céline présente une *anorexie restrictive*, avec une absence d'épisodes boulimiques comme on peut l'observer dans les cas d'anorexie mixte.

La *méconnaissance des besoins corporels* est également vive. Outre ses effets sur le poids, elle se caractérise par une baisse du temps de sommeil et par une hyperactivité physique en décalage avec la ration alimentaire et l'état physique. Les troubles du schéma corporel sont également présents chez Céline qui fera souvent part à l'équipe de son *désir obsessionnel de minceur*, qui agit comme une idée fixe. Elle prend par exemple ses mensurations de manière quotidienne, poussée en cela par des troubles cognitifs d'allure (dysmorpho-) phobique qui lui donnent l'impression que la simple ingestion d'un aliment fait grossir immédiatement et de manière démesurée des zones spécifiques de son corps telles que son ventre ou ses cuisses. Ce sont les mêmes mouvements d'emprises sur son corps qui la pousse à faire un usage immodéré de laxatifs.

Le fonctionnement psychologique particulier

L'adaptation sociale paraît initialement bonne à l'équipe, Céline poursuivant ses études sans trop de difficultés. Elle est entourée de camarades de promotion qui viennent d'ailleurs la voir et qui paraissent banaliser ses troubles. Toutefois, il paraît vite évident que Céline *évite toute relation affective réelle*, ce qu'elle parvient à cacher sous de multiples relations superficielles. Cette distance dans le contact se trouve renforcée par un *surinvestissement de la sphère intellectuelle* qui contraste avec le *manque de créativité* et la difficulté à la fantasmatisation (*alexithymie*) de Céline. Ainsi, elle ne rêve pas, les échanges avec elle restent souvent circonstanciels et on ne peut que constater sa *difficulté à verbaliser* ses émotions, ses projets et ses envies, avec des mots variés qui pourraient rendre compte de son vécu. Les entretiens vont également montrer un *désintérêt pour la sexualité génitale* qui s'exprime par l'absence d'auto-érotisme et par une relative impudeur qui choquera d'ailleurs parfois dans le service. Bien sûr, la formation scientifique de Céline accentue cette tendance à rationaliser, à contrôler le soin, à parler de manière distanciée des choses et à désexualiser en apparence ce qui relève du corporel.

L'ambiance familiale

Reprenant la façon dont elle a vécu son enfance, Céline s'attardera fréquemment sur la période « d'avant la séparation des parents, période d'*harmonie familiale* où tout allait bien même si on se parlait peu ». À cette époque, toute la famille semblait vouloir éviter tout conflit interpersonnel. Par exemple, les décisions se prenaient de manière consensuelle, c'est-à-dire que tout le monde *devait* finir par être d'accord sur une décision. De la même façon Céline n'entendra jamais parler de sexualité ou de puberté à la maison.

Pour ses parents, elle est une *petite fille modèle*, serviable et dévouée dont ils ont toujours su « qu'elle irait loin ». Céline se trouve donc placée au milieu *d'attentes parentales et d'exigences sociales et éducatives importantes* qui lui paraissent équilibrées jusqu'au moment où son père, relativement absent, perd son travail, devient violent et finit par se faire « mettre dehors » par sa mère.

La proximité avec sa mère augmentera encore à l'occasion de cet épisode, dans une dynamique de *double narcissique*, l'amenant notamment à effectuer pour le compte de sa mère la procédure de divorce. La dynamique du devoir qui laisse bien peu de place au désir et à l'enfance s'installe alors pour de bon. Céline à partir de ce moment devient, selon elle, « adulte », gérant la maison, le budget et sa sœur avec (ou à la place de ?) sa mère. Les relations paternelles se tendent énormément, Céline semblant reprendre à son compte et sans distanciation les reproches de sa mère à l'égard de son ex-mari disqualifié.

Pour finir, les premiers entretiens montrent que les parents de Céline ont tous deux de grosses difficultés à « entendre » la souffrance de leur fille « si courageuse et solide pourtant ».

La particularité de la problématique

Cette analyse clinique, tirée de la période d'observation initiale de Céline effectuée par l'équipe, montre que l'anorexie ne peut se résumer à un symptôme. Elle correspond à une souffrance de la personnalité dans son ensemble. Tout se passe comme si la conflictualité normale inhérente à toute vie psychique ne pouvait se jouer sur un plan psychique. C'est alors au niveau du corps que va se jouer un conflit d'autant plus violent que ce corps, clivé du fonctionnement psychique, devient l'objet persécuteur, qu'il faut tenir en respect en même temps que les désirs et les plaisirs qui y sont liés. Ce faisant, le comportement anorexique protège Céline d'un effondrement psychique inélaborable, mais au prix d'une mise à mal de ce corps qui de persécuteur devient persécuté.

L'anorexie mentale peut ainsi se comprendre comme une solution trouvée par la patiente pour signifier un paradoxe entre :

- une dépendance maternelle vitale dont elle ne peut se dégager et qui la pousse à être « une si gentille petite fille » ;
- une agressivité à l'égard de l'objet maternel primaire, issue des premières relations mère enfant qui ne peut s'exprimer directement et qui va se déplacer sur l'objet substitutif que représente le corps de la patiente.

Ce fonctionnement paradoxal et clivé est rendu possible par la cause et la conséquence psychologique de l'anorexie mentale, à savoir la carence d'élaboration préconsciente qui a entravé le travail de mise en pensée des affects, des émotions et des conflits.

La démarche de soins déployée dans la réalité

Les conséquences sur le projet de soins

Le projet de soins proposé à Céline doit tenir compte de ces différents aspects cliniques. Il sera construit autour de trois axes. Il s'agira dans un premier temps d'envisager l'alimentation en tant que besoin, autour d'un *pôle du corps* centré sur la régularisation du poids et des paramètres biologiques. Pour cela, le soin sera organisé par le *pôle du cadre* qui servira de base commune à Céline et à ses soignants en constituant un rempart contre les velléités de résistance, de manipulation et de paradoxalité propres à l'anorexie mentale. Le dernier pôle sera constitué par le *pôle de la relation* destiné à permettre à Céline de se différencier psychiquement par un travail autour de l'identité et de la distance relationnelle.

L'enjeu du soin est donc autant la reprise d'un poids et d'une alimentation « non critique » que la possibilité et la renaissance d'une vie psychique plus ouverte, plus souple, et de l'acceptation d'un corps sexué et des changements réels et symboliques qui y sont liés.

Ainsi, tout le paradoxe du soin sera de pouvoir exercer une certaine fermeté correspondant aux besoins corporels et vitaux à satisfaire, tout en gardant souplesse et créativité pour l'émergence et l'accompagnement de ce qui relève du désir et du plaisir, jusqu'ici fortement malmenés. Il s'agira donc, dans l'espace de soin, d'offrir un certain équilibre entre le principe de réalité et le principe de plaisir tout en respectant les défenses de Céline. Il ne s'agit pas de la contraindre en lui imposant nos désirs mais de l'accompagner et de la guider dans la (re)découverte des siens, à son rythme.

TABLEAU 8-1. Projet de soin infirmier.

Diagnostics-cibles	Objectifs	Actions	Évaluation
Physiques :			
– poids mettant en jeu un diagnostic vital (25 kg pour 1,60 m)	– contrat initial avec premier objectif fixé à 30 kg	– pesée tous les trois jours le matin à jeun – limitation de l'activité physique – application des modalités du contrat de poids	– bilan hebdomadaire avec le médecin autour du contrat
– conduites volontaires de restriction alimentaire	– terminer les repas prévus avec la diététicienne – diminution de l'angoisse liée au repas	– détermination conjointe des repas avec la diététicienne tous les deux jours – accompagnement infirmier des repas durant une heure maximum	
Biologiques :			
– leucopénie – troubles de la coagulation – hypotension	– régularisation des paramètres	– bilan biologique tous les trois jours – surveillance pouls et tension matin et soir – compensation des carences par injection et traitement per os	– régularisation des paramètres à 30 kg

(*Suite*)

TABLEAU 8-1. Suite.

Diagnostics-cibles	Objectifs	Actions	Évaluation
Psychologiques :			
– anxiété-peur – du gavage – de l'échec – des relations	– établir une relation de confiance – réassurance – meilleure régulation des distances relationnelles	– explicitation du projet et du sens du soin – entretiens infirmiers à la demande – isolement en chambre seule à la demande	
– altération de l'image du corps	– modification de la perception corporelle	– relaxation (visualisation) – massages – travail esthétique (habillement, maquillage, ongles...)	
– altération de la communication familiale	– distanciation et apaisement des relations familiales	– restriction des visites – entretiens après les échanges téléphoniques – verbalisation de l'histoire et des projets personnels	– point hebdomadaire
– rigidité, maîtrise et rituels – carence d'imaginaire	– acquérir plus de souplesse – favoriser l'expression des émotions	– planification mobile des activités – relaxation, atelier dessin – verbalisation des envies, projets et rêves sollicitation du registre verbal lors des activités et des entretiens – favoriser l'expression des émotions	– amélioration dans la visualisation – réapparition des rêves
– tendance à la manipulation	– évitement du clivage et de la transgression du contrat	– briefing journalier – nomination de deux référents	

La formalisation de la démarche de soins infirmiers

À partir de cette analyse clinique, un projet de soin infirmier est pensé et organisé par l'équipe.

Les actions infirmières

Nous ne pouvons à travers ces quelques pages rendre compte de l'intégralité des actions infirmières qui se sont déroulées dans la prise en charge de Céline. Nous allons donc essayer de parcourir celles-ci au travers des trois pôles définis précédemment.

Le pôle du poids

L'urgence vitale consiste à ce que Céline puisse reprendre un poids ne la mettant plus en danger. L'action infirmière dans ce domaine va donc se concentrer sur deux points : l'accompagnement des repas et la vérification du poids (tous les trois jours le matin à jeun). La prise des repas est un moment crucial de la journée. L'équipe a décidé de limiter à 4 soignants le nombre de personnes qui y interviendraient alternativement. Ce moment est éprouvant, Céline essaie de prolonger le temps du repas, elle commence à porter la fourchette à sa bouche, pour finir la plupart du temps par la reposer. De la même façon, elle utilise parfois la présence infirmière comme prétexte à une discussion continue ne lui laissant pas le temps de manger. Les infirmiers qui l'accompagnent ont à cœur de ne pas se fixer sur la nourriture mais sur le ressenti de Céline lors de ce moment pénible. De toute façon, il est assez vite apparu, que le fait de se fixer sur la nourriture en encourageant Céline à manger, plaçait la relation soignant soigné dans un rapport de force épuisant et agaçant pour tous, qui a tendance à crisper la relation dans une compulsion de répétition se traduisant par une stagnation de poids. Céline exprimera d'ailleurs plus tard avoir apprécié le fait de ne pas être « bousculée » au moment du repas à l'inverse de l'intrusion qu'elle avait pu ressentir lors des gavages précédents.

La pesée est également un moment difficile que Céline appréhende et qu'elle qualifie de cauchemar. Elle parle de sa prise de poids en milligrammes. Elle essayera à plusieurs reprises de décaler celle-ci d'une journée (en attendant de prendre plus de poids) et tentera aussi de boire avant cette dernière afin d'en fausser l'évaluation. Le moment de la pesée est réalisé de façon assez technique; les soignants qui s'en occupent ne s'y attardent pas, mais privilégient la verbalisation qui suit. C'est lors d'une de ces pesées que l'on aura confirmation de la relation de double narcissique que Céline entretient avec sa mère. Elle explique ainsi pouvoir manger normalement tout en perdant du poids, comme sa mère a pu le faire lors de sa propre enfance; argument qu'utilisera d'ailleurs cette dernière, lors d'un entretien familial, pour contester la validité de la pesée en cours d'hospitalisation.

D'un point de vue contre transférentiel, la lenteur de la prise de poids et l'importance de la résistance de Céline à manger suscitent naturellement chez les soignants une certaine violence, un certain découragement, voire un agacement. Ainsi, l'équipe décide de faire en sorte que le soignant présent durant le repas ne sera pas celui qui doit assurer une activité avec elle dans la même journée. Ce respect d'un certain clivage fonctionnel est autant à destination de Céline que des soignants pour permettre à tous un élargissement des centres d'intérêts et des relations et un évitement de la crispation quasi inévitable dans ce type de prise en charge.

Le pôle du cadre

Ce pôle est essentiellement organisé autour du contrat de soin qui permet à l'équipe de ne pas se trouver en permanence dans un rapport de force stérilisant avec Céline. En effet, la référence au cadre et au contrat permet d'introduire le tiers dans une relation habituellement marquée du sceau de l'emprise. Par exemple, dans de nombreuses activités, Céline essaiera de faire adhérer les soignants à l'idée qu'elle pourrait ne rester que trois semaines. C'est la référence au contrat qui permet à l'équipe de se dégager de ces tentatives en détournant sur un élément objectif, la décision éventuelle de sortie. Il ne s'agit donc plus pour Céline de tenter de convaincre, de séduire ou de manipuler les infirmiers qui s'occupent d'elle car le cadre s'impose à eux comme à elle. Ce qui laisse la place à l'évocation de la difficulté suscitée par l'application du contrat et à d'autres contenus verbaux relatifs à son histoire. Cette utilisation du cadre comme tiers permet aussi de gérer la complexe intrication familiale dans la problématique de Céline. En effet, les premiers jours d'observation ont été marqués par un certain envahissement par les visites et coups de téléphone incessants de sa mère, extrêmement inquiète, se tenant au courant des activités, des propos et de l'évolution de sa fille. Les premières tentatives de distanciation familiale ont été ressenties de part et d'autre comme très pénibles car culpabilisantes, voire agressives. La référence systématique au cadre a permis là aussi de sortir du conflit; les consignes et les limitations étant présentées et perçues alors comme un élément neutre du soin et non pas comme une réponse subjective, circonstancielle, et/ou dépendante de tel ou tel soignant, réagissant ou prenant parti dans le conflit familial. En pratique, chaque infirmier a pu prendre connaissance du contrat de soin et du cadre qui lui est rattaché. Son application, ses effets et ses difficultés sont repris chaque matin lors du briefing de l'équipe.

Le pôle de la relation

La part relationnelle du soin est présente dans tous les actes du quotidien. C'est en appui sur le concret que les soignants vont initier et développer un espace d'échange et d'élaboration avec Céline. Par exemple, la restriction des visites et l'accompagnement obligatoire par un infirmier lors de la promenade quotidienne, permettront à Céline d'exprimer un ressenti de contrainte, de carcan et d'étouffement qu'elle mettra en lien avec ce qu'elle ressent dans sa vie familiale. Elle se trouve en effet prise dans le désir des uns et des autres, voulant « ni décevoir, ni faire de mal ». Les entretiens infirmiers l'aideront à envisager qu'elle a le droit d'avoir des projets et de les réaliser sans que cela ne retire quoi que ce soit aux autres.

Le travail de relaxation prendra aussi une part très importante, en permettant à Céline de se réapproprier peu à peu son corps, en éprouvant des sensations d'apaisement et de bien-être, qui contrastent avec les « tiraillements » ressentis lors des efforts physiques intenses qu'elle s'infligeait.

Durant les premiers temps de l'hospitalisation, Céline parlera beaucoup de ses parents, se mettant au second plan. L'équipe soignante respectera cette démarche, en prenant garde toutefois de ne pas trop se laisser capter par la conflictualité parentale qui sert en partie de rideau de fumée accentuant l'évitement d'une réflexion introspective chez Céline. Elle utilisera les entretiens structurés essentiellement pour parler du cadre de l'hospitalisation et de ses contraintes. L'essentiel de ce qu'elle pourra dire d'elle-même émergera au cours des activités thérapeutiques et occupationnelles de la journée. Ainsi, c'est au cours d'un travail esthétique qu'elle expliquera être passionnée de jeu de lettres, insistant sur le Scrabble. Ce dernier jeu entraînera à son évocation une émotion importante qui étonnera l'infirmière en charge de l'activité. Elle apprendra ainsi que c'est un jeu que Céline partageait avec son père. Il l'emmenait jouer avec une certaine fierté dans les cafés qu'il fréquentait et où elle s'est souvent trouvée confrontée dans une proximité relationnelle assez sexualisée à d'autres « hommes assez âgés » dans un climat à tonalité incestueuse. Ce dernier élément, qui sera repris lors des entretiens médico-infirmiers, éclairera sous un jour différent la période de déclenchement de l'anorexie chez Céline. En effet, il faut nous rappeler que cette dernière s'est déclenchée au moment de sa communion. Céline évoquera l'aspect horrible que prenait pour elle l'ingestion de l'hostie (le corps du Christ, représentant symbolique du paternel). Cette ingestion impossible, qui prend racine dans les relations précoces mère-enfant, comme nous l'avons décrit plus haut, se trouve ici enrichie d'une connotation sexuelle assez claire quand on connaît le climat psychoaffectif de proximité avec son père qu'elle semble redécouvrir après-coup. De la même façon, lors de l'atelier dessin, à partir de la reproduction d'un bouquet de fleurs, elle expliquera avoir peur des hommes, comme sa mère, qui lui fait part régulièrement des différentes « avanies » dont sont capables « les hommes » représentés par son mari.

C'est dans ce maillage complexe et en grande partie inconscient que les actions infirmières vont se déployer. Les soignants auront le souci durant cette hospitalisation de ne pas prendre parti pour l'un ou l'autre des parents, essayant même par leur sérénité sur ces questions, de montrer à Céline qu'une distinction entre le problème de ses parents et les siens était possible, bénéfique et non coupable, tout en assurant une écoute familiale dans les endroits et activités prévus pour cela. À l'initiative des infirmières, elle interrogera son père sur sa maladie alcoolique et apprendra avec stupéfaction que cette dernière avait commencé bien avant sa naissance alors que depuis toujours elle s'était culpabilisée, se rendant en partie responsable de cette dernière.

Ces exemples montrent à quel point les différentes actions infirmières dans ce type de prise en charge sont liées entre elles, un élément mis à jour lors d'une activité, prenant une résonance toute particulière dans une autre. Dernier exemple, elle avouera un jour à l'infirmière qui l'accompagnait lors du repas avoir jeté son goûter dans les toilettes pour se venger de sa référente qui n'avait pas été assez disponible à son goût lors de l'activité dessin. C'est comme cela qu'elle prendra conscience de la composante agressive et protestataire de ses conduites alimentaires restrictives.

Céline restera hospitalisée trois mois. Le premier contrat sera modifié au bout de deux mois. Elle a actuellement repris ses études et poursuit une psychothérapie en ambulatoire.

Les enseignements de l'expérience infirmière

La démarche de soins effectuée n'a pas seulement été guidée par les éléments d'observation. En effet, l'expérience infirmière transmise de générations en générations compte tout autant dans le soin. Chaque équipe est ainsi mue par des principes, des réflexes et une compétence nés des rencontres soignantes successives, des réussites et des échecs. Cette « culture infirmière » est encore assez peu formalisée d'autant qu'elle se transmet le plus souvent de manière orale dans ce que l'on peut appeler le compagnonnage infirmier. Nous ne pouvons qu'encourager les équipes à écrire pour transmettre tout ce capital d'expérience dont nous ne sommes que les dépositaires. Faute de quoi, une part importante risque de se perdre, de se diluer, ou de se fondre dans les évolutions technicistes actuellement prévalentes au détriment de la part relationnelle du soin qui fonde une bonne part de notre action. Nous aborderons maintenant les enseignements tirés de la pratique des équipes que nous avons interrogées sur la prise en charge des troubles du comportement alimentaire.

Un soin en discontinuité continue

La prise en charge de l'anorexie nécessite paradoxalement une continuité discontinue. Nous voulons dire par là qu'il est indispensable que ces patientes puissent trouver dans la diversité des activités, des intervenants, des espaces suffisamment distincts pour permettre aux contenus psychiques ne pouvant être élaborés directement de se diffracter. Il s'agit donc d'organiser dans le soin un *clivage fonctionnel* respectant les défenses de ces patientes. Cette pratique n'est donc pas un exercice de maîtrise dans lequel l'équipe cherche à tout contrôler, mais un soin cadré, souple, varié et articulé. C'est à ce prix que les éléments conflictuels pourront se montrer, se déposer et prendre sens dans la confrontation et l'après-coup comme nous l'avons vu précédemment.

Un écueil : la contamination anorexique

Un des écueils principaux de la prise en charge des patientes anorexiques est constitué par la contamination anorexique, qui nous amène à être obnubilés par la question du poids et de l'alimentation, dans un mouvement de fixation qui nous entraîne invariablement dans une épreuve de force visant à réduire un symptôme plus qu'à prendre en charge d'une façon globale la souffrance de ces malades. De la même façon, cette contamination peut parfois jouer *a contrario*, nous poussant à ne pas tenir compte de la gravité physique de cette pathologie en privilégiant la compréhension psychologique au détriment du contrat. Cet évitement du corps est favorisé par l'illusion relationnelle dont sont parfois capables ces patientes, dans des mouvements désaffectivés qui reposent avant tout sur l'intellectualisation.

Comprendre l'attaque du maternel

Le refus d'alimentation, l'exhibition de cette véritable agonie qu'est l'anorexie, et l'opposition à notre « bon » soin sont parfois difficiles à vivre. L'anorexique attaque en effet ce qui relève du pôle maternel, nous renvoyant à une position insatisfaisante, et par là même à nos limites. Un des réflexes soignants que nous pouvons observer face à ces processus est l'accentuation de nos contre-attitudes qui vont alors noyer la patiente sous nos actions maternantes, comme si nous essayons de la convaincre « de force » de la bienveillance de nos actions. En nous comportant comme ses parents, nous ne faisons que placer ces patientes dans une répétition du sentiment d'incompréhension et de surdité face à leurs désirs. Rien d'étonnant alors à ce que dans ce cas, les anorexiques nous malmènent en crescendo.

Se dégager des identifications

L'anorexie mentale entraîne une certaine fascination. En effet, ces patientes poussent à l'extrême des idéaux sociaux actuellement prévalents, autour du contrôle de soi, du culte du corps, du contrôle de l'alimentation, de la toute-puissance. Il est alors fréquent de constater que des identifications positives ou négatives se mettent en place assez rapidement et se traduisent par des attitudes de captation ou de rejet liées à la position de chaque soignant par rapport à ses valeurs.

Ne pas forcer la verbalisation

L'utilisation d'un registre agi dans l'expression du symptôme ne correspond pas chez ces patientes à un choix conscient. Dès lors, il est important de prendre garde à ne pas forcer la verbalisation et la fantasmatisation qui représentent initialement un véritable danger psychique pour ces patientes. C'est à partir des expériences transitionnelles et médiatisées des différentes activités que le fonctionnement préconscient va se développer amenant le retour des rêves, des associations verbales, des souvenirs refoulés.

De la même façon, les interprétations doivent être mesurées ; une trop grande précipitation dans le désir de compréhension, que nous pouvons avoir à l'égard de ces patientes, risque en effet de renforcer le fonctionnement opératoire et l'approche intellectuelle de leur fonctionnement psychique. Nous sommes donc dans un soin qui repose sur l'acte et les activités thérapeutiques et occupationnelles, offrant là une occasion exceptionnelle de déploiement de la pratique et de l'expérience infirmière.

Une grande pudeur sous l'impudeur

L'apparente exhibition corporelle et la crudité parfois constatée des propos concernant le corps et la sexualité ne doivent pas nous faire oublier que cette impudeur est avant tout le signe d'un déni de la pudeur, témoignant plus de son excès que de son absence. L'évocation du sexuel doit donc être mesurée, des années d'évitement ne pouvant être rattrapées en quelques semaines d'hospitalisation. Il s'agit bien plus de tracer des voies et d'accompagner les prémices d'un éveil corporel et libidinal infantile que d'élaborer conjointement entre adultes une problématique sexuelle de type névrotique.

En somme : une position en creux

Le maître mot de ce type de prise en charge est donc l'évitement du rapport de force par la souplesse ferme et la créativité. Mais soyons clairs, le meilleur moyen de ne pas tomber dans la toute-puissance est d'accepter et d'élaborer sa relative impuissance. « Assurer », c'est donc assumer de ne pas pouvoir tout assurer et se comporter dans la relation avec le patient anorexique comme le « premier de cordée », qui marche au rythme de celui qui le suit, qui le guide sans trop tirer sur la corde, qui sait attendre, qui sait se laisser rapprocher, mais aussi s'éloigner.

Il s'agit donc d'être là, face au patient anorexique, avec ce que nous sommes, avec nos qualités et nos défauts, nos manques et nos failles. Il s'agit pour l'infirmier d'incarner le soin, pour donner de la chair à la relation.

Et si nous allions plus loin dans la formalisation de la démarche ?

Dans le cas de Céline, l'équipe concernée a mis en œuvre une démarche de soins infirmiers structurée mais n'a pas véritablement utilisé les diagnostics infirmiers au sens strict du terme. Le tableau récapitulatif reprend ainsi plutôt des cibles, ce qui n'a d'ailleurs aucunement obéré la qualité du soin prodigué.

En reprenant ce cas de manière plus « puriste » nous aurions ainsi pu, par exemple, organiser la démarche autour de cinq diagnostics infirmiers : *le déficit nutritionnel, l'anxiété, la perturbation de l'image corporelle, la perturbation de la dynamique familiale et la perturbation de l'identité personnelle.*

Déficit nutritionnel

Il est lié à des conduites volontaires de restriction alimentaire et sous-tendu par un désir obsessionnel de minceur. Il entraîne un risque vital et se manifeste par : un amaigrissement, des troubles biologiques et endocriniens, une aménorrhée, des troubles cognitifs d'allure dysmorphophobique.

Objectif

Le contrat de soin vise une reprise de poids à 30 kg avec un premier seuil à 28 kg. Céline devra terminer ses repas, moins angoissée. Ses connaissances et son comportement vis-à-vis de l'alimentation devront être mieux adaptés à ses besoins.

Actions infirmières

L'action se centrera sur deux axes.

L'accompagnement des repas

Détermination conjointe des menus avec la diététicienne, tous les deux jours; accompagnement d'une heure maximum.

Observations : voir le paragraphe sur le « pôle du poids ».

Évaluation : elle portera sur les critères tels que :

- la quantité absorbée;
- la présence de sélections alimentaires, d'attitudes particulières;

- le comportement vis-à-vis de l'absorption des aliments (rapidité, lenteur...);
- le discours de Céline sur la nourriture, le repas.

L'observation du poids et des troubles biologiques

Application des modalités du contrat de poids, pesée tous les trois jours le matin à jeun, limitation de l'activité physique, bilan biologique tous les trois jours, surveillance de la tension artérielle et du pouls matin et soir, compensation des carences par traitement injectable et per os.

Observations : voir le paragraphe sur le « pôle du poids ».

Critères d'évaluation : poids, résultats d'examens biologiques, respect et acceptation des modalités du contrat, observance des traitements, planning modéré d'activités physiques...

Anxiété

Elle est liée à la peur du gavage, de l'échec d'une part et des relations sociales d'autre part. Elle peut entraîner une difficulté à accepter les soins et à s'engager dans la relation thérapeutique. Elle se manifeste par : la verbalisation de craintes quant au soin, à sa scolarité; une hyperactivité; l'évitement de liens relationnels et affectifs réels; la baisse de la durée du sommeil; une crainte sur l'avenir.

Objectifs

Ils seront favorisés par une prise de conscience et une meilleure compréhension de ses difficultés. Il s'agit de créer un lien de confiance devant induire une réassurance. Une meilleure régulation des distances relationnelles est visée au profit d'une diminution de la tendance à la manipulation. Céline sera donc moins anxieuse.

Actions

Entretiens infirmiers à la demande

Il s'agit ici d'aider Céline à discerner ses émotions, sentiments, à les comprendre, à trouver un apaisement; la soutenir dans ce travail d'élaboration et de verbalisation sur elle-même et ses difficultés; clarifier, expliciter le projet et le sens du soin; offrir une disponibilité et une écoute attentive.

Isolement en chambre seule à la demande.

Critères d'évaluation

Verbalisation de son ressenti; reconnaissance de ses émotions; sollicitation de l'équipe soignante à son initiative; recherche de l'interaction avec les autres patientes; diminution de ses craintes; présence de signes de détente, d'apaisement; diminution de l'hyperactivité; meilleure adéquation de la distance relationnelle : ni trop près, ni trop loin; augmentation de son temps de sommeil.

Perturbation de l'image corporelle

Elle est liée à une perception perturbée de son propre corps. Elle se manifeste par des troubles du schéma corporel, une représentation disproportionnée de la minceur, une vérification quotidienne de ses mensurations, des troubles cognitifs dysmorphophobiques, un vécu corporel exagéré de la taille de certaines parties corporelles, l'usage de laxatifs.

Objectifs

Céline assimilera une perception plus « réaliste » de son corps en s'appuyant sur une meilleure estime de soi.

Actions

Entretiens infirmiers

Entretiens formels ou informels de type « aide et soutien psychologique » : adopter une attitude compréhensive ; aborder avec Céline sa perception de son corps, du corps des autres, les confronter aux perceptions du soignant, travailler sur les corps réels. Aborder les interactions de Céline et de ses parents, des conflits familiaux ; l'aider à être moins critique avec elle-même.

Approche psychocorporelle

Relaxation, massages, soins esthétiques (habillement, maquillage, soins des ongles...).

Critères d'évaluation

Reconnaissance de la distorsion de la perception de son corps ; prise en compte des perceptions des autres ; caractère bienveillant du discours et du regard qu'elle porte sur elle-même, présence de signes d'un « prendre soin » de soi.

Perturbation de la dynamique familiale

Elle est liée à une conflictualité familiale douloureuse, à une confusion des rôles et des places au sein du groupe, une altération de la communication entre les membres. Elle se manifeste par des relations conflictuelles avec son père, une relation de dépendance et d'identification forte à sa mère, une mère envahissante, une tendance à utiliser ses problèmes familiaux pour se décentrer de sa problématique, une résistance des parents à entendre la souffrance de leur fille et à s'engager dans la prise en charge.

Objectifs

Céline trouvera une indépendance psychique et une autonomie. Elle arrivera à construire des relations familiales apaisées en évoquant avec eux les conflits présents et sa souffrance affective.

Actions

Entretiens infirmiers programmés de type « relation d'aide thérapeutique »

L'accompagner dans ce travail de distanciation et d'apaisement vis-à-vis des relations familiales, dans la recherche des liens entre sa problématique et l'histoire familiale.

Isolement du cadre familial

Restriction des visites, entretiens après les échanges (visites, appels téléphoniques), afin de l'aider à poursuivre son travail d'élaboration.

À cela viennent s'ajouter des entretiens familiaux et un bilan hebdomadaire.

Critères d'évaluation

Sollicitations de Céline pour aborder ses difficultés avec ses parents ; évocation des signes de sa dépendance ; recherche d'une autonomie plus grande ; expression d'un désir d'indépendance ; communication plus directe et ouverte entre les membres de la famille ; prise en compte par les parents de la souffrance de leur fille.

Perturbation de l'identité personnelle

Elle est liée à la perturbation de la dynamique familiale, qui révèle des attentes et des exigences parentales fortes, d'une confusion des rôles et places, d'une problématique maternelle de double narcissique. Elle se manifeste par : des limites du Moi mal définies (rigidité, maîtrise, rituels, carence de la vie imaginaire et symbolique), une difficulté à se définir comme adulte ayant une identité sexuelle et à trouver le sens de sa vie.

Objectifs

Céline prendra peu à peu conscience de son identité personnelle : elle se vivra avec moins d'anxiété comme une femme, adulte, pouvant avoir une vie amoureuse et sexuelle. Elle renouera avec une souplesse psychique, son imaginaire, et ses sentiments.

Actions

Groupes médiatisés à visée psychothérapique

Relaxation, dessin. Ces activités sollicitent l'émergence de la vie associative et suscitent des éprouvés émotionnels, corporels. Seront facilités : la verbalisation des envies, des projets, des rêves, des souvenirs.

Entretiens médico-infirmiers et infirmiers

Travail sur la perception de soi comme sujet pouvant évoquer des désirs, émettre des projets, des choix de vie.

Critères d'évaluation

Degré de participation aux activités médiatisées ; traces d'évolution expressive dans ses réalisations, dans sa créativité ; niveau et nature de ses interactions avec les autres membres du groupe ; présence et verbalisation d'un sentiment de plaisir, de satisfaction ; expression d'une certaine féminité dans sa présentation, son comportement, son discours ; évocation de projets, de décisions, voire d'un projet de vie.

« Un adolescent déprimé »

Ce cas a été élaboré par Dominique et Jean-Pierre Vérot,isp, à la consultation pour adolescents et jeunes adultes du docteur A. Braconnier (Paris 13ᵉ).

Présentation du cas

Marc est un jeune homme de 17 ans adressé à la consultation d'adolescents et jeunes adultes pour syndrome dépressif majeur. Depuis 3 semaines il manque d'appétit, est triste et pleure facilement. Il se plaint d'un certain apragmatisme associé à des difficultés de concentration en cours (il est en première). Il exprime assez nettement une perte du désir de vivre et une idéation suicidaire assez inquiétante (il a même pensé se pendre). Le contact est facile, Marc n'a pas de réticence à évoquer sa détresse. Il parle ainsi de ses projets suicidaires sur un fond de tristesse évidente, d'un ton monocorde dégageant une résignation renforcée par sa mine abattue. En première analyse, son état dépressif semble corrélé au départ de sa sœur aînée, âgée de 20 ans, pour l'Angleterre, pays où elle poursuit ses études.

On ne relève aucun antécédent psychiatrique particulier dans le parcours de Marc. Son développement psychomoteur semble s'être déroulé normalement. La grossesse, désirée par les deux parents, n'a pas non plus « posé de problème ». Sur un plan familial, on ne note aucun antécédent suicidaire. Par contre la mère explique avoir subi une dépression réactionnelle au changement de domicile de sa fille, celle-ci ayant décidé d'aller vivre chez son père en 1997.

Les parents sont en effet divorcés. Ils se sont séparés lorsque Marc avait 6 ans ; le divorce a été mal vécu par le père qui est parti vivre dans un appartement sur le même palier que celui de ses propres parents. Marc et sa sœur vivant chez leur mère, voyaient leur père en fin de semaine et pendant les vacances scolaires. Le père nous confie au cours d'un entretien qu'il *a été blessé* de ne pas pouvoir élever ses enfants comme il aurait voulu.

C'est dans ce climat que la sœur de Marc quitte le domicile maternel à 17 ans pour aller vivre avec le père. Comme nous l'avons vu, cette décision, prise brutalement et sans explication, affecte beaucoup la mère dont la dépression réactionnelle entraîne une hospitalisation de trois semaines. Marc reconnaît avoir été aussi affecté par ce départ.

Les rapports de Marc avec sa mère se dégradent à cette même époque alors qu'il a 14–15 ans. Il la décrit comme autoritaire, agressive et possessive *(elle est tout le temps sur moi…)* ; elle veut savoir par exemple si son fils a une petite amie, s'il a des rapports sexuels, exige des réponses claires à ses questions : « Je te demande si oui ou non tu couches avec une fille en ce moment, c'est pas difficile, réponds par oui ou par non… dis-moi qui tu fréquentes et je te dirai qui tu es… ». Dans la même dynamique, elle fouille les poches de son fils, inspecte sa literie, son portefeuille, ses cahiers de cours, etc. Cette mésentente pousse Marc à faire comme

> sa sœur. Il part donc vivre chez son père. Un mois après son arrivée au domicile paternel, sa sœur décide de partir en Angleterre pour continuer ses études... C'est à ce moment qu'il décompense.
> D'un point de vue scolaire, le parcours de Marc s'est plutôt bien passé initialement. Un net fléchissement est toutefois observé depuis 2 ans. Il explique avoir désinvesti les études, s'écartant ainsi des projets idéalistes de sa mère qui rêvait de faire de lui un grand journaliste, un avocat ou un homme de lettres. Mais ces aspirations sont à l'opposé de ce que Marc a le désir de faire : du karaté et du cerf-volant...
> Marc présente donc un syndrome dépressif sévère associé à une idéation suicidaire. Une hospitalisation en service de psychiatrie adulte est proposée en service libre, ce qu'il accepte avec un haussement d'épaules *(si vous voulez...)*.

Analyse clinique

Le conflit familial

Le conflit familial apparaît en première analyse au premier plan. Marc ne s'entend pas avec sa mère qui le « pousse à bout » et envers laquelle il a peur de se montrer violent. Il décide donc de faire comme sa sœur en partant vivre chez son père.

Seulement, une fois là-bas, il se sent isolé, il voit moins ses camarades de classe qui ne sont plus dans le même quartier, son père est peu présent et Marc n'arrive pas à trouver sa place chez lui, car le père se révèle au final également très intrusif.

Marc a donc essayé de se sortir d'un conflit en apparence duel avec sa mère en ayant recours à un certain clivage : aller dans un « bon » endroit, chez son père. Mais cette option se révèle rapidement décevante. De plus, sa sœur part au moment de son arrivée là-bas. Marc est ainsi placé dans une répétition des séparations, réactivant sans doute un vécu traumatique infantile de discontinuité. Sans compter qu'en désignant un bon objet (le père) face à un mauvais (la mère), Marc participe probablement à son insu au conflit conjugal qui ne semble pas totalement éteint avec la culpabilité inconsciente que cela peut susciter chez un enfant.

Les difficultés identificatoires

Le second point fondamental est représenté par les difficultés identificatoires – normales à l'adolescence – mais particulièrement présentes chez Marc, renforcées par une quasi impossibilité à mettre en mot ce qu'il ressent. Par exemple, au cours des entretiens individuels, l'angoisse, palpable, est au premier plan. Marc a un regard circulaire qui exprime une perplexité anxieuse. Il frotte ses mains sur son pantalon en essayant de répondre aux questions du médecin. Il évite de prendre des positions personnelles et démontre un besoin constant de réassurance et d'étayage. Il se sent d'ailleurs vite embarrassé pour dialoguer sur le quotidien et ses projets de vie. Il répète *« je ne sais pas... est-ce que je peux m'en aller... ? »*, change d'avis en fonction des interlocuteurs et a du mal à exprimer ses positions.

Ainsi Marc semble avoir besoin de l'autre mais ne sait pas quoi en faire... Il est ainsi dans une demande d'entretiens fréquents avec les soignants, qui peut paraître paradoxale car il n'exprime que peu de choses durant ces derniers et se sent vite mal à l'aise. Mais ce paradoxe n'est qu'apparent car cette attitude reflète en fait une relation de type anaclitique qui nous amène à nous interroger sur la composante de dépendance qui se cache derrière cette demande d'indépendance dans cette histoire clinique dans laquelle Marc semble avant tout exprimer une exigence d'indépendance.

La question de la dépendance

Marc est très proche de sa mère, même si cette proximité s'est surtout exprimée par le conflit ces derniers temps. D'ailleurs, au cours des entretiens familiaux, il éprouve d'importantes difficultés à prendre de la distance face à sa mère et exprime difficilement ses désirs ou son désaccord quand elle est présente.

Cette proximité induit même une certaine confusion identitaire entre les deux. Par exemple, à l'annonce de l'hospitalisation, la mère exprime d'abord son désaccord en se positionnant comme victime *elle* de ce que l'on va lui faire *à lui « pourquoi on me fait ça à moi... qu'est-ce qu'on va lui faire... ? »*

Cette problématique de dépendance s'exprime aussi dans un autre domaine : celui des activités de Marc. Il a par exemple rapidement surinvesti les activités sportives, allant jusqu'à faire 10 heures de karaté par semaine, dans une compulsion rationalisée par sa volonté de perdre du poids (il a d'ailleurs perdu 12 kg en 2 mois !) et de pouvoir se défendre si on l'attaque... Cette « addiction » sportive sert aussi sans doute à Marc à déplacer sur un autre objet la violence interne qu'il ressent et qu'il désigne le plus souvent comme étant dirigée contre sa mère.

La compréhension psychopathologique (la dépression à l'adolescence)

Marc se présente donc comme un adolescent en crise, très dépendant de la relation avec sa mère. Il présente un syndrome dépressif et des idées suicidaires réactionnels à une séparation conflictuelle avec sa mère *et* à une déception de ce qu'il trouve dans l'alternative paternelle.

La problématique est celle d'une séparation « impossible » d'avec les objets parentaux dans un contexte de difficultés identitaires importantes générant un certain mouvement dépressif, ce qui somme toute est assez banal à l'adolescence.

Ce qui l'est moins c'est l'intensité de cette problématique qui entraîne Marc dans une dépression, maladie très sévère, associée à des idées suicidaires.

D'un point de vue psychopathologique, on peut comprendre la dépression de Marc comme la conséquence de l'association :

- d'une réactivation de blessures traumatiques précoces liées aux expériences précoces de séparation ;
- d'un vécu d'effraction lié aux attitudes intrusives des parents ;
- d'un retournement contre soi d'une violence interne destinée aux objets parentaux qui ne peut être directement agie contre des objets dont Marc reste vitalement dépendant et/ou qui est culpabilisée ;
- d'une carence d'étayages (appuis) apaisants sur des tiers liés à sa solitude, elle-même renforcée par sa dépression.

Tous ces éléments s'exprimant par une crise, dans un contexte bruyant de souffrance, traduisent l'incapacité à élaborer cette problématique par un travail spontané de mentalisation et de verbalisation.

En résumé, Marc a « *la haine* », pour des raisons internes qu'il méconnaît (passage de l'adolescence, histoire difficile...) et pour des raisons externes (conflit entre les parents, attitudes parentales...) qu'il surdétermine. C'est cette « *haine* » qu'il retourne contre lui (dépression suicidaire), qu'il déplace (sur la mère) ou qu'il tente de court-circuiter par l'agir (addiction sportive ou toxique...) parce qu'il ne peut la penser.

Le projet de soins

Face à la présentation initiale de Marc, le projet de soins élaboré par l'équipe est centré sur une hospitalisation courte destinée dans un premier temps à :
- répondre à la crise en introduisant un temps de coupure familiale ;
- observer le vécu et l'évolution de Marc en milieu institutionnel ;
- initier un traitement antidépresseur adapté à l'intensité de ses troubles de l'humeur ;
- prévenir le risque suicidaire.

Outre ces objectifs immédiats, ce temps d'hospitalisation doit également permettre d'initier et de favoriser la verbalisation, afin de nouer un lien thérapeutique, première étape d'un suivi psychothérapique nécessaire.

Les actions infirmières

Le temps d'hospitalisation

Le pôle du traitement

Traitement et surveillance infirmière des médicaments psychotropes (dont les modalités seront décrites plus loin).

Au début de l'hospitalisation, le traitement prescrit est : *Deroxat* : 1 cp/jour à 8 h.

Le médecin de Marc a choisi cet antidépresseur pour son action anxiolytique associée particulièrement adaptée dans ce cas.

Le rôle propre infirmier, en dehors de l'administration du traitement, va comporter un aspect éducatif sur l'observance (prise journalière à heure régulière, conduite à tenir en cas d'oubli...), ce traitement devant être poursuivi pendant quelques mois. Un travail d'information et de réassurance sera aussi effectué à plusieurs reprises face aux craintes de Marc de prendre du poids.

La prévention du risque suicidaire

La prévention du risque suicidaire est une priorité de l'équipe. Marc bénéficiera d'un entretien infirmier par jour, pour l'encourager à parler de ses idées suicidaires, son vécu de l'hospitalisation et ses préoccupations actuelles. Il est par ailleurs convenu avec lui qu'il sollicitera, à la demande, n'importe quel membre de l'équipe, en cas de résurgence anxieuse. Ce qu'il fera en expliquant se sentir cerné par des idées de mort *(je me retirerai du monde pour arrêter tout ça...)*, qui s'estompent lorsque l'on s'occupe de lui.

L'attention infirmière prendra également en compte les risques éventuels de levée d'inhibition liée au traitement antidépresseur, levée qui peut se traduire par une résurgence anxieuse et/ou des passages à l'acte. Plusieurs fois par jour, l'équipe évaluera le niveau d'angoisse de Marc. C'est ainsi que sera noté l'existence d'un état d'énervement vespéral quasi quotidien, qui donnera lieu à la prescription d'un neuroleptique sédatif le soir. Prescription qui ne suffira pas toutefois à détendre totalement Marc qui, à plusieurs reprises, présente une insomnie d'endormissement, qui nécessitera la prescription d'un traitement hypnotique à la demande, à prendre en cas d'inefficacité de l'échange relationnel de soutien avec l'infirmier de nuit.

Le temps de séparation familiale

La mise à distance de Marc de la dynamique familiale conflictuelle fait partie intégrante, comme nous l'avons vu, du cadre de l'hospitalisation. La place du travail infirmier dans la mise en œuvre de ce cadre est cruciale. Les parents de Marc peuvent ainsi l'appeler tous les deux jours et lui rendre visite deux fois par semaine. Le père se tiendra à ce contrat, contrairement à la mère de Marc qui va littéralement *envahir* l'équipe par des coups de téléphone incessants. Elle essaiera d'avoir tous les détails des journées et propos de son fils, menacera de venir le rechercher sans délai, mélangeant, dans beaucoup d'excitation, son angoisse et celle – supposée intolérable – de son fils. Le travail infirmier va ainsi consister à « cadrer » ces appels, en tentant de rassurer et d'apaiser la mère tout en réaffirmant calmement mais fermement la nécessité de respecter le temps d'observation décidé. Parallèlement, l'équipe essaiera de tenir Marc à distance de ces coups d'éclats en relativisant ces derniers quand il en aura des échos indirects.

Le pôle relationnel

Le soin relationnel développé autour de Marc pourrait sembler relativement limité. Les entretiens structurés sont en effet assez brefs. Marc a assez vite du mal à parler et l'on sent nettement son angoisse monter quand il se sent trop « pressuré ». Il reste ainsi très inhibé, communique peu avec les autres patients du service. Sa présentation physique est correcte, il occupe ses journées à regarder la télévision, échange parfois avec une autre adolescente hospitalisée dans le service.

Le soin relationnel infirmier ne consiste donc pas tant à « forcer » la verbalisation lors d'entretiens systématisés qu'à nouer un lien avec Marc ; lien susceptible de lui donner envie de renouveler le contact, de l'approfondir peu à peu, à son rythme et en respectant ses défenses de repli intermittent en utilisant les médiations offertes par la prise du traitement, la réception des appels téléphoniques, les moments d'angoisse..., en essayant de lui faire expérimenter les bénéfices d'une relation apaisée et apaisante parce que non intrusive et respectueuse. Il s'agit donc bien plus dans ce premier temps d'hospitalisation de créer du lien que de faire des liens.

Évolution et préparation de la sortie

On observe une amélioration de l'état clinique du patient après 3 semaines de traitement antidépresseur et de séparation du contexte pathogène. Le syndrome dépressif et les idées suicidaires régressent de manière significative. Le projet de soin initial est donc efficace sur le plan thérapeutique mais demande à être poursuivi en ambulatoire pour soutenir Marc dans sa démarche d'autonomisation et d'élaboration.

Le traitement de sortie est :

- *Deroxat* 20 mg. 1 cp le matin à 8 h ;
- *Tercian* 20 gouttes le soir (pour lutter contre l'angoisse) ;
- *Stilnox* 1cp au coucher si insomnie avant 2 h du matin.

La compliance au traitement est bonne, Marc a d'ailleurs été encouragé par l'équipe à s'autonomiser dans sa prise de traitement. La dernière semaine, c'est donc lui qui viendra demander ses médicaments, dont il respecte scrupuleusement la posologie et le rythme. Le *Stilnox* est, par exemple, spontanément pris avant 22 h.

Pour conclure l'hospitalisation, et « faire le lien » une fiche de liaison est établie pour le centre de consultation qui va le recevoir et l'équipe indique à Marc qu'il peut les joindre s'il en ressent le besoin.

Le suivi post-hospitalisation

Le travail sur la continuité : les modalités du suivi

La fiche de liaison et un contact téléphonique entre l'équipe d'hospitalisation et celle du centre médico-psychologique permettent de transmettre les informations sur l'hospitalisation de Marc. Un entretien d'accueil est ensuite organisé avec Marc et sa famille, qui confirme la nécessité d'un suivi afin de préserver le lien thérapeutique et d'offrir un espace de parole favorisant la verbalisation et l'élaboration.

L'équipe convient d'un double suivi constitué d'entretiens infirmiers hebdomadaires avec un infirmier référent et d'entretiens familiaux médico-infirmiers bimensuels dont les synthèses seront faites lors de la réunion hebdomadaire d'équipe.

Marc est informé qu'il peut joindre son infirmière référente au téléphone pendant la journée de 9 h à 18 h environ ; en cas d'absence, une collègue prendra le relais. En cas de détresse nocturne ou en fin de semaine, il peut joindre également par téléphone, un centre d'accueil d'urgence où des soignants seront disponibles pour l'écouter et l'accueillir si besoin.

Les entretiens infirmiers

Méthode

Pour tenir compte de l'inhibition de Marc constatée lors de l'hospitalisation, l'infirmière référente va se servir de la surveillance du traitement en début de chaque entretien (prise de TA, recherche des effets secondaires, observance) comme d'une médiation. Ce qui permet d'établir un premier contact. Puis classiquement, l'infirmière pose la question « Comment allez-vous ? Comment vous sentez-vous aujourd'hui ? » ; elle parle ensuite avec lui du déroulement des heures précédentes tout en prenant place avec lui, dans un confortable fauteuil en face à face.

Après *un temps de silence* qui permet de laisser l'*initiative* au patient, elle reprend en les synthétisant les principaux éléments du dernier entretien (promenade dans les rues, inquiétudes lorsque les idées de mort reviennent...); le patient est invité à exprimer ce qu'il ressent.

Cette approche centrée sur la réalité présente du patient avant de favoriser l'associativité est fondamentale dans la prise en charge des adolescents, souvent rétifs à la verbalisation libre.

L'observation du non-verbal est toute aussi importante. L'infirmière observe les postures, prend elle-même une position détendue, et prête attention à ce que dit le patient en évitant toutefois une vigilance inadéquate. *L'écoute n'est pas flottante*, l'infirmière remarque ce qui est en lien direct avec les entretiens précédents et ce qui lui apparaît nouveau et se garde bien d'interpréter trop ou trop vite les paroles du patient dans une approche semi-directive focalisée. Il s'agit d'être là et de parler pour créer du lien et non pas de « faire parler le lien ».

Déroulement

L'affirmation de soi et la prévention du risque suicidaire sont les deux objectifs prioritaires des entretiens infirmiers.

En reprenant ce qui est évoqué durant les entretiens et sur la base des objectifs fixés, l'infirmière souligne les liens entre les émotions et les pensées clairement exprimées : par exemple, la montée de l'anxiété au moment des repas qui se déroulent en présence des grands-parents; ou entre émotions et incompréhension : Marc ne comprend pas pourquoi il se sent plus anxieux et déprimé à certains moments qu'à d'autres; recherche d'une alternative constructive avec le patient : proposition de prendre une fois par semaine son repas ailleurs que chez les grands-parents.

L'infirmière lui demande de préciser à quels moments il se sent plus anxieux. Marc se montre hésitant, il éprouve toujours les mêmes difficultés de concentration lorsqu'il ne sent pas bien.

Exemple

– « Qu'est-ce c'est qu'être bien, pour vous ?
Cool... relax... aller... venir... sans question...
– Comment se déroulent vos journées ?
Ca dépend... des fois je me lève tard quand j'ai rien à faire... j'allume la TV, je regarde un film...
– Avez-vous des exemples de situations dans lesquelles vous ne vous sentez pas bien ?
Ben, c'est quand j'dois aller manger chez mes grands-parents, ils m'attendent et j'arrive tard... ils me regardent... ils disent rien...
– Avez-vous pensé à prendre un repas de temps en temps ailleurs que chez vos grands-parents... ? Comment le vivraient-ils... ?
Je sais pas... j'irai où...
– Où est-ce que vous aimeriez aller ? »
Marc reste silencieux.

> – « Essayez de trouver un endroit où vous pourriez prendre votre repas de midi, une fois par semaine, ailleurs que chez vos grands-parents... »
> Après un moment silencieux, Marc répond qu'il va essayer.
> – « Et les idées de mort... où en sont-elles ?
> Ça va mieux, j'y pense moins souvent... mais des fois, j'vois plus rien... c'est comme si j'pensais plus... c'est trouble...
> – Essayer de dire ce que vous ressentez en ce moment.
> C'est comme si j'étais perdu, j'vois plus rien, je pense que j'vais pas y arriver...
> Arriver à quoi... ?
> À m'en sortir... aller mieux... »
> Un temps de silence... l'infirmière respecte cet instant, puis elle intervient pour positiver les pensées de Marc.
> « – Mais... vous allez mieux, vous n'êtes plus hospitalisé, vous êtes actif dans votre thérapie...
> Oui mais, j'me sens engourdi par moments, j'ai du mal... j'fais plus les choses comme avant...
> – Avant... c'est-à-dire....

Marc reste de nouveau silencieux en regardant l'infirmière, il parvient à dire que cela reste assez brouillé dans sa tête, et l'infirmière lui répond qu'il peut essayer de repenser à cette période qualifiée « avant », qu'il peut s'il le souhaite prendre des notes et en parler au cours du prochain entretien.

L'entretien suivant portera sur la période qui précède son épisode dépressif majeur. Marc parviendra à dire que cette période reste confuse et qu'il y pense souvent sans pouvoir avancer.

L'infirmière travaillera selon le procédé interne dit de « focusing », c'est-à-dire qu'elle incitera le patient à reconnaître et à nommer les pensées désagréables pour tenter de clarifier les situations négatives (retour de l'école et constat de l'absence du père, pas envie de faire ses devoirs, sentiment de solitude parce que sa sœur parvenait à faire les siens, etc.) qui y sont liées et pouvoir y trouver des solutions ou des stratégies d'apaisement.

Les entretiens familiaux

Au cours des entretiens qui suivent l'hospitalisation, tantôt individuels, tantôt familiaux (parents divorcés) la mère signale que Marc a toujours été très anxieux et triste lors des rentrées scolaires, il se plaignait de douleurs abdominales et avait un sommeil perturbé. Ce qui conforte l'hypothèse initiale d'une réactivation de l'angoisse de séparation. Le fait que Marc se soit trouvé en difficulté a ravivé l'anxiété de sa mère qui s'est montrée surprotectrice, intrusive et, par moments, assez maladroite pour le protéger.

Par ailleurs, le conflit conjugal semble remonter au début du mariage, au lendemain de leur nuit de noces. Elle ajoute que c'est la première fois qu'elle le dit devant son fils, qui restera impassible devant cette nouvelle. Son mari est entré dans une colère explosive car elle avait oublié ses affaires pour se changer le lendemain du mariage. Elle explique que sa vie n'a été qu'une longue suite de colères de son mari motivées par toutes sortes de raisons (repas servis plus tardivement que d'habitude par exemple, achats de magazines ou de vêtements, etc.) l'obligeant à se réfugier parfois chez ses beaux-parents. Marc a été le témoin de plusieurs scènes.

Le père de Marc est un homme volubile qui parle facilement de son histoire. Il raconte que son père ne lui a pas laissé la chance de repasser son bac qu'il a raté selon lui, dans l'insouciance de l'adolescence.

Son père a exigé ensuite qu'il travaille, cela a été pour lui une grande désillusion, car il souhaitait faire des études de droit pour être avocat. Il a obtenu une capacité en droit et actuellement travaille comme vendeur, ce qui semble l'intéresser. Il nous dit que si son fils rate le bac, c'est pas très important, il l'orientera dans l'informatique.

Lors des entretiens avec son père, Marc démontre des capacités à intervenir et s'opposer à l'envahissement de son père et de son grand-père (les appartements du père et grand-père sont face à face) ; le père va toujours manger chez ses parents qui sont eux aussi très envahissants et scrupuleux, ce que Marc a du mal à supporter. Il en parle de façon plus souple et adaptée avec un réel désir à vouloir fonctionner de façon plus personnelle.

La présence de l'infirmière référente dans ces entretiens familiaux est destinée à le rassurer et à l'étayer par une présence bienveillante qu'il vit comme un appui et une protection dans l'instant de l'entretien. Par ailleurs, le travail infirmier consiste également à reprendre en après-coup, dans les entretiens individuels, les informations, discussions, affects, conflits... qui ont pu être exposés en famille.

Évolution et perspectives

Au fil du temps Marc se sent mieux. Il parle plus facilement de ses investissements personnels : le cerf-volant lorsqu'il était plus jeune et le karaté actuellement. Sur le plan thymique, il dit être moins envahi par les idées de mort et reprend du plaisir à vivre, même s'il évoque des moments de vide l'amenant à avoir du mal à se lever le matin et à se promener parfois dans les rues sans but bien précis, bien qu'il y retrouve ses camarades de lycée. En ce qui concerne les conduites addictives, il reconnaît consommer du haschisch lorsqu'il se sent anxieux et pour l'aider à chasser les idées de mort, restant assez vague sur sa consommation.

Le bénéfice évident tiré des entretiens l'a poussé à entamer une psychothérapie structurée de type analytiqueen face à face au rythme d'une fois par semaine.

Les entretiens infirmiers se poursuivent pour continuer le travail sur la réalité. D'autant que l'idée de trouver un foyer pour l'aider à être plus autonome a émergé. Il a rencontré l'assistante sociale à cet effet, mais reste en difficulté par rapport à son père, qui est réticent à l'idée de toute séparation. D'ailleurs, ce dernier continue d'appeler pour vérifier si son fils est venu à la consultation.

Et si nous allions plus loin dans la formalisation de la démarche ?

Durant l'hospitalisation

Le risque suicidaire est une priorité dans les problèmes de santé de Marc. Reprenant les principes de la démarche diagnostique préconisés par l'ANADI[2], nous sommes là devant un problème traité en collaboration avec le médecin psychiatre, en raison de la prescription médicale. Aussi pourrions-nous en rester au diagnostic médical « risque suicidaire » traité par des actions relevant du rôle sur prescription et du rôle autonome.

L'existence d'une prescription médicale exclurait-elle la notion de raisonnement clinique infirmier ?

« Le diagnostic infirmier est l'énoncé d'un jugement clinique sur les réactions d'une personne, d'une famille ou d'une collectivité à des problèmes de santé présents ou potentiels ou à des processus de vie. »[3] Le diagnostic infirmier ne porte donc pas sur le processus morbide lui-même. En ce sens, il n'est pas l'équivalent du diagnostic médical ou psychiatrique.

Ce raisonnement a ses limites en psychiatrie et en santé mentale où le principe du travail en collaboration est fondamental. L'analyse clinique, la détermination du projet de soin précisent le rôle et les actions de soins de chaque professionnel. Ces décisions cliniques sont validées par l'équipe et, en ce qui concerne plus particulièrement les soins infirmiers, entérinées par le psychiatre. Si les traitements font l'objet d'une prescription au sens strict du terme, les soins comme les groupes médiatisés, les entretiens infirmiers font l'objet d'une indication médicale, tout en relevant du rôle autonome.

Il y a là un objet réel de discussion autour des conditions posées par l'ANADI, la définition juridique de l'exercice infirmier en France, et les pratiques cliniques en psychiatrie, elles-mêmes sous-tendues par un ou des référentiels théoriques. Dans notre expérience, il est acquis que l'efficacité tient à :

- la cohésion et la cohérence du cadre institutionnel de soin ;
- la capacité contenante de l'équipe pluridisciplinaire.

Et où sont convoqués : qualité d'écoute, capacité d'analyse clinique, de concertation, définition et respect des fonctions respectives à chaque professionnel.

Aussi, adoptons-nous comme principe cette suggestion : « Toutefois, ils (les diagnostics) font appel à des interventions autonomes aussi bien qu'à des interventions de collaboration. Le plan de soins écrit dépasse largement le cadre des ordonnances médicales. Il comprend une série de prescriptions infirmières ainsi que les prescriptions et plans de soins des autres disciplines concernées. »[4]

---

2 Association Nord Américaine de Diagnostics Infirmiers.

3 Marilynn E. Doenges, Mary Frances Moorhouse, *Guide pratique, Diagnostics infirmiers et interventions*, 2e édition, InterEditions, 1994, 938 pages, p. 10.

4 *Idem* p. 11.

Au-delà de la prescription, le champ de la prise en charge infirmière est pris en compte et intègre les différents registres d'interventions.

Ainsi pour Marc, nous formulerons le diagnostic infirmier suivant :

DIAGNOSTIC INFIRMIER : *Risque de violence envers soi*

Relié au désir de se donner la mort pour résoudre ses difficultés. Est à l'œuvre un état dépressif majeur qui s'origine dans les problématiques suivantes : angoisse de séparation, difficultés identificatoires, conflits familiaux avec une interdépendance, dans un contexte d'adolescence.

Se manifeste par des idées de mort, une perte du désir de vivre, un sentiment de désespoir, un manque d'appétit, une tristesse, des pleurs, un désintérêt, un manque de concentration, une anxiété et une angoisse diffuse.

Objectifs

Les pulsions suicidaires de Marc diminueront. Il reliera son envie de mourir à son état dépressif, en renouant avec ses ressources et en utilisant celles de l'unité. Il exprimera ses conflits, ses tensions internes et se sentira apaisé.

Actions

Les actions infirmières vont s'organiser autour de ces différents points :

- surveillance physique : installer Marc soit dans une chambre seule, près du poste de soins, soit dans une chambre double, afin de faciliter la surveillance; écarter les objets dangereux, pouvant être utilisés en vue d'une tentative de suicide; veiller à ce que Marc ne stocke pas son traitement;
- aider le patient à investir ses soins personnels, son alimentation;
- observer et transcrire les informations concernant : la qualité de l'appétit, du sommeil, le discours verbal et non-verbal, le niveau d'anxiété, la motivation et l'implication de Marc dans les soins et les activités proposées;
- administration du traitement prescrit.

Pour tout traitement psychotrope, le rôle infirmier se décline en quatre activités.

Information et éducation (patient, entourage)

Il s'agit là d'une démarche éducative faisant appel à des capacités pédagogiques :

- qualités personnelles d'écoute, de disponibilité, patience, affirmation de soi;
- capacités de communication : reformulation, congruence des attitudes verbales et infraverbales, clarté des explications, choix du vocabulaire;
- stratégies d'élaboration de moyens pédagogiques pertinents, adaptés au patient : explications orales, écrites, méthodes individuelles, de groupe, mises en situations.

Les éléments d'éducation portent sur :

- la prescription, le médicament, les modalités de prise, le renouvellement de l'ordonnance, la gratuité des soins;
- le caractère prolongé du traitement et ce, même en présence d'une amélioration clinique;
- l'observation des effets thérapeutiques, des effets secondaires et les possibilités de remédier à ces derniers;
- les risques, les incompatibilités, les contre-indications;

• les conseils pour aider le patient à intégrer dans ses habitudes de vie le traitement et les contraintes qui lui sont inhérentes.

Administration

L'objectif est d'aider et soutenir le patient à accepter et à prendre son traitement (*observance*) pendant l'hospitalisation et après sa sortie.

Le patient peut le refuser ou dissimuler la prise. Insister peut entraîner une réaction agressive, accentuer la tension du patient. Il est alors important de chercher à comprendre cette opposition et ce, même si la prise est différée ou annulée. Quoi qu'il en soit, un travail de collaboration avec le médecin doit avoir lieu.

Le cas inverse peut aussi se présenter : un patient peut réitérer avec insistance une demande de médicament. Il importe alors de maintenir le cadre thérapeutique de la prescription. Mais là encore, la demande sous-jacente est à décoder. Une attitude opératoire, stéréotypée, risque de majorer la tension du patient; il est nécessaire de s'entretenir avec le patient pour chercher à comprendre ce qui se passe. Le patient entretient parfois un rapport singulier à son traitement, qu'il s'agit de comprendre.

L'administration du traitement doit respecter le protocole, les modalités de prescription, et nécessite parfois des gestes de surveillance (surveillance des constantes, etc.).

Observation de l'effet thérapeutique

Elle nécessite une observation clinique fine du discours et des comportements du patient. La méthode peut être directe (entretien, question ouverte) et/ou indirecte (observation discrète, à distance).

Le résultat escompté est une diminution des symptômes, une évolution favorable.

Surveillance de l'apparition d'effets secondaires

Ils apparaissent tant au niveau somatique que psychique. Cette surveillance entre dans le cadre du rôle autonome infirmier mais également du rôle sur prescription, passant par la réalisation d'examens biologiques, paracliniques. Elle requiert des connaissances somatiques, psychologiques et pharmaceutiques.

Le rôle spécifique consiste à aider le patient à accepter les effets secondaires, qui sont parfois inévitables. Ils ont un retentissement majeur sur le vécu corporel, l'image de soi, l'estime de soi... à tel point qu'ils peuvent être le motif d'interruption du traitement.

Durant le suivi extra-hospitalier

L'hospitalisation, si elle permet un accrochage au soin, une alliance thérapeutique, ne gagne pas à être prolongée, lorsque la crise est résorbée. Le soin en psychiatrie ne peut se satisfaire de ce premier résultat clinique. Il s'agit de poursuivre une visée curative en permettant de trouver le sens de la conflictualité psychique agissante sous l'aspect symptomatique. L'indication de la poursuite des soins en extra-hospitalier offre la possibilité d'un travail psychothérapique et d'une relation d'aide thérapeutique.

L'équipe intra-hospitalière prépare le patient à la sortie et au relais des soins. Cette étape ne doit pas être vécue comme un abandon, mais comme traduisant d'une part l'amélioration clinique et d'autre part, le passage à un autre type de travail psychique.

Ainsi le centre médico-psychologique a pour principe d'assurer une continuité des soins et de la relation thérapeutique, tout en introduisant paradoxalement une rupture dans les soignants et les lieux. Le soin permet d'accompagner psychiquement le patient dans ce travail de séparation et de différenciation. Le patient peut éprouver son unité, sa continuité, sa singularité.

Le plateau technique d'un secteur psychiatrique est composé d'une série d'unités reliées les unes aux autres, dont l'intra-hospitalier n'est qu'un élément. L'équipe extra-hospitalière, multidisciplinaire, organise son activité autour de deux pôles : la prévention et la thérapie avec leurs activités afférentes :

- entretiens et consultations (orientation, diagnostic, thérapeutique);
- accueil;
- visites à domicile;
- travail en réseau;
- travail social;
- accompagnement du patient;
- réunions cliniques, de synthèse.

DIAGNOSTIC INFIRMIER : Le travail infirmier extra-hospitalier peut s'organiser autour de différents diagnostics infirmiers. Si le premier diagnostic évoqué reste celui du risque de violence envers soi, décrit ci-dessus, il en existe bien d'autres. Par exemple, nous pouvons repérer des :

Stratégies d'adaptation individuelle inefficaces liées à une problématique familiale autour de la dépendance et de l'angoisse de séparation des uns et des autres, à cette période de crise qu'est l'adolescence.

Objectifs

Ils visent :

- une affirmation de soi : prise de conscience de ses propres sentiments et attitudes, particulièrement face à un problème; évaluation des situations; meilleure réponse à ses besoins psychologiques; recherche d'un accord entre ses sentiments et ses comportements; séparation psychique avec ses parents;
- une autonomisation : prendra l'initiative de; désir d'accomplissement des tâches d'adulte, d'investir ses études; penser des choix personnels et professionnels pour se réaliser et réaliser un projet de vie;
- une socialisation : développement de relations amicales; choix d'activités et de loisirs. L'établissement de liens intimes et l'identification à un groupe facilitent l'ajustement de l'adolescent aux changements fondamentaux qu'entraîne cette période particulière sur le plan psychodynamique.

Actions

Elles ont été décrites ci-dessus dans le cadre des entretiens infirmiers et familiaux.

Ces actions infirmières ont pour principe de :

• guider le patient dans l'évolution de son mode de vie : activités scolaires, loisirs, relations amicales, en lui permettant de procéder graduellement aux changements nécessaires pour développer des stratégies d'adaptations individuelles plus efficaces;

• réserver du temps pour tester les nouveaux comportements; aider le patient à améliorer ses habiletés en identifiant des situations pratiques : fixer des objectifs hebdomadaires, travailler à déterminer les tâches qu'il souhaite accomplir sur cette période; l'expression de ce qu'il souhaite et sa réalisation concrète lui permettent de prendre du plaisir au fait qu'il « sait » ce qu'il veut et qu'il « peut » l'obtenir. L'acquisition d'une plus grande autonomie lui permet de modifier son comportement.

Évaluation

Une évaluation régulière doit être programmée sur l'évolution de Marc et l'adaptation éventuelle de la démarche (par exemple tous les mois).

Ce travail infirmier en extra-hospitalier nécessite des capacités :

• d'écoute, de concentration et de mémorisation, afin de garder le matériel recueilli pendant l'entretien;

• des qualités d'analyse, de synthèse et de retranscription.

Il s'agit d'être rigoureux dans cette démarche afin d'articuler entre eux les évocations, les liens amorcés, les objectifs posés. Le patient se sent ainsi réellement écouté, encouragé et donc soutenu dans son travail.

Sont également nécessaires des compétences en matière de :

• conduite d'entretien, de participation à des réunions (vocabulaire professionnel, prise de parole face à un groupe, affirmation de soi);

• fonction infirmier référent;

• formation individuelle : nécessité d'avoir intégré des connaissances cliniques sérieuses, et internaliser la fonction du cadre thérapeutique et de l'équipe, faisant objet de tiers.

« Une régression bien désorganisante »

Ce cas a été élaboré par Hélène Leduc, cadre infirmier, et l'équipe de l'unité de géronto-psychiatrie du Docteur Joli,chsSaint-Jean-de-Dieu (Lyon).

> ***Présentation du cas***
>
> MmeL., âgée de 70ans, est adressée en consultation la première fois en 1996 par son médecin traitant pour troubles dépressifs et signes psychomoteurs secondaires à une maladie de Parkinson traitée par *Modopar*. Elle est amenée dans un fauteuil roulant. Le contact est difficile, elle ne livre des informations au médecin qu'à regret. Recroquevillée dans son fauteuil, elle se présente comme abandonnée de tous.

On note, dans ses antécédents, une psychothérapie de 10 ans ainsi qu'un suivi du couple par des conseillers conjugaux. Mme L. participe également, depuis un an, à une activité thérapeutique dans un centre de soins et d'accueil psychothérapique.

Anamnèse

Mme L. est fille unique. Ses parents se sont mariés contraints par le grand-père paternel car sa mère était enceinte. Son père ne voulait pas épouser sa mère et ne désirait pas d'enfant. À sa naissance, il est très déçu d'avoir une fille.

Ses parents divorcent alors qu'elle a 3 ans. Ses seuls souvenirs de cette époque sont les violentes disputes du couple. Elle est ensuite confiée à sa tante jusqu'à l'âge de 9 ans et demi où elle travaille à la ferme et est souvent malade (notion de crises convulsives). Puis elle retourne vivre chez sa mère qui en a la garde. Cette dernière est souvent absente car elle travaille et Mme L. se retrouve fréquemment seule. Elle se rend chez son père de temps en temps. Il se remarie et a 2 enfants : une fille, et un garçon qui se suicidera à l'âge de 19 ans. Sa mère se remarie et n'aura pas d'autre enfant.

À l'âge de 18 ans et demi, sa mère la rejette. Elle ira donc vivre chez son père d'où elle est également rejetée car elle interfère dans la vie du couple. Mme L. débute alors des cours du soir afin d'obtenir un CAP de dessinatrice industrielle. Elle y rencontre M. L. qu'elle épouse à l'âge de 20 ans. Elle obtient son diplôme puis travaille dans cette branche jusqu'à la naissance de son premier enfant. M. et Mme L. ont eu trois filles.

À ce jour, Mme L. vit seule, séparée de son mari depuis une dizaine d'années sans que cette séparation soit officialisée. Cette situation lui permet d'être prise en charge financièrement par son mari. « Le bénéfice de ma maladie est, dit-elle, que je ne divorce pas ». Son discours sur les hommes est empreint d'amertume, elle utilise pour les qualifier le mot « tromperie ».

Mme L. parle de sa vie comme d'une infraction : « Je n'aurai pas dû être là ». Elle constate qu'elle n'a pas réussi à être une bonne épouse ni une bonne mère alors que c'était son unique projet de vie. Elle entretient avec ses 3 filles des relations difficiles, étant tour à tour dans la demande et le rejet, gardant la maîtrise de la relation et la menant à l'échec. Elle dit mépriser ses filles tout comme sa mère la méprise. Ses filles souffrent aujourd'hui toutes les trois de troubles psychiques, une est anorexique, les deux autres, dépressives. Sa mère, toujours en vie, habite la région parisienne et est complètement autonome. Elle appelle Mme L. deux fois par jour dans le service bien que cette dernière dise qu'il n'existe pas de communication entre elles. Son père est décédé lorsqu'elle avait 40 ans. Sa demi-sœur lui a écrit pendant longtemps mais Mme L. ne lui a jamais répondu.

La clinique et son analyse

Mme L. est régulièrement hospitalisée dans le service de gérontopsychiatrie depuis 1997. Ses hospitalisations sont liées à la survenue d'un événement familial dont elle n'a pas la maîtrise (par exemple, organisation d'une réunion familiale par sa mère) mais où elle parvient à récupérer la place centrale, quitte à mettre sa vie en danger. Le contexte de l'hospitalisation est toujours identique : elle fait une chute à domicile (maintien de plus en plus précaire) et est emmenée dans un service d'urgences par les pompiers.

Elle présente un épisode confusionnel et est donc transférée en gérontopsychiatrie. Elle arrive dans le service sans aucun effet personnel et se montre exigeante sur ce qu'on lui prête (voir Actions infirmières). Au début de chaque hospitalisation et bien qu'elle soutienne ne pas vouloir rester, elle se montre coopérante aux soins durant quelques jours. Puis elle se met très rapidement à cliver au sein de l'équipe soignante.

L'invalidation de plus en plus évidente due au Parkinson l'amène à solliciter de l'aide pour tous les gestes du quotidien. Cette demande s'accompagne immanquablement d'une grande ambivalence. S'exprime un mouvement de rejet et d'agressivité à l'encontre des soignants, les disqualifiant dans leur travail et leur faisant vivre un sentiment d'épuisement et d'échec. Son agressivité se manifeste de différentes manières : elle peut être verbale (propos disqualifiants) ou utiliser le corps. Par exemple, Mme L. sort nue de sa chambre ou urine tout autour de son lit. Un matin, elle interpelle une infirmière pour l'informer qu'elle a emballé ses selles dans un paquet déposé sous le radiateur de sa chambre. Mme L. vit de manière humiliante un corps qui la trahit en la figeant et elle renvoie ce sentiment aux soignants par des conduites agressives. On peut également relier ces demandes et ces rejets simultanés à un besoin permanent de maîtriser les situations, par peur d'être abandonnée.

Souvent, elle se présente opposante, persécutée, interprétative, testant les limites (des soignants et des patients), allant jusqu'à se plaindre de maltraitance auprès du médecin et à comparer le service à un camp de concentration. Parfois elle se montre confuse et hallucinée : se pose alors la question des possibles effets secondaires du *Modopar*. Elle peut également présenter des états de grande détresse, pleurant, gémissant. Elle renvoie alors une tristesse que nous avons parfois du mal à authentifier bien qu'elle s'avère réelle. Cet état dépressif est traité par *Prozac* (0.1.0).

Lors de sa première hospitalisation, ses troubles l'ont conduite à un état de régression catatonique. Elle a dû être perfusée, nourrie par sonde nasogastrique et a développé des escarres. Paradoxalement, durant cette même période, elle a présenté des états d'agitation nécessitant la contention. Au bout d'un mois environ, elle est sortie de cet état catatonique de manière aussi déroutante que spectaculaire pour tous : ce fut à la suite d'un entretien familial ayant pour objectif de faire le point sur sa situation et son devenir. Son mari et ses trois filles étaient présents et devant le tableau de leur épouse et mère en fin de vie qu'elle a pu présenter, leur souhait fut le retour à domicile.

Dans d'autres circonstances, Mme L. sait susciter notre intérêt, se présentant détendue, volontaire et séductrice, tout cela dans le but d'une recherche affective « ce que je voudrais, c'est que vous me donniez de l'amour ». On observe également cette avidité affective lors des repas où elle mange en grande quantité et en se gavant, au risque de faire une « fausse route alimentaire ». Lorsqu'elle mange, elle paraît totalement absente, obnubilée par son assiette et nécessite d'être constamment surveillée aux repas.

Dans les différents groupes à visée thérapeutique auxquels elle participe, MmeL. est souriante, a un contact agréable avec les soignants, les gratifiant parfois et elle se place en leader au sein du groupe.

MmeL. reste dans la maîtrise de tout ce qui la concerne : le déroulement de son hospitalisation, le projet de soins mis en place (voir Actions infirmières) et les paramètres de sa sortie. Elle a visité plusieurs maisons de retraite, a souhaité faire un essai de deux mois dans une résidence mais a bien évidemment conduit toutes ces démarches à l'échec. Elle semble se rendre compte de ses difficultés physiques mais il lui est difficile d'envisager de quitter son domicile pour un hébergement adapté. Ce serait soulager son entourage (elle a épuisé tout le réseau social, de son médecin traitant aux services d'aide à domicile) mais là aussi, renoncer à la maîtrise, voire l'emprise, est impossible. Il lui est notamment impossible de faire le deuil de l'illusion d'une reconstruction familiale dont elle rêve par un retour à domicile.

Le projet de soins

L'hospitalisation provoquée par MmeL. a pour fonction d'accueillir la souffrance de MmeL. qui n'arrive pas à sortir de son conflit. Elle va rejouer son histoire. L'objectif global est de l'accompagner d'une part dans cette crise et, d'autre part, dans l'idée d'un départ du domicile pour intégrer une maison de retraite.

Le pôle du cadre

Compte tenu des symptômes présentés par MmeL. (toute puissance, maîtrise de l'environnement, clivage), deux types de cadres sont mis en place :

- un cadre strict concernant la vie institutionnelle : horaires de la toilette, des repas, des prises en charge spécifiques; respect de l'hygiène; respect des autres patients : MmeL. est installée en chambre seule pour éviter les perturbations nocturnes, mais aussi parce qu'elle le vit comme un statut privilégié;
- un cadre souple est instauré pour permettre de travailler avec elle une autonomisation maximale. En dehors des horaires institutionnels restrictifs, l'équipe peut se permettre de passer plus de temps avec elle lors de ses déplacements.

Le pôle institutionnel

MmeL. est un véritable exemple d'anthologie tant elle œuvre à vouloir disloquer les relations d'équipe. Son cas monopolise de façon massive les espaces de discussion et de réflexion. Elle prend une place considérable dans les réunions hebdomadaires où l'équipe doit reconstituer le cadre ou le réinventer tant elle l'a mis à mal. Elle a fait l'objet de deux réunions de synthèse de suite. Pour la deuxième, elle a réussi à nous faire sortir du cadre habituel (une réunion mensuelle) et à cliver le pôle médical et le pôle infirmier (momentanément).

Elle a bien sûr constitué le sujet d'une des supervisions de l'équipe infirmière, en souffrance de disqualification et en besoin de renarcissisation.

Le pôle somatique

La prise du traitement (antiparkinsonien et antidépresseur) est un élément de la relation soignant/soigné plus facilement gérable. Le fait d'avoir focalisé la prise en charge sur les symptômes somatiques permet une administration régulière du traitement en journée. Par contre, la nuit, malgré des périodes d'insomnie, elle refuse tout traitement. Comme nous l'avons vu plus haut, c'est une période extrêmement angoissante où elle veut par-dessus tout garder la maîtrise du temps, et prendre un somnifère la lui ferait perdre.

La surveillance des effets secondaires du traitement est rigoureuse compte tenu de sa sensibilité. Citons, pour le *Modopar*, les troubles psychiques qui sont présents : idéation paranoïde et épisodes psychotiques. Il est difficile d'évaluer la part incombant aux effets secondaires en raison de la pathologie psychiatrique initiale. Parmi les effets secondaires du *Prozac*, nous retenons le risque de levée de l'inhibition psychomotrice : Mme L. arpente les couloirs en tenue légère. Pour l'instant, le bénéfice du traitement est supérieur aux effets secondaires, la motricité est maintenue et les symptômes dépressifs sont minorés.

Mme L. bénéficie d'une prise en charge de kinésithérapie qui se passe bien, le kinésithérapeute étant extérieur à l'équipe. Elle se présente plus volontiers dépressive qu'agressive, ce professionnel lui apportant une réelle technique.

Et si nous allions plus loin dans la formulation de la démarche ?

Nous serions tentés de choisir les diagnostics suivants : *perturbation des habitudes de sommeil, incapacité à effectuer ses soins personnels, risque de fausse-route*... Ces diagnostics comportent tous une validité clinique au regard des réactions présentes chez Mme L. En même temps, ils interviennent de façon opératoire, ne prenant pas en compte la problématique de la patiente. En effet, Mme L. multiplie les hospitalisations. Le phénomène de *répétition* est notre guide. Elle rejoue en permanence l'histoire de sa difficulté quant à sa relation d'objet. L'équipe infirmière est mise à l'épreuve dans la relation soignant/soigné, probablement parce que les soins infirmiers de nursing renvoient à une fonction maternelle. En même temps les manifestations cliniques sont aussi celles de la maladie somatique dont elle souffre. Nous sommes là devant le caractère très spécifique de la gérontopsychiatrie : l'intrication des dimensions somatique, psychique, intellectuelle. Une carence affective, une expérience abandonnique amènent Mme L. à être demandeuse de relation tout en la rejetant, mettant en place des troubles du comportement qui de fait interpellent l'équipe infirmière dans un rôle de nursing important. L'analyse clinique met donc en évidence que, si cette symptomatologie va justifier de nombreuses actions infirmières, elle n'en est pas moins qu'une conséquence psychique.

Diagnostic infirmier 1 : Troubles du comportement

Les troubles du comportement sont liés à :

- une diminution de l'autonomie;
- une perturbation de l'image corporelle (invalidation par la maladie de Parkinson et l'âge);
- une ambivalence entre le désir d'être aidée et la non acceptation de sa dépendance;
- un isolement familial et social;
- se manifestant par :
- une mise en échec de la réalisation des actes de la vie quotidienne;
- une non satisfaction de ses besoins fondamentaux;
- un mouvement régressif;
- une agressivité à l'égard des soignants.

Objectifs

Mme L. se montrera plus coopérante lors de ses soins, soit en les réalisant elle-même, soit en acceptant l'aide proposée. Elle arrivera à intégrer le changement d'image corporelle, les limitations liées à sa maladie. Elle essaiera d'aménager ses acquis, ses ressources.

Actions infirmières

Le pôle de la vie quotidienne

Le réveil

Mme L. est réveillée et levée avant notre arrivée (vers 6 h 00). Elle se présente la plupart du temps en chemise d'opérée, à moitié dénudée, déambule dans les couloirs et appelle au secours. C'est le moment qu'elle choisit pour émettre des demandes inappropriées au lieu et à l'heure, ce qui nous pousse à lui opposer un premier refus et à les différer. Nous la retrouvons alors quelques instants après à terre ou baignant dans ses excréments.

La toilette

Nous proposons à Mme L. une aide à la toilette, au lavabo ou à la douche selon son état. Deux situations se présentent à nous :

- soit elle accepte dans un premier temps, tout en rejetant instantanément par des agressions verbales le soignant qui l'aide. Il s'agit donc d'éviter les contre-attitudes en gardant son calme, en passant le relais à un collègue si la prise en charge devient trop difficile.
- soit elle refuse, et nous lui proposons de se débrouiller seule. Peu de temps après, elle nous reproche de ne pas nous occuper d'elle, discréditant le corps infirmier dans sa totalité. C'est pour elle une épreuve de réalité qui la met face à son incapacité à se prendre en charge. L'aide à la toilette qui suit ce moment est forcément vécue comme agressive, la patiente ne supportant pas l'échec. Il s'agit, dans les deux cas, de ne pas se substituer à elle pour éviter une perte

des capacités d'autonomie. Mais son attitude d'opposition permanente nous impose de faire à sa place.

Le seul acte quotidien que Mme L. effectue seule et pour lequel elle refuse toute participation d'un soignant est de se coiffer. Il nous semble que cette attitude ait pour fonction d'empêcher toute tentative de féminisation : en effet, Mme L. persiste à masculiniser sa coiffure, à conserver ses nombreux poils sur le menton. On retrouve ici un des éléments de la problématique familiale avec la déception paternelle à la naissance d'une fille. De la même manière, elle refuse toute prise en charge corporelle, visant à une éventuelle restauration narcissique, proposée par l'intermédiaire de bains, de soins esthétiques (soins de peau, maquillage...). L'image qu'elle a de son corps est très dégradée. Elle l'utilise de manière agressive allant même jusqu'à des conduites exhibitionnistes. Elle promène dans les couloirs un corps démesuré (ses seins et ses cuisses sont énormes) dont elle se sert comme un obstacle entre elle et les autres, ne cédant jamais le passage même à plus invalide qu'elle.

L'habillage

Mme L. n'a jamais de vêtements personnels lorsqu'elle vient à l'hôpital car elle dit avoir peur qu'on les lui vole. Cette attitude est une des composantes du clivage « dedans-dehors » qu'elle met en place. Elle nous oblige ainsi à lui fournir des vêtements du service qu'elle critique d'emblée et cherche à s'approprier par la suite.

Il est difficile de lui faire changer de vêtements quand cela est nécessaire : Mme L. mobilise ainsi le soignant à son gré, négociant chacun des éléments de l'habillage pour finalement tout refuser et vouloir remettre le linge sale. Il convient alors de limiter le choix proposé et de s'armer de patience pour lui imposer une tenue propre.

Accompagnement aux différents repas

Mme L. souhaite s'installer dans la salle à manger avant que le repas ne commence, car elle met du temps pour se déplacer du fait de sa maladie de Parkinson. Deux situations s'offrent à nous :

- si sa mobilité le lui permet, elle se rend seule à la salle à manger ;
- si son état somatique ou psychique la cloue sur place, nous lui proposons un accompagnement qu'elle accepte ou non. À ce moment, notre attitude est la même que pour la toilette : patience ou délégation. Dans de très rares cas de blocage total, nous avons recours au fauteuil roulant, mais de façon très ponctuelle et pour des périodes limitées.

Autres accompagnements

Au salon : après le petit-déjeuner, nous accompagnons Mme L. au salon ou à la cabine téléphonique, puisque sa mère l'appelle régulièrement. Comme pour les repas, l'accompagnement se fait en fonction de son état. Si elle se trouve loin de la cabine lors d'un appel, elle se met à paniquer ce qui rend ses déplacements périlleux. C'est pourquoi elle s'y installe parfois longtemps avant offrant l'image pathétique d'une femme abandonnée.

Aux toilettes : il se fait plusieurs fois par jour à sa demande. C'est généralement dès que nous l'avons installée dans le salon que l'envie se fait pressante.

Mme L. porte des protections mais elle manipule les soignants par l'intermédiaire de ses fuites urinaires : l'incontinence se manifeste lorsque, de sa propre initiative, elle a ôté ses protections.

Dans sa chambre : après le repas de midi, elle demande à être accompagnée pour la sieste. Nous l'aidons à s'installer dans son lit, en faisant en sorte qu'elle y arrive seule le plus possible. La plupart du temps, elle somnole au salon et nous constatons que sa chambre est un lieu qu'elle investit peu : pas de décoration personnelle, pas d'entretien particulier (la nuit, elle la souille régulièrement en urinant sur le sol ou en la parsemant de linges souillés).

Aide pour le coucher et gestion de la nuit
Mme L. n'a aucune initiative pour le coucher. Elle attend l'équipe de nuit qui est devenue son persécuteur privilégié. Le coucher s'entoure d'un rituel très précis, allant du garnissage du lit jusqu'à sa position à elle qui doit être exactement au centre du lit. C'est un moment important qui conditionne le restant de la nuit ; il est impératif que le soignant prenne tout son temps. Le sommeil de Mme L. est très fluctuant. Elle peut passer une nuit tranquille ou faire de ce moment-là un véritable enfer pour tout le service. En effet, elle sollicite de très nombreuses interventions par ses levers répétés (motivés généralement par l'angoisse ou l'énurésie réelle ou redoutée). Quelquefois et sans que l'on puisse en déterminer la cause, elle met en œuvre des comportements psychopathiques (pénètre dans les chambres, les éclaire, pousse des hurlements). Seul l'élément masculin de l'équipe trouve grâce à ses yeux, avec qui elle peut jouer le versant séducteur (seule part féminine qu'elle ait conservée !), tout comme avec le médecin, autre pôle masculin. Il paraît évident qu'elle se trouve en rivalité avec les femmes (rappel de son échec à l'être et jalousie de ce qu'elles sont) et que, malheureusement, l'équipe est essentiellement féminine.

Diagnostic infirmier 2 : Perturbation de l'interaction

Cette perturbation est reliée à une problématique abandonnique, une carence affective se manifestant par :

- une attitude de séduction, de rejet, d'agressivité ;
- une mise en échec du lien : elle le sollicite pour le casser, c'est sa façon de tenir le lien ;
- une manipulation de l'équipe infirmière renvoyée au rôle de mauvais objet (mauvaise mère) ;
- une érotisation du lien avec les soignants masculins (séduction du père).

Objectifs

Mme L. prendra conscience du caractère non constructif de son mode de relation à l'autre. Elle arrivera à établir un lien de confiance et à prendre plaisir dans l'échange. Elle tentera d'aménager sa relation d'une manière plus acceptable pour l'autre.

Actions traitées en collaboration

Les entretiens infirmiers

Ils sont informels. Ils ont lieu sur initiative du personnel et leur contenu est variable. Il y est souvent question des comportements qu'elle oppose, de leur cause, et des solutions pour y remédier. En effet, elle attaque beaucoup l'identité professionnelle des soignants, leur fait des procès continuels sur leur incompétence à s'occuper d'elle.

Les entretiens médicaux

Ils s'organisent à partir de la demande de Mme L. et sont centrés sur la prise en charge de la maladie neurologique plus que sur les troubles du comportement. En effet, la prise en compte des difficultés physiques et de l'invalidation liées à la maladie permet de travailler sur son consentement à intégrer une résidence ou une maison de retraite. On abandonne le signifiant « psy » pour lui permettre une revalorisation narcissique. Certains de ces entretiens se font en dehors de la présence infirmière, ce qui a permis une alliance thérapeutique avec le médecin.

Ponctuellement, des entretiens ont lieu avec plusieurs membres de l'équipe en vue de recadrer Mme L. lors de ses débordements (propos racistes, insultes) ou de redonner du crédit à l'équipe. Il s'agit, face au clivage, de marquer que le quotidien (nursing) relève d'une délégation faite à l'équipe infirmière dans un processus de soin global et consensuel. Il est important de signaler que Mme L. a mis en échec le système des référents infirmiers mis en place dans l'équipe.

Les entretiens psychologiques

Faisant l'objet d'une planification, ils ont un caractère confidentiel. C'est un lieu où elle peut mettre en œuvre le clivage sans danger pour l'équipe. C'est cependant un équilibre périlleux à maintenir qui nécessite des remises en question régulières. Il est en effet difficile pour l'équipe de se supposer discréditée sans pouvoir intervenir, voire occasionnellement d'avoir à se justifier à la suite des propos de la patiente. Mme L. présente parfois des convictions délirantes, mécanisme défensif face à ses angoisses, et des états crépusculaires hystériques qui sont des moments de dépersonnalisation; elle accuse de temps à autre le personnel de violences terribles et de méfaits à caractère sexuel sur les autres personnes âgées.

Les entretiens familiaux

Ils sont pour le moment inexistants, Mme L. ayant rompu tous les liens avec ses enfants. Depuis quelque temps, lors de la dernière hospitalisation, sa fille aînée a repris contact avec l'équipe sur l'initiative du médecin. Pour le service, il s'agit de réintroduire un tiers par rapport au placement. (À noter que les enfants sont également souffrants).

Les activités médiatisées

Mme L. participe à divers groupes thérapeutiques, particulièrement les groupes ouverts : musique, esthétique. Il est impossible de l'inclure dans des groupes fermés car la maîtrise du temps et de l'espace lui sont nécessaires. Elle refusera donc l'obligation d'un horaire hebdomadaire. Dans un groupe, elle ne discute pas avec les autres patients mais reste centrée sur elle-même. Elle présente un comportement différent, abandonnant l'agressivité, et se laissant aller à prendre du plaisir. Mais elle ne pourra pas quitter le groupe sans tenter d'annuler ce plaisir en lançant quelques propos disqualifiants pour le soignant. Il est regrettable que son état physique l'empêche de venir régulièrement car ce sont des moments de grande revalorisation pour elle et de satisfaction professionnelle pour nous.

Les enseignements infirmiers

La vie de Mme L. est une succession d'échecs. Elle n'est pas née garçon selon le désir de son père, ce qui lui a valu d'être abandonnée et à l'origine de la séparation de ses parents. Elle a échoué dans sa propre vie conjugale et familiale. Elle ne peut pas rivaliser avec sa propre mère qui, à plus de 80 ans, est autonome et en bonne santé. Elle ne peut donc que continuer la répétition de l'échec de toute tentative de relation. L'hystérie est sa seule identité (elle en décrit très bien les symptômes), le paradoxe son seul moyen de communication. Les agressions de la patiente et ses clivages sont défensifs. Mais les procès qu'elle nous intente ont bien un rapport avec une volonté de subvertir une relation et de dénoncer d'éventuels abus de pouvoir.

Conserver une cohérence clinique qui aide Mme L. nécessite une grande cohésion non seulement au sein de l'équipe infirmière mais aussi entre toutes les composantes du soin. Si le clivage n'est pas repéré comme tel, si la manipulation n'est pas maîtrisée par les soignants, non seulement la souffrance du patient n'est pas soulagée mais en plus le processus conduit à une souffrance de l'équipe, donc de chaque soignant. Cette situation conduit l'équipe à ne plus être soignante et à se démotiver, avec le risque d'un retentissement sur l'ensemble de l'unité. Il est utile de rappeler ici combien les temps de réflexion clinique, de supervision, d'analyse de la pratique sont les supports indispensables au travail du soin. Le soin en psychiatrie se réalise par et sur la relation. Aussi ces instances de travail sont un paramètre agissant non seulement sur la qualité du soin, mais aussi sur la santé psychique des professionnels.

« Un enfant bien silencieux »

Ce cas a été élaboré par le docteur Régine Machabert, Mireille Duvert et l'équipe infirmière de l'Institut de traitement des troubles de l'affectivité et de la cognition (ITTAC) du Pr. J. Hochmann (Villeurbanne).

> ***Présentation du cas***
>
> Damien est un petit garçon de 3 ans amené par ses parents sur les conseils du médecin de PMI (Protection Maternelle Infantile) pour des troubles de la communication. Le problème mis en avant par les parents est l'absence de langage.
>
> Ils sont reçus dans un premier temps par une psychologue du centre médico-psychologique. Devant les troubles importants, il est alors adressé à un psychiatre qui propose une évaluation, afin de préciser la nature des difficultés.

Éléments biographiques

Damien est l'aîné d'une fratrie de deux. La grossesse s'est bien passée jusqu'au huitième mois. Il naît par césarienne avec une circulaire du cordon, sans notion de souffrance néonatale.

En dehors de troubles du sommeil et d'un faible appétit, le développement de la petite enfance s'est déroulé sans grandes difficultés.

Il se tient assis vers 5 mois et marche à quatre pattes vers 9 mois. Il a commencé à se déplacer debout avec appui vers 11 mois, mais à la suite de deux chutes consécutives, il a interrompu cet élan et n'a finalement acquis la marche sans aide qu'à 18 mois.

Les parents décrivent un changement de comportement vers 18 mois au moment où la mère est enceinte de Mélanie. Alors qu'elle a dû être hospitalisée en début de cette deuxième grossesse, Damien lui manifeste de l'hostilité, de la distance, de la réserve. À son retour à la maison, ses impressions se confirment : Damien reste distant, il ne parle plus alors qu'il disait quelques mots, il ne chante plus, alors qu'il adorait fredonner des chansons.

Après la naissance de la petite sœur, il cherche beaucoup à se coller dans les bras de ses parents. Il se bouche les oreilles dès que Mélanie pleure.

Il va en garderie vers deux ans : il est décrit comme solitaire, allant toujours se réfugier auprès des grandes personnes.

Présentation initiale

Damien présente effectivement un retard de langage important. Après une première période entre 9 mois et 2 ans où l'enfant jargonnait beaucoup, prononçait des petits mots de type « papa, maman » et surtout chantait beaucoup, le développement du langage s'est arrêté. Actuellement, Damien prononce quelques mots, ne fait pas de phrases, chantonne toujours les mêmes airs. Il peut montrer des images ou des parties du corps nommées par l'adulte dans un livre. Les parents pensent qu'il sait reconnaître les lettres de l'alphabet.

En situation relationnelle, il se montre peu actif, extrêmement réservé, voire passif et mutique.

En situation de jeu, il prend peu d'initiatives, et il n'aime pas que l'on fasse intrusion. Il se contente le plus souvent de saisir les objets, de les aligner en ribambelle, sans scénario. Mais il peut se montrer plus entreprenant et intéressé par certaines activités : musique, pétrissage de la pâte à modeler, remplissage de boîtes.

Il est très angoissé lorsqu'il est séparé de sa mère.

La première analyse clinique montre que cet enfant présente des troubles de la communication verbale et infra-verbale, des difficultés relationnelles, et des activités répétitives.

Observation clinique

C'est à partir de rencontres répétées avec l'enfant et sa famille au domicile que l'observation clinique va s'affiner.

Au cours des premières rencontres, à domicile, la mère raconte facilement ce qui la préoccupe dans les comportements de son fils. Il fait des choses qui ne sont pas de son âge : il prend les jouets de Mélanie, fait le bébé. Les quelques mots qu'il prononce le sont de manière répétitive : en ce moment, il dit « bouche caca », mots qu'il peut répéter inlassablement toute la journée, avec la même intonation, le même rythme. La mère fait le lien avec le fait qu'il met tout à la bouche et que c'est elle qui lui dit ces deux mots pour qu'il cesse de le faire.

À l'école, il est très seul, mais il n'a pas pleuré à la rentrée de septembre comme l'année précédente. Pendant tout ce temps où la mère parle, Damien est d'abord « monté sur » sa mère, dans le sens où il n'est pas dans un mouvement de protection, de tendresse, ou d'agressivité, mais qu'il l'utilise comme un « objet-chaise ». Puis il est venu devant nous quelques secondes, comme s'il prenait enfin en compte notre présence. Il a trouvé ensuite un ballon qu'il a lancé et s'est mis à « rebondir » comme celui-ci dans un mouvement de grande excitation. À certains moments, il se met à sauter, courir, de manière répétitive. Délaissant le ballon, il est allé dans la cuisine jouer seul avec de gros legos. Nous n'avons pas entendu le son de sa voix, nous n'avons pas pu rencontrer son regard sauf au moment où lui-même est venu devant nous, nous regardant fixement deux ou trois secondes et coupant la relation tout aussi brusquement.

L'institutrice de maternelle décrit Damien comme isolé dans la classe, sans relation avec les autres, ne participant pas aux activités, ne suivant pas les consignes. Il saute sur place avec « les bras en ailes », ne descend pas les marches tout seul, peut prendre la main de n'importe qui. Il met tout à la bouche (peinture, crayons...). En graphisme, il fait des traits mais se met vite à manipuler le crayon, le fait tourner. Il répond rarement à son prénom, mais réagit au téléphone qui sonne. En même temps, face à ce tableau, l'institutrice dit avoir été étonnée à plusieurs reprises, comme par exemple, lorsqu'il est allé lui-même vers la boîte de mouchoirs pour se moucher et a jeté le mouchoir sale dans la poubelle.

On retrouve dans ce tableau clinique plusieurs signes caractéristiques de l'autisme :

Nous prenons pour référence nosographique le DSM-IV, l'autisme y étant défini comme un trouble envahissant du développement manifeste avant l'âge de trois ans et caractérisé par une perturbation caractéristique du fonctionnement dans les trois domaines suivants : les interactions sociales, la communication, le comportement.

Altération qualitative des interactions sociales

Damien n'a pas de manifestation d'accueil à l'arrivée d'un étranger. Il semble même ignorer sa présence pendant un temps assez long. Il n'utilise pas les messages verbaux ou non verbaux pour attirer l'attention, tenter d'approcher cet autre. Son regard est le plus souvent non adressé, il se perd au loin ou se détourne de celui de l'interlocuteur. Ses gestes et mimiques sont coupés de la relation. On retrouve la même indifférence lorsque Damien ne répond pas à l'appel de son prénom, alors qu'il réagit à des stimuli sonores inanimés et que son audition est parfaitement efficiente. Cette fuite du contact traduit son isolement (*aloneness*), que l'on retrouve dans les lieux de socialisation, où Damien est dans l'impossibilité de partager des jeux avec ses pairs.

Damien n'a pas « l'attention conjointe », c'est-à-dire qu'il ne peut diriger l'attention de l'autre vers un objet d'intérêt commun, il « joue » seul. Le jeu avec le ballon ne devient pas un espace d'échange, mais se transforme en auto-excitation. Il passe d'une activité à une autre, laissant tomber la précédente dans l'oubli. Il n'y a pas de support imaginatif à ses activités qui restent très concrètes.

Altération qualitative de la communication

Il y a eu arrêt du développement du langage. Ses quelques mots sont utilisés parfois à bon escient, le plus souvent dans une répétition écholalique sans but de communication. Son usage des mots est dévié du but initial. Ils sont prononcés de façon mécanique sans support émotionnel. Il ne peut pas encore avoir de production spontanée, il doit se référer aux mots entendus et prononcés dans un certain contexte. Les mots restent collés à des situations, y adhèrent sans pouvoir s'en détacher. Son langage prend l'allure de productions sonores robotisées. Son langage verbal ne lui sert pas à être dans l'échange ou à entrer en relation avec l'autre. L'interlocuteur se sent davantage « instrumentalisé » que pris en considération. Damien attrape les mains, les dirigeant sans accompagnement par un regard ou une mimique d'accueil, vers ce qu'il veut obtenir. Cette main devient une sorte de prolongement de son propre corps, une auxiliaire à la vie sociale.

Caractère restreint, répétitif et stéréotypé des comportements, des intérêts et des activités

Damien flaire les objets, les retourne, les manipule, les regarde sous un angle inhabituel jusqu'à obtenir la stimulation sensorielle qu'il recherche. Le ballon devient ainsi un ressort à des mouvements répétés de sautillement. Les crayons tournés et retournés dans ses mains avec une agilité surprenante ne servent plus à dessiner mais à réveiller des sensations corporelles.

Compréhension psychopathologique

Les symptômes autistiques renvoient aux deux symptômes primaires décrits par Léo Kanner en 1943 : « aloneness » et « sameness ».

La finalité de l'autisme est de rester isolé (*aloneness*) à l'abri des intrusions et stimulations venant de l'extérieur, et de maintenir immuable l'environnement (*sameness*) afin d'éviter tout imprévu. Le travail du soin qui se situe, en aval de l'évaluation et du diagnostic et en dehors des hypothèses étiologiques, prend en compte les conséquences de l'autisme sur le développement de l'enfant et les réorganisations familiales inhérentes à cette pathologie. Notre conception du soin repose sur les représentations que nous avons du fonctionnement autistique.

Le processus autistisque représente une manière d'être particulière, une modalité d'organisation globale du psychisme, qui vise à écarter les angoisses incoercibles. L'autisme est un processus anti-pensée qui a pour but d'éviter la douleur de la séparation, cette souffrance émergeant de l'écart entre le préconçu et la réalité.

« On peut considérer la pensée autistique comme une anti-pensée (...). La visée essentielle de l'autiste ne serait pas seulement de mettre l'autre à distance pour se protéger de son intrusion. Elle aurait aussi, et plus fondamentalement, pour fonction de protéger son appareil psychique, et en définitive, sa conscience, appareil à percevoir les qualités psychiques, de toute pénétration de l'intérieur comme de l'extérieur. C'est supposer que la pensée autistique cherche à neutraliser non seulement les perceptions mais aussi les pulsions, en leur refusant le statut de représentant psychique de l'instinct. Pour se faire, elle désamorce tout processus de mentalisation, d'abord en soi, ensuite dans l'autre. Si l'autre doit être écarté, c'est parce qu'il pense et parce que sa pensée - « énigmatique » dirait Laplanche - exerce sur l'enfant une « séduction originaire ». Sollicité dans son activité pulsionnelle par la pensée de l'autre, obligé par l'autre à penser à son tour, l'autiste essaie d'anéantir toute activité psychique, la sienne et celle des autres. »[5].

« Incapable d'investir positivement son fonctionnement psychique, comme source de plaisir, l'enfant développe de manière défensive un processus « anti-pensée », « anti-symboles » et « anti-émotion », qui lui permet de maintenir à distance les sources d'excitation liées en particulier à l'alternance présence-absence de l'autre, et d'écarter des angoisses de séparation massives. »[6]

C'est à partir de l'hypothèse de J. Hochmann (1994) d'un défaut narratif chez l'enfant autiste, d'une difficulté à relier non verbalement ou verbalement ses expériences intersubjectives en un récit articulé et métaphorisé, défaut qui a été attribué à une perturbation dans l'internalisation de ce que Bion a décrit sous le nom de rêverie maternelle, et que J. Hochmann a redéfini comme « fondement autoérotique de l'activité de pensée », que le soin est construit et théorisé[7].

Le travail de soin est alors de pouvoir construire avec l'enfant et ses parents une histoire qui donne sens à cette expérience chaotique dans laquelle l'autiste se débat et contre laquelle il se défend. C'est essayer de l'aider à apprivoiser ce monde, sur un mode interpersonnel, et à désarmer ses processus défensifs, dans une atmosphère sécurisante et empathique. C'est pouvoir constituer une histoire où l'insensé devient sensé, où les stéréotypies, les aberrations d'un discours disloqué se relient entre elles.

---

5 J. Hochmann, *Cordélia ou le silence des sirènes, une relecture de l'autisme infantile de Kanner, Autisme de l'enfance*, Monographies de la RFP, PUF, 1994, pp. 29–54.

6 J. Hochmann, « Une expérience de groupe thérapeutique avec des enfants autistes possédant le langage : contribution à une étude du développement de la représentation interpersonnelle de soi », *Psychiatrie de l'enfant*, XLIII, 2000, pp. 127–173.

7 J. Hochmann, « Les fondements autoérotiques de l'activité de pensée », *Journal de la psychanalyse de l'enfant*, n° 1, 1993, pp. 238–263 et *Pour soigner l'enfant autiste*. Éditions Odile Jacob, coll. « Opus », 1997.

Le projet de soins

Notre travail s'inscrit dans le cadre d'une unité de soins ambulatoires. Le suivi des enfants autistes est organisé autour du soin, de la pédagogie, de l'éducation et de l'intégration sociale.

Compte tenu de la gravité de cette pathologie, différents soignants interviennent dans le soin d'un enfant autiste. Du soin individuel au soin groupal en passant par la rééducation orthophonique, ces différents temps et lieux forment une chaîne significative; ils s'opposent et prennent sens dans une articulation les uns par rapport aux autres. Sur cette chaîne les événements de la vie institutionnelle permettent aux soignants de tisser un récit dont la trame, reprise dans la thérapie, aide l'enfant à se constituer une histoire, à évoquer des souvenirs, à acquérir le sentiment de continuité d'être.

Le soin pour Damien va s'organiser autour de six pôles.

Le soin individuel

Damien est confié trois fois par semaine à une soignante référente qui le reçoit dans une unité de temps et de lieu stable.

Le travail consiste à permettre à l'enfant d'édifier progressivement des capacités de représentation. Parce que la relation est limitée dans le temps et réservée à un espace particulier, elle amène l'enfant à vivre puis à penser l'absence, à imaginer ce qui a été, ce qui n'est plus mais aussi ce qui reviendra. L'enfant va éprouver concrètement des émotions positives et négatives. Ces émotions vont être nommées, attachées à des représentations et articulées dans le temps que J. Hochmann appelle le temps du conte ou la mise en récit.

La soignante référente cherche à aider l'enfant à créer des liens entre les différents événements qui rythment sa vie familiale, scolaire ou institutionnelle et à élaborer avec lui un récit qui donne sens à ces événements en les reliant à ce qu'elle sait de son passé. Elle aide ainsi l'enfant à se constituer un capital de souvenirs articulés et à développer des capacités d'évocation.

Le soin groupal

Damien participe à un groupe thérapeutique deux fois par semaine où se retrouvent trois autres enfants. Ce groupe nommé « petits sons » est animé par une psychologue et une orthophoniste, et utilise des instruments de musique comme médiation. Au-delà des sons, il s'agit de prêter une attention particulière aux échanges relationnels. Les adultes sont là pour réguler ces échanges, parfois les soutenir, voire les « co-créer », et pour verbaliser les émotions et sentiments éprouvés en commun. Longtemps resté en périphérie du groupe, tel un électron libre, Damien a développé au fil de la régularité des séances un intérêt pour les autres enfants en se montrant sensible à leur absence.

La rééducation orthophonique

Deux séances d'orthophonie hebdomadaires sont mises en place afin d'aider Damien à apprivoiser le langage oral et écrit, et à renoncer à s'abriter derrière un langage privé. L'orthophoniste travaille en liaison étroite avec les soignants, et elle va se servir des forces libérées par le soin qui offrent des possibilités nouvelles d'investissement à l'enfant. Il s'agit de rendre l'objet intellectuel attrayant et riche. Damien a appris seul les lettres de l'alphabet : à son entrée en primaire thérapeutique, il savait lire. L'objet intellectuel a exercé seul une forte attraction sur le psychisme de cet enfant, mais il n'avait pas la souplesse nécessaire pour utiliser ce capital dans une vie de socialisation et de communication. Le travail de l'orthophoniste consiste ici à rendre ludique et plaisant l'usage du langage et de la lecture au travers d'activités de jeux.

La pédagogie : la classe thérapeutique

Damien fréquente régulièrement une classe spécialisée à petit effectif (cinq à huit enfants), intégrée dans un groupe scolaire classique. L'enfant peut aussi participer à des activités ciblées dans des classes ordinaires ainsi qu'à des activités périscolaires sportives et culturelles de l'école. Le but de ces classes est de permettre à l'enfant d'acquérir les connaissances de base (écriture, lecture, mathématiques), ainsi que des capacités de socialisation et d'autonomisation en milieu scolaire. L'éducation a une dimension thérapeutique. Elle organise les potentialités relationnelles développées ou libérées par la thérapie. Elle permet à l'enfant de découvrir le plaisir d'apprendre et de relier dans une combinatoire les éléments appris.

Le travail avec les parents

Les parents sont régulièrement reçus par la soignante référente et le médecin psychiatre de l'enfant. Le travail avec les parents est conçu d'abord comme un travail de « restauration narcissique », pour les aider à rétablir une estime d'eux-mêmes dans leur fonction parentale souvent mise à mal par le fonctionnement autistique de l'enfant.

Il est nécessaire de redire à quel point un enfant autiste désorganise la fonction parentale. L'investissement que nous portons à leur enfant sert de soutien à leurs propres investissements. Lorsque les parents retrouvent du plaisir avec leur enfant, ils peuvent alors se détourner d'un trop de souffrance et se tourner vers la créativité du lien.

Le travail d'élaboration institutionnel

Les différents temps thérapeutiques sont mis en récit lors de réunions d'élaboration. La reprise de ce qui se passe dans le soin avec l'enfant autiste est fondamentale. Le fonctionnement autistique attaque la pensée des soignants, la reprise des sentiments et des images que le travail avec l'enfant autiste fait naître les aide à reconnaître et à maîtriser l'alternance d'une fascination, d'un intérêt démesuré et, au contraire d'un ennui voire d'un sentiment dépressif.

Ces temps d'élaboration permettent aussi d'articuler les temps individuels et les temps groupaux. Ce travail d'articulation vise à mettre en échec les mécanismes d'homogénéisation et de clivage du processus autistique.

Le travail infirmier

Le soin individuel

Pour Damien, le début du soin se passe sous forme de soins à domicile (deux visites par semaine). Ce type de soin prend en compte le groupe famille. Il permet d'avoir accès aux modifications relationnelles entre l'image sociale renvoyée par la famille (lors d'une consultation par exemple) et la réalité des relations quotidiennes que l'on peut observer à domicile. La position est particulière dans la mesure où le soignant assure le suivi d'un enfant, mais a aussi un rôle d'observateur, donc de contenant des interactions à l'œuvre autour de lui. Il a à faire à l'enfant, aux parents et, aussi, à « l'enfant dans le parent ». C'est en élaborant une dynamique d'accordage, à l'ensemble de la famille telle qu'elle se présente, qu'il devient possible d'en appréhender les dynamiques interactives et de tenter de les mobiliser.

Une de nos premières préoccupations est donc de faire connaissance, de « s'apprivoiser » mutuellement. Nous passons du temps à observer ce qu'il fait, où il va, à quel moment il change d'activité. Nous parlons, nous nommons, nous l'invitons à jouer, nous lui proposons de partager ses jeux.

Damien passe d'un objet à l'autre loin de nous, ou bien nous utilise comme un support contre lequel il s'adosse, nous laissant l'étrange impression de ne pas exister. Avec un ballon, il n'est pas dans l'échange ; il le jette et fait... comme lui, rebondissant sur ses pieds, les mains coincées entre les cuisses et le regard en l'air, en éclatant de rire.

S'il se met devant son « ordinateur » et fait ce que lui demande la voix synthétique (« Montre le M », « Où est le 7 ? ») et que nous répondons avant lui, il s'en va sans manifester de la colère, juste indifférent, se coupant de la relation. Nous ne croisons jamais son regard.

À d'autres moments, ne ressentant aucune envie, aucun désir chez Damien d'être en relation, et pour ne pas être trop intrusive, nous jouons seule avec l'idée qu'il puisse identifier notre plaisir à jouer. Lorsque nous construisons une tour de legos pour la détruire ensuite, il nous regarde, rit, prend notre poignet pour que nous répétions à l'identique cette expérience source de plaisir.

Suit une période difficile, après ce temps de découverte mutuelle, où Damien s'obstine à nous ignorer, disant juste « legos » quand nous arrivons. Il est souvent dans la répétition de ses jeux – faire tourner les roues d'une locomotive, trier les legos par couleur, faire rouler un objet sur son petit bureau à plan incliné en se tournant pour ne pas voir la chute et en se bouchant les oreilles dans l'attente du bruit par terre, répondre à la voix synthétique de l'ordinateur « Educaville ». Il ne répond pas à nos sollicitations, tant verbales que non-verbales. Nous faisons appel à notre créativité pour tenter d'attirer son attention : inventer d'autres jeux, feuilleter les livres qui sont là, jouer avec les legos devant lui, introduisant quelques différences (changement d'intonation, de rythme, de temps) pour lutter contre l'isolement et la répétition.

Après cette période monotone, Damien s'ouvre à la relation progressivement. Il accepte de rester sur nos genoux pour écouter une histoire, même si c'est le numéro des pages qui l'intéresse. Il nous tire par la main et nous conduit devant sa bibliothèque, nous tend les bras pour être porté afin d'atteindre le livre de son choix. Un jour, en apercevant une photo de bébé sur un magazine, il dit spontanément « Mélanie », établissant un lien entre une représentation visuelle et un événement de sa vie. Il accepte que nous jouions avec lui à « Educaville », rit quand nous feignons une erreur, puis manifeste son désir de répéter cette expérience qui pourrait devenir un vrai rituel de « relation ». S'il n'obtient pas ce qu'il veut, il coupe tout simplement la relation et part s'isoler.

Les liens avec les parents s'enrichissent. Quand c'est la mère qui est là, nous passons une vingtaine de minutes à échanger sur les problèmes de Damien, et sur ce qu'elle ressent. La culpabilité qui était très présente au début s'estompe un peu, faisant place à une observation fine du comportement de son fils, de ses relations avec sa sœur, pouvant ainsi percevoir les petits changements, reconnaissant qu'elle ne peut s'empêcher de voir tout ce qui n'est pas « normal » à son âge. Elle peut aborder ses angoisses pour l'avenir. Le père raconte les dernières « bêtises » de Damien, et est très attentif à son adaptation dans la vie quotidienne.

Dans ces moments d'échanges avec les parents, Damien est rarement présent : il va dans sa chambre ou circule dans la maison.

La thérapie se poursuit non plus à domicile, mais dans le cadre du bureau de l'infirmière référente, à raison de trois séances de ¾ d'heure par semaine. Dans ce lieu précis, personnalisé, où Damien retrouve le même matériel – des jouets, des puzzles, de la pâte à modeler, du papier et des feutres, des ciseaux – s'instaure une relation duelle limitée dans le temps et dans l'espace qui amène l'enfant à penser l'absence, à imaginer ce qui a été, ce qui n'est plus là mais aussi ce qui reviendra. L'instauration de limites, telles que les interdits de faire du mal à soi-même et aux autres et de casser le lieu et les objets, permet à l'enfant, grâce à la double dimension du maternage et du conte, d'édifier progressivement des capacités de représentation. Il s'agit de maternage symbolique dans le sens où l'enfant a la possibilité d'éprouver, dans l'ici et maintenant de la relation thérapeutique, des émotions positives et négatives. Il s'agit d'un conte dans l'idée de la mise en récit par la soignante de ces émotions. Le récit est porteur de sens, visant à unifier et à calmer les émotions bruyantes déclenchées par la séduction du maternage et l'abandon des défenses autistiques les plus serrées.

La notion de soignante référente

La soignante est appelée soignante référente dans la mesure où elle assure le suivi individuel de l'enfant qui est prescrit par le pédopsychiatre. Elle devient alors l'interlocuteur privilégié des parents et des différents intervenants (institutions soignantes, pédagogiques, éducatives, sociales…), et à ce titre garante du soin. Elle a donc pour fonction de coordonner les actions de soins. Elle assure un travail d'articulation et de liens entre la famille et les soignants. Les informations s'échangent lors de différents moments institutionnels : réunions institutionnelles, réunions avec les institutrices des classes thérapeutiques, accompagnements dans la réalité de l'enfant d'un temps de soin à un autre.

Ceci est possible dans la mesure où cette même soignante participe aussi à des supervisions où sont élaborés, entre autres, son transfert et contre-transfert dans cette situation à deux avec des enfants qui luttent et attaquent la pensée. C'est, dans notre institution[8], sur l'outil psychanalytique que cette élaboration s'étaye, avec comme idée la dimension du plaisir à penser. Dans le plaisir qu'elle éprouve en manipulant ses connaissances théoriques, en se fondant sur son expérience et sur ce qu'elle éprouve immédiatement dans sa relation avec l'enfant, la soignante lui propose un modèle de pensées créatrices investies d'affects positifs, qu'il s'approprie peu à peu.

De l'utilité de la démarche de soins

Nous venons de voir dans ces différents cas que la systématisation de la démarche de soins infirmiers est encore balbutiante en psychiatrie. Certains ne l'utilisent pas. D'autres le font partiellement, utilisant leurs propres diagnostics ou les intégrant dans une démarche de soins partiellement systématisée, laissant par exemple de côté la phase d'évaluation. De nombreux professionnels contestent d'ailleurs la validité et la pertinence de son application dans le travail quotidien qu'est celui de l'infirmier en psychiatrie. Certes, l'application « littérale » des diagnostics infirmiers actuellement proposés dans les différentes classifications qui font référence est bien souvent difficile, voir réductrice par le caractère opératoire qui se dégage de ces dernières. Alors que pouvons-nous conclure de ces quelques exemples cliniques et des échanges que nous avons eus avec de nombreuses équipes infirmières durant la préparation de ce livre ?

Le premier point relève du constat. La majorité des professionnels trouvent les diagnostics infirmiers peu adaptés à l'organisation de leur travail. Ils les trouvent trop rigides, trop réducteurs, trop opératoires et, par leur rigueur d'énoncé, peu propice à rendre compte de la nécessaire adaptation individuelle et de la nuance qui donne au soin infirmier en psychiatrie toute sa part de subjectivité. C'est aussi pour une part notre avis. Par exemple, le cas de Céline nous semble très bien systématisé par l'équipe concernée même si cette formalisation repose sur un mélange de diagnostics et de cibles qui paraîtra bien peu orthodoxe à certains formateurs ou théoriciens du soin infirmier. Mais il ne sert à rien de polémiquer plus sur cette question. Laissons le temps faire et nous verrons comment la profession s'appropriera ou adaptera cet outil à sa pratique. Un bon outil trouve naturellement sa place à partir du moment où l'on a montré au professionnel comment s'en servir. Si ce n'est pas le cas dans la durée, on pourra certes évoquer la « résistance au changement » des professionnels concernés, mais il ne faudra pas non plus faire l'économie de s'interroger sur l'adaptation possible de cet outil à son usage spécifique.

8 Le CNFE – Centre National de Formation aux techniques d'Entretien – est un institut de recherche et de formation continue centré sur les techniques d'entretien en psychiatrie dont le siège est à Lyon.

Ce qui est sûr en tout cas c'est que la démarche en elle-même (cibler des problèmes, action, évaluation) est fondamentale. En effet, la multiplicité des actions de soins en psychiatrie tend naturellement à favoriser un éparpillement. Éparpillement lui-même induit par la multiplicité des intervenants et la contagion de nos démarches par l'éclatement et la confusion provoqués par la maladie mentale.

Ainsi, la démarche de soins assure le maintien d'une réactivité du projet de soin évitant le travail d'immobilisme lié au trouble mental et au caractère diffractant de l'institution soignante. Pointer des cibles d'action, en définir les applications dans le soin au quotidien permettra de rendre explicite l'implicite, de mieux se coordonner et de ré-évaluer au mieux le sens, la pertinence et les effets de ce que nous essayons de mettre en place pour nos patients. Tachons donc de « ne pas jeter le bébé avec l'eau du bain » et donc de ne pas refuser d'entendre l'effet structurant d'une formalisation minimale de la démarche de soins infirmiers sous la forme des pôles d'action ou de cibles tels qu'ils sont développés dans les vignettes cliniques de cette partie, sous prétexte d'un refus (certes en grande partie justifié) d'une application *ad integrum* des diagnostics infirmiers.

Partie IV
L'infirmier(e) et l'institution

Chapitre 10
La violence et le soin en psychiatrie

Laurent Morasz

Violence et psychiatrie : l'état des lieux

La violence a de tout temps été l'une des préoccupations majeures du champ psychiatrique. Cette affinité sélective est un fait connu et ancien. Toutefois, nous nous trouvons actuellement au cœur d'une évolution significative de cette dialectique psychiatrie/violence. La problématique violente est en effet de plus en plus mise en avant dans les préoccupations des professionnels du champ psychologique et dans leurs réflexions sur la mutation de leur métier. Cette large mobilisation naît de facteurs convergents dont les effets se font douloureusement ressentir. D'un côté, nous observons l'augmentation quasi exponentielle du nombre des sujets s'exprimant préférentiellement sur un registre agi. De l'autre, nous constatons la progressive altération des capacités contenantes d'un bon nombre d'institutions soignantes, pour des raisons complexes qui tiennent parfois à l'évolution cognitivo-comportementale ou biologisante trop exclusive de la psychiatrie moderne. Et au milieu se trouvent tous ces soignants placés chaque jour au plus près de la violence et de l'agressivité de patients qu'ils ne comprennent parfois plus.

L'un d'entre nous a synthétisé dans un autre ouvrage récent les outils de compréhension clinique des situations violentes en psychiatrie (*Comprendre la violence en psychiatrie*, L. Morasz, Dunod, 2002). À partir de ses rencontres avec de nombreuses équipes, dans le cadre de ses activités de formation continue sur ce thème, il a dressé les bases d'une appréhension différente de la dynamique interactionnelle violente et de sa prise en charge soignante. Car le défi à relever par la psychiatrie face aux processus violents et à l'agressivité est double. Il s'agit :

- d'abord de retrouver le chemin d'une clinique de l'agir, nous permettant de replacer ces comportements dans une dynamique progrédiente de mise en sens et

d'élaboration, malgré la tentation toujours plus pressante de recourir à des solutions techniques et chimiothérapiques qui ont pourtant montré leurs limites;
• et parallèlement d'affiner notre cadre conceptuel à l'égard de ces « pathologies limites », de plus en plus nombreuses, qui viennent se heurter aux cadres soignants, sociaux et judiciaires habituels.

C'est au prix de ce double effort clinique que nous tracerons les lignes directrices qui nous permettront de faire face à l'enjeu majeur que représente pour nous la prise en charge satisfaisante de l'agir, de la violence et de l'agressivité dans notre quotidien.

Nous allons présenter les grandes lignes de ce travail et renvoyons les lecteurs intéressés plus avant par cette question de la violence en psychiatrie à l'ouvrage pratique cité plus haut.

La violence : un processus complexe

La violence est un processus complexe et multiforme. En effet, même si la première chose qu'évoque le mot violence est sa traduction réelle au travers des coups et des hématomes, n'oublions pas que cette dernière ne s'exprime *que parfois* de cette manière. En effet, la violence naît d'un noyau psychique universel qui peut prendre toutes les formes, des plus concrètes aux plus abstraites ou symboliques. C'est pourquoi toute approche de cette problématique se doit de considérer conjointement les composantes réelles, fantasmatiques et symboliques de la violence qui sont autant de facettes indissociables du même objet : la pulsionnalité violente.

Ainsi, nous pouvons considérer que *la violence est un fait (concret, psychique, imaginaire, moral...) né d'une interaction reposant sur une base pulsionnelle particulière qui lui donne son sens et qui génère chez la victime un vécu douloureux d'effraction (physique ou psychique).*

La violence est un fait (concret, psychique, imaginaire, moral...) :

La violence peut prendre de nombreuses formes. Elle peut être physique (coups), psychique (harcèlement), verbale (insultes), matérielle (dégradation), sexuelle (attouchements) ou institutionnelle (positions paradoxales imposées). Sa force naît pour une part de sa forme mais aussi de son effet. Est violent ce qui fait violence.

Le soin en psychiatrie nous expose ainsi, à des degrés différents, à ces multiples formes de violence qui se trouvent d'ailleurs souvent intriquées les unes aux autres.

La violence naît d'une interaction :

La violence est une interaction complexe qui est déterminée par de nombreux facteurs (fig. 10–1). Sa prise en charge et sa compréhension requièrent donc une interrogation des différents niveaux interactionnels impliqués dans la situation que l'on met en travail. La complexité de cette interaction a amené Laurent Morasz à proposer dans son ouvrage l'utilisation d'une grille d'analyse des comportements violents (la grille en 9 points) destinée à guider et à systématiser la pensée des équipes lors de la survenue d'un événement violent.

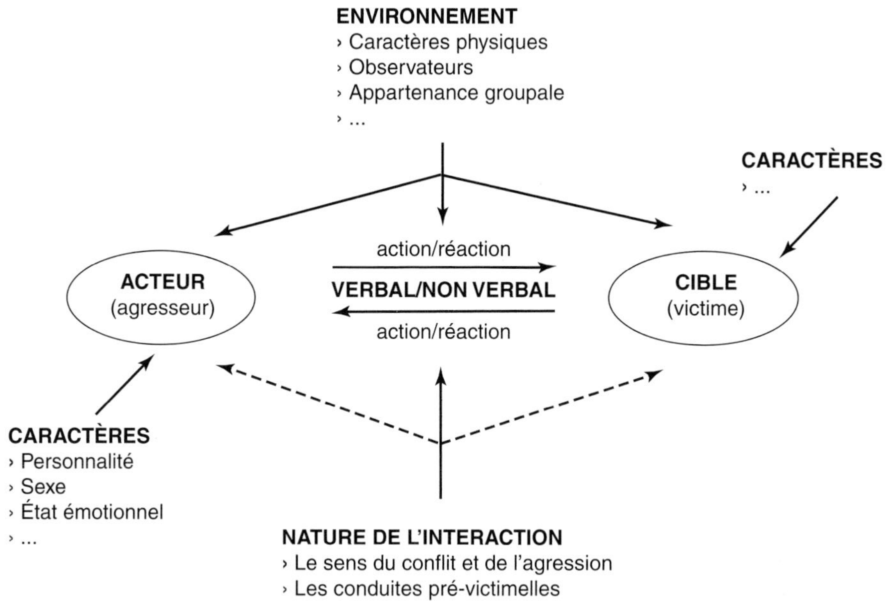

FIGURE 10-1. **L'interaction violente. Extrait de *Comprendre la violence en psychiatrie*, par L. Morasz, Dunod, 2002.**

Cette interaction repose sur une base pulsionnelle particulière :

Un des facteurs déterminants de la fréquence des mouvements violents en psychiatrie est l'implication des carences préconscientes dans la tendance à l'agir (c'est ce que nous avons décrit dans la première partie de ce livre). Mais au-delà de cette « sensibilité » à l'acting liée à un fonctionnement psychique de type limite ou psychotique, il est important de distinguer chez nos patients deux mouvements pulsionnels différents : la violence fondamentale et l'agressivité.

La *violence fondamentale* (décrite par J. Bergeret) est une pulsion primaire purement défensive. Elle ne vise pas un objet au sens propre (tel que l'autre) mais est avant tout destinée à protéger l'individu qui l'éprouve. Dans ce cas les passages à l'acte ne visent pas une victime pour ce qu'elle est, mais pour éloigner le danger qu'elle incarne.

L'*agressivité* est une pulsion plus secondarisée. Elle naît de l'intrication pulsionnelle entre le courant libidinal et la violence fondamentale pour aboutir à une pulsionnalité différenciée caractérisée par un plaisir ou un désir d'attaquer ou de nuire. Dans cette dynamique l'autre est attaqué pour ce qu'il est et ce qu'il représente pour le sujet.

Cette distinction est indispensable dans l'approche clinique des comportements violents. En la comprenant, nous pouvons en effet spécifier nos réponses, nuancer nos vécus et adapter nos positionnements.

La violence a un sens à chaque fois original :

À côté de cette distinction pulsionnelle, il est également indispensable de distinguer les différentes dynamiques violentes. En effet, à chaque structure psychopathologique correspond un profil prévalent de passages à l'acte. Ainsi il n'y a rien de commun entre le passage à l'acte d'un patient limite, exprimant une rage narcissique liée au vécu d'effondrement dépressif que lui renvoie toute référence à des limites et celui d'un patient schizophrène qui attaque un soignant, à l'issue d'une construction délirante évoluant depuis plusieurs jours. La connaissance du lien entre psychopathologie et acting permet de mieux les prévenir et de mieux les traiter. Elle soutient également la compréhension individuelle, base du travail d'infirmier en psychiatrie que nous pouvons avoir de ces patients et de la souffrance qui les étreint.

Elle génère chez la victime un vécu d'effraction :

L'infirmier en psychiatrie est donc placé à la croisée de différentes dynamiques violentes. À la violence agie (ou criée...) se mêle en effet une violence plus insidieuse : celle du côtoiement quotidien de la souffrance que nous avons décrit dans le chapitre 4.

Le professionnel du soin psychique est en effet confronté à deux risques violents distincts :

- le premier concerne l'irruption de la violence brutale qui peut entraîner, par ses capacités d'effraction, de véritables vécus traumatiques;
- le second, plus insidieux, est relatif aux micro-traumatismes quotidiens liés au frayage avec la souffrance et l'agressivité inhérente à la maladie mentale. Cette exposition mortifère expose, quant à elle, plus à un vécu d'épuisement professionnel, véritable dépression professionnelle.

Au-delà de sa prise en charge concrète (renforts, contention...), la dynamique violente nécessite donc un véritable travail d'élaboration propre à permettre à tous de « digérer » psychiquement la part psychique de cette violence indissociable de la prise en charge de la maladie mentale. C'est dans cette lignée qu'a été élaboré l'ouvrage conseillé.

La violence entre pulsion de mort et pulsion de vie

La violence est un processus hétérogène qui infiltre et sous-tend nombre de comportements et de fantasmes. Qu'elle s'origine dans l'archaïque d'un mouvement de violence fondamentale ou qu'elle se nourrisse d'une pulsionnalité agressive plus libidinalisée qui vise l'attaque, elle peut meurtrir, effracter ou laisser ses marques sur celui qui en est la victime. Mais si la violence attaque, elle protège aussi. Elle permet d'éviter l'effondrement de celui qui n'a d'autre recours que cette externalisation d'une conflictualité psychique inélaborable en l'état. Elle détourne la souffrance du déprimé qui se remplit et se cache derrière ce leurre explosif qui l'empêche de se trouver tout en lui permettant de pas se perdre. Elle prolonge le scénario fantasmatique du délirant par le biais de la projection en éloignant la menace interne d'un Moi bien peu contenant.

Quoique plus intimement liée au fonctionnement structurel prégénital, cette tendance à avoir recours à l'agir ou à l'agressivité se retrouve donc dans toutes les structures. Elle est multiple en ce qu'elle résulte d'une histoire avant d'être un acte. Elle est le produit d'une rencontre entre un sujet et cet autre qu'on nomme le tiers, dans un environnement particulier au cœur de forces pulsionnelles qui s'entrecroisent. Elle est à la fois un mouvement d'attaque et de défense qui fait mal, qui déstabilise mais qui tente aussi d'équilibrer le déséquilibre interne. En ce sens, elle n'est pas qu'affaire de destructivité, de désastre et de mort. Car derrière cette violence, il y a aussi la vie. Celle de la pulsion originaire, celle de la violence fondamentale à partir de laquelle la vie psychique se déploie. Celle d'un combat psychique qui ne trouve d'autre issue que cette mise au dehors entre éjection et emprise sur un monde et un autre qui échappe ou désorganise.

La violence nous sollicite dans ce que nous sommes

En tant que représentante de la déliaison, la violence témoigne de l'achoppement du fonctionnel ou structurel du fonctionnement préconscient. En tant que déliaison elle vient parler d'un manque, celui du lien, celui des liens. Mais la violence porte aussi la vie en ce qu'elle demande le lien de l'autre, en ce qu'elle le sollicite, parfois même sans le vouloir, dans ce qu'il a de plus intime : sa capacité de pensée. La violence ne se réduit donc pas à la pulsion de mort. Elle s'y rattache parfois quand elle ne parvient pas à trouver l'autre en face d'elle, celui qui pense, celui qui symbolise et celui qui distancie. Mais elle est aussi cette dynamique de vie qui, en ouvrant une brèche, montre le manque et la souffrance dont elle témoigne. Elle est source de vie quand elle ouvre une voie vers des liens, celle d'une compréhension plus juste de ce qui se joue au plus profond du sujet qui l'agit. Ce faisant, elle en dit plus que les mots dans la mesure où bien souvent, elle porte un sens qui ne peut advenir que par cette extrajection. Les différents cas cliniques que Laurent Morasz met en travail dans son ouvrage montrent comment cette violence peut trouver (et créer) la vie quand elle trouve l'autre. Cet autre, c'est celui de la liaison, celui de la transformation en contenus psychiques plus élaborables car plus secondarisés. Cet autre, à la place si importante dans l'équilibre de cette dynamique entre pulsions de vie et pulsions de mort, c'est le soignant. Cet être si humain qui reçoit cette violence et qui en souffre avant de pouvoir la penser. Ce sujet lui-même parcouru d'une pulsionnalité violente propre qui se trouve éveillée par ce malstrom énergétique qu'est l'acting.

La violence sollicite ainsi directement la part de nous-même que nous engageons dans notre activité professionnelle. Elle questionne autant le malade que le soin et les soignants. Car elle est avant tout une affaire de contenance avant d'être une question de contention. La contention, au sens concret du terme, ne l'aidera qu'en la potentialisant ou en palliant ses défaillances. Elle sera là quand plus rien d'autre ne sera possible, pour justement permettre qu'autre chose devienne concevable. L'enjeu central du soin face à la violence se trouve donc dans l'éprouvé d'un travail possible de transformation et de détoxication psychique qui commence par l'accueil et finit par la symbolisation des conflits qui la sous-tendent. Le vrai risque soignant est ainsi le risque psychique, qu'il soit celui du frayage avec la violence ou celui de l'accompagnement de la souffrance. La difficulté et la richesse de notre position soignante tiennent ainsi dans la mise à disposition d'une certaine part de nous-même dans ce travail de mise en lien.

La violence comme indicateur

C'est donc cet autre dont nous parlons, ce soignant si fragile qui a à porter le travail psychique de contenance à « opposer » à la violence. Cette contenance est affaire d'Homme, d'humanisme et de sensibilité. Elle est affaire de travail clinique, d'élaboration de l'interstitiel. Elle est l'affaire d'une position soignante relationnelle parfois mise en danger par les évolutions opératoires d'une psychiatrie tellement moderne qu'elle perd parfois le lien avec l'intime du sujet, avec ce qui le fonde et le transcende. Nous percevons que cette question dépasse largement le simple champ de la violence. Elle est une interrogation sur l'avenir global de la psychiatrie et sur la place qu'il laissera ou non à la subjectivité. La problématique de la violence en psychiatrie est donc autant un signal qu'un témoin de nos (dys)fonctionnements sociaux et professionnels. Car la contenance dépend de notre capacité à penser et cette capacité de mise en pensée dépend directement de la qualité des capacités de rêverie des soignants. Pour pouvoir être contenant encore faut-il être dans un cadre qui le favorise.

L'enseignement de toutes les rencontres soignantes que nous avons pu faire en préparant ce manuel se situe sans aucun doute à ce niveau. Sans cette capacité de rêverie, sans cette force qu'est la pensée, nous risquons d'être rapidement condamnés à réagir en miroir face à la violence, dans des comportements codifiés, transmis par des formations opératoires ne transmettant qu'une technique. Résistons aux sirènes d'une dynamique de soin de plus en plus concrète et normative qui, si elle se propose de contenir la réalité de l'acte violent, ne prend en compte ni sa fonction, ni son sens, nous exposant ainsi à un risque majeur d'enfermement croisé dans une compulsion de répétition opposant agirs et contre-agirs. En ce sens, la fréquence des agirs violents et la façon dont ils peuvent être pris en charge sont un formidable indicateur de l'état de « santé » de nos institutions psychiques.

La problématique de la violence en psychiatrie nous rappelle ainsi l'importance de la contenance psychique à apporter à nos patients, celle qui fait naître et qui renforce la vie psychique, celle qui permet la créativité et qui déploie l'originalité et la différence. C'est cette capacité d'écoute, de résonance et de souplesse psychique qui nous permet de rencontrer l'autre parce que nous savons rencontrer cette part d'autre qui est en nous, à travers l'acceptation de cette part d'ombre qui nous constitue.

Relevons ensemble ce défi et opposons à la destructivité potentielle de la violence autre chose que la mort de la pensée et de la subjectivité. À nous d'entendre la vie derrière la violence. À nous de rester « vivants » face à ces processus et ces évolutions désubjectivantes. À nous de continuer à chercher et à trouver l'autre dans ce qu'il a de souffrant et dans ce qu'il a d'humain en lui.

Chapitre 11
La psychothérapie institutionnelle

Laurent Morasz et Catherine Barbot

La psychothérapie institutionnelle

La majeure partie de nos services se réclame encore du courant de la thérapie institutionnelle qui a « organisé » le dispositif de soin psychiatrique actuel. Il est donc important de nous interroger sur la nature, les fondements et les processus engagés dans ce fonctionnement soignant « porté » par l'institution.

La notion de psychothérapie institutionnelle

La psychothérapie institutionnelle peut se définir comme un ensemble d'actions à visée psychothérapique, organisé au sein d'un fonctionnement groupal prenant en compte dans sa structuration même la *valeur thérapeutique intrinsèque de l'institution*. Bien entendu il ne s'agit pas de dire que l'institution soigne seule, ni de comparer la réalité d'un bâtiment à l'apport relationnel d'une personne. Il s'agit plus simplement de désigner sous ce terme l'utilisation thérapeutique coordonnée d'un dispositif réel (murs, organisation, matériel…), humain (soignants, auxiliaires, patients…) et symbolique (cadre, activité de pensée…) dans un but défini, connu de tous : soigner.

L'histoire de la thérapie institutionnelle est aussi riche que complexe. Nous renvoyons le lecteur plus particulièrement intéressé par cette question à l'excellent ouvrage de P. Chanoit intitulé *La psychothérapie institutionnelle*. Ce dernier explique comment, après plusieurs siècles d'hésitations entre la répression de la folie et sa tolérance en fonction des époques et des cultures, la fin du XVIIIe et le XIXe ont vu apparaître la notion de « traitement moral » des maladies mentales. Les saignées, camisoles, fauteuils tournants, ont laissé place à l'importance de l'accompagnement humain de ces patients et à la création autour d'eux d'environnements institutionnels propres à leur apporter apaisement et réconfort.

En France, c'est Pinel, aidé de son infirmier Pussin qui incarne ce tournant. En « libérant les aliénés de leurs chaînes », il engage la psychiatrie française vers une autre voie, celle d'une évolution du cadre de vie des aliénés et celle des *échanges* thérapeutiques dans l'institution. Esquirol, un de ses élèves montrera que « l'asile d'aliénés est un merveilleux instrument de soin dans les mains d'un médecin habile ». Un psychiatre allemand, Hermann Simon, théorisera ce mouvement au début du XXe siècle en insistant sur l'intérêt des « thérapeutiques actives » dans la mobilisation des patients.

La Seconde Guerre mondiale va impulser une dynamique encore plus forte dans le développement des thérapies institutionnelles pour trois raisons convergentes. La première est que la famine qui a sévi dans les hôpitaux psychiatriques pendant la guerre, a « tué » plusieurs dizaines de milliers de malades, entraînant après guerre un sursaut de conscience (culpabilisée) à l'égard du sort des malades mentaux. La seconde est liée aux bombardements de certains hôpitaux qui ont permis « l'évasion » d'un important nombre de patients. Or, la surprise a été de constater que nombre d'entre eux ont été retrouvés plus tard, insérés familialement ou plus socialement, sans poser de problèmes majeurs de comportement, alors même que la perception de leur aliénation antérieure n'avait pas laissé soupçonner une issue si positive. Le dernier facteur déterminant a été l'expérience de l'hôpital psychiatrique de Saint-Alban (Lozère) qui a vu ses murs accueillir de nombreux intellectuels (médecins, philosophes, psychanalystes) qui vont renforcer le courant de réforme initié avant guerre par Balvet.

Les premières journées psychiatriques nationales (1945) vont dresser le constat des expériences des uns et des autres, en y mêlant les apports étrangers. Les bases de la thérapie institutionnelle sont alors posées :

- l'hôpital psychiatrique est un instrument de soin;
- les conditions matérielles sont importantes et doivent être améliorées;
- les relations entre les soignants y sont fondamentales;
- une vie sociale doit être ré-instaurée dans cet espace ouvert;
- des activités thérapeutiques doivent se développer;
- les malades doivent participer à la vie interne de leurs services.

De nombreuses applications de ces principes institutionnels suivront. La sectorisation sera, elle-même, pour une grande part, guidée par le courant de thérapie institutionnelle.

Actuellement, la situation est un peu plus floue. La majeure partie des services de psychiatrie reconnaissent leur assise institutionnelle. Certains se revendiquent clairement de ce courant. Mais de plus en plus de services semblent considérer leur accroche institutionnelle comme un « fait » naturel et automatique, oubliant par là même que la thérapie institutionnelle n'est pas qu'une affaire de dispositif. Il ne suffit pas de travailler ensemble pour mettre en travail l'institutionnel. Pas plus qu'il ne suffit d'ailleurs de mettre ensemble quelques patients avec un soignant pour faire de la thérapie de groupe!

Force est de constater que l'avènement d'une psychiatrie plus biologique et plus comportementale a contribué à la dilution de certains concepts institutionnels. Cette évolution regrettable rend le travail des équipes difficile. En effet, même quand le médecin n'est pas intéressé par l'institutionnel, il n'en reste pas moins que les mouvements psychiques groupaux auront lieu et qu'au final, le patient qui garde toujours une appétence relationnelle, se tournera vers les mêmes soignants : ceux qui sont là toute la journée, ceux qui lui paraissent les plus proches, les infirmiers. Alors peut-être que l'enjeu des années à venir est celui d'une nouvelle révolution de la thérapie institutionnelle : celle de sa reprise en main dans le soin par les infirmiers, qui passe nécessairement par un engagement, une réflexion et une théorisation plus forte de notre profession.

Les processus de la thérapie institutionnelle

La thérapie institutionnelle repose sur de nombreux processus que nous avons décrits dans notre partie consacrée au soin relationnel. La question de l'institutionnel est en effet indissociable de la question du relationnel dès que l'on tente de théoriser les soubassements du soin d'équipe en psychiatrie.

Racamier propose d'ailleurs une définition intéressante du soin institutionnel. Pour lui :

- il intervient dans un champ somato-psycho-social ;
- il passe par des objets concrets ;
- il favorise la constitution d'un espace tiers ;
- il permet de repérer et d'élaborer les mouvements affectifs des soignants et des patients.

Le tout, se déroulant dans un cadre à géométrie variable, adapté à la problématique de chaque patient. Ce qui rejoint notre développement du chapitre 4 sur la relation, base du soin infirmier.

Azoulay (1996) propose quant à lui une réflexion liant l'institutionnel à plusieurs concepts clés que nous allons reprendre en les mettant en parallèle avec les différentes notions que nous avons développées dans ce livre.

La nécessité d'un cadre thérapeutique

La dynamique institutionnelle permet la mise en place d'un cadre thérapeutique à valeur structurante. Ce cadre vient borner ce qui peut se dérouler à l'intérieur de l'espace institutionnel. Il sert de trame à la pensée et à l'activité de symbolisation. Dans les institutions, ce cadre se caractérise aussi par sa répétitivité et par sa prévisibilité qui permet justement de contenir l'imprévu et l'imprévisible. Sans cadre, l'insécurité ou l'arbitraire prévaut. Sans cadre, la pensée est attaquée au profit d'actes qui ne peuvent faire sens, déliés qu'ils sont de tout référentiel limitant. En somme, le cadre est ce qui fonde l'institution comme espace de soin.

La notion de contrat

Cette notion est délicate en institution. En effet, la contractualisation suppose la liberté et l'éclairage des deux parties à l'égard de ce qui est contracté. Or, la majorité des relations soignantes ne sont pas basées sur une parfaite égalité. Nous pouvons donc parler de contrat minimum pour les deux parties.

Ce contrat correspond au cadre et au règlement. Par exemple, la vérification de l'alcoolémie pour les malades alcooliques en retour de permission fait plus partie du cadre d'une équipe que d'un contrat individuel passé avec le patient, quand bien même ce dernier y aurait souscrit préalablement (en avait-il vraiment le choix ? Que ce serait-il passé s'il avait refusé ce point du cadre ? ...) L'équilibre se situe alors entre deux positions extrêmes : ne rien demander au patient ou trop lui en demander. Nous retrouvons là encore la question de la mesure, celle de la souplesse et de l'adaptation.

Le travail sur les limites

L'instauration d'un cadre permet de poser des limites. Poser des limites permet de mieux voir ce qui les dépasse ou les attaque. Ainsi les limites institutionnelles ont une double fonction : celle de protection d'abord d'un espace commun, mais aussi celle de révélateur des processus internes aux patients qui ne se seraient peut-être pas dévoilés sans elles. Tout le travail de dedans-dehors, le travail sur le temps, l'attente, se situent aux limites. Limites du cadre, limites du psychisme, limites du soin.

La réalité partagée

Le travail de thérapie institutionnelle n'est pas un travail de cure psychanalytique. L'institutionnel déploie du verbal mais aussi du non-verbal. Le soin institutionnel est aussi celui de l'interstitiel, de ces petits riens qui font le soin, de ces médiations qui portent la pulsion et la souffrance à la connaissance de l'autre, de ces médiations qui transportent le soin là où il peut s'effectuer, où il peut passer. La rythmicité institutionnelle (dans la fameuse séquence présence-absence plusieurs fois décrite dans ce livre) donne de la force à ces mouvements.

L'étayage institutionnel

L'institution permet admirablement le quadruple étayage dont nous avons parlé dans le chapitre consacré au soin institutionnel. Dans ce réseau de liens, dans ce réseau d'activités, dans ce réseau de lieux, le malade peut trouver – plus qu'ailleurs – les étayages sur la mère, le corps, le groupe et la pensée dont il a besoin, dans un aménagement à chaque fois unique (si la souplesse de l'institution concernée permet cette adaptation).

Le transfert

Le transfert s'effectue autant sur l'institution (le groupe) en tant qu'objet psychique, que sur ses membres. La magie de l'institutionnel est celle de la multiplication des supports transférentiels (et aussi identificatoires d'ailleurs). Cette diffraction permet au patient de « montrer » aux soignants, mais aussi à lui-même, des éléments partiels de sa personnalité qu'il n'aurait peut-être pas pu dévoiler en un seul bloc dans une thérapie individuelle. Mais nous voyons déjà que cette qualité est également son défaut. En effet, tout l'enjeu se situe dans la capacité qu'aura une institution à rassembler ces éléments épars dans une unité structurante et identifiante.

La répétition

Les vécus archaïques des patients viennent s'actualiser dans le réel de l'institution en utilisant des mécanismes de défense tels que l'identification projective ou le clivage. En se répétant, ils se dévoilent. En y répondant de façon différente, ils se travaillent. La répétition (des symptômes, des conduites, des crises) dans le parcours institutionnel d'un patient ne vient donc pas forcément signifier l'échec ou l'attaque du soin. Elle vient plus simplement montrer que le soin « prend » en ce qu'il permet au patient de « transférer » sur l'institution. La groupalité de celle-ci permet quant à elle de supporter cette répétition et de la mettre en sens par le regard externe de ceux qui n'y sont pas pris.

La crise

En effet, on ne voit pas pourquoi le patient viendrait dans nos unités vivre de manière paisible l'insoutenable auquel il est confronté dans son monde interne et externe. Le soin institutionnel en psychiatrie est donc bien souvent un soin de crise. L'institution accueille le débordement, elle reçoit ce qui est apparu incontenable au groupe social habituel du patient pour le contenir malgré tout. Mais la crise reste une crise, même pour un dispositif censé être construit pour le recevoir. Ainsi, il est normal qu'un service puisse être débordé ou avoir l'impression de ne plus rien comprendre ou de ne servir à rien. La sidération de la pensée induite par la crise, diffuse en effet dans l'institution. Mais cette dernière doit normalement pouvoir y opposer une limite. Celle de la réalité, mais aussi celle de la pensée par la distanciation temporelle et psychique que le cadre doit promouvoir.

Nous retrouvons ici le concept de contenance ou de fonctionnement alpha que nous avons décrit à maintes reprises dans cet ouvrage.

La juxtaposition des espaces

Face à ces crises, face à ces répétitions transférentielles mortifères, l'institution s'en sort par la juxtaposition des espaces (psychiques, professionnels, individuels, fonctionnels...). L'institution est ainsi un réseau dont la mobilité permet la pensée et la créativité et dont l'enchevêtrement a valeur de filet, comme une toile d'araignée qui sait retenir sans empêcher le mouvement, dans un tissage suffisamment souple pour ne pas être déchiré et suffisamment solide pour ne pas être traversé. Cette juxtaposition explique pour une bonne part la complexité apparente des planifications institutionnelles des services.

Un exemple d'application sur le terrain

Les différents niveaux d'échange et de régulation impliqués dans la dynamique psychothérapique institutionnelle peuvent aboutir à des organisations fonctionnelles parfois complexes. L'exemple des activités institutionnelles présentes de ce service d'hospitalisation complète de psychiatrie adulte le montre.

Les actions institutionnelles sont les suivantes :
Conseil de service : 2 fois par an. Il consiste à discuter des orientations, organisations et problèmes du service (tout personnel confondu).
Visite du service : 2 fois par semaine. Les médecins font le « tour » de tous les patients dans leur chambre sur le modèle médical classique (médecins et infirmiers).
Réunion de synthèse : 1 fois par semaine. Elle permet de faire le point sur la prise en charge de 2 patients à chaque fois (tous personnels soignants et sociaux).
Réunion institutionnelle : 1 fois par mois. Elle est destinée à la discussion du cadre institutionnel global du service dans le soin quotidien (tous personnels soignants).
Réunion clinique : 1 fois par semaine. Elle vise à travailler cliniquement les différents aspects de la problématique d'un patient avec un médecin à orientation psychodynamique (infirmiers).
Réunion infirmière : 1 fois par mois. Organisée par le cadre, elle est le lieu d'une réflexion propre sur les prises en charge infirmières.
Transmissions : 4 fois par jour. À chaque passage d'équipe, les infirmiers et les aides-soignants partants et arrivants font rapidement le point sur le quotidien du service et celui de tous les patients un par un.
Réunion soignants-soignés : une fois tous les quinze jours. Elle réunit le cadre infirmier et trois infirmiers autour des patients pour que ces derniers puissent s'exprimer sur la vie dans le service.
Synthèse d'entretien : petit temps d'échange pris après chaque entretien avec le médecin concerné.
Réunion d'activités : une fois tous les quinze jours. Elle réunit les soignants s'occupant des activités thérapeutiques ainsi que les médecins.
S'y ajoutent les *réunions avec les partenaires* (tutelles, services sociaux, foyers...), le *temps social*...

Ces activités sont assez chronophages. Il est donc important de ré-évaluer la pertinence des différents temps institutionnels régulièrement. Par exemple, il nous est arrivé dans une analyse séquentielle des temps d'activité d'un service de constater que seuls 25 % du temps de présence soignant (tout personnel confondu) étaient disponibles pour la rencontre directe des patients ! La dynamique institutionnelle est donc une dynamique indispensable mais lourde et coûteuse. Il est donc indispensable de bien la connaître pour savoir l'utiliser au mieux, mais aussi pour savoir la défendre face à des impératifs économiques de plus en plus nombreux tendant à faire entrer le soin dans un système marchand de « compétitivité » maximale. Les dérives sont nombreuses. Certains pays qui ont abusivement diminué leur temps institutionnel (par la pratique d'hospitalisation très brève par exemple) l'ont payé par l'apparition d'un effet tourniquet, caractérisé par l'augmentation notable du nombre des passages des patients !

Le groupe soignant comme espace de mise en scène

L'espace institutionnel va former une scène sur laquelle vont venir se montrer souffrance et conflits dans une mise en scène en grande partie portée par les mouvements transférentiels des patients. La *scène institutionnelle* sera aussi le lieu dans lequel la vie psychique des patients va se déployer. Le travail institutionnel consiste à permettre ces mouvements, à les repérer, à les mettre en sens et à en restituer une part au patient (comme nous l'avons décrit lorsque nous avons évoqué le travail relationnel en psychiatrie). Deux notions importantes sont à connaître afin de mieux appréhender les mouvements institutionnels que nous pouvons observer en pratique quotidienne. Il s'agit de la diffraction du transfert et de la sociabilité syncrétique.

Clivage et diffraction du transfert

Le patient hospitalisé va effectuer un véritable transfert sur l'institution qui le reçoit. Ce transfert groupal a une particularité, celle de la diffraction. En effet, chaque malade va « séparer » ses mouvements transférentiels sur différents interlocuteurs. Ainsi il pourra avoir un transfert positif (de confiance, de respect...) avec une partie de l'équipe alors même qu'il opérera dans le même temps un transfert plus négatif sur d'autres professionnels (avec agressivité, défiance, disqualification...).

Comme nous l'avons vu dans le chapitre consacré au transfert, un patient qui montre ce type de diffraction ne doit pas être exclusivement rattaché à l'un ou à l'autre de ces mouvements psychiques. La bipolarité transférentielle nous renseigne juste sur l'existence interne de deux courants pulsionnels complémentaires qui nous éclairent tous deux sur les modalités relationnelles possibles d'un patient, et ce faisant, sur son histoire.

Or, l'expérience nous montre que bien souvent, cette diffraction génère plus un clivage dans l'équipe concernée qu'une prise de conscience paisible et structurante de ces différents mouvements relationnels. Tout se passe comme si le clivage interne du patient, projeté sur la scène groupale de l'institution, y trouvait une résonance l'amenant à se déployer réellement, en clivant réellement des professionnels alors dépassés par les événements.

Ce clivage des équipes procède d'un triple mouvement convergent :

- celui lié à la diffraction du transfert qui pousse le patient, *dans un même temps*, à « montrer » et à « faire vivre » des choses différentes aux membres d'une même équipe;
- celui lié à la variabilité des vécus contre-transférentiels qui va orienter différemment le ressenti des soignants à l'égard d'un même patient selon leur sensibilité, leur histoire et leurs propres défenses;
- celui lié à l'alternance fréquente des mouvements affectifs des patients qui les amène, *dans un temps différent*, à activer des mouvements transférentiels opposés (tels que l'alternance bon/mauvais objet).

> ***Exemple***
>
> Reprenons le cas d'Éric, ce patient dont nous avons parlé dans les chapitres 2 (p. 45) et 4 (p. 98). Au début de son hospitalisation il se montre affable, respectueux et agréable (transfert positif sur l'équipe). Cependant quelques soignants ne « le sentent pas ». Ils le trouvent en « faux-self » et un peu à distance du soin (*vécus contre-transférentiels différents* de quelques soignants). Il n'y a pas de clivage à

proprement parler à ce moment de la prise en charge, juste des avis différents, dans la nuance.

Ensuite, dans la seconde partie de l'hospitalisation, Éric se montre séducteur avec quelques soignants (les plus maternants) et dans une certaine provocation avec les autres (dans des positions plus paternelles car plus cadrantes). Nous voyons la *diffraction du transfert* se mettre en place. À ce moment son clivage interne se transpose sur l'équipe. En effet, il insupporte de plus en plus les tenants du cadre qui ont l'impression « de se faire rouler dans la farine » tandis qu'il continue d'attendrir les « maternants » qui tentent de faire entendre à l'équipe la difficulté de l'histoire de ce patient. Ces derniers ont quant à eux l'impression d'être face à « des collègues bornés et intolérants qui ne comprennent rien à la problématique abandonnique de ce patient ».

À ce moment de la prise en charge, le clivage est devenu interne à l'équipe. On ne parle plus de la vie psychique interne d'Éric, mais des défauts des collègues. Certains sont « complices et laxistes » tandis que d'autres sont « rejetants et obtus ». Le clivage a « pris ». La zizanie est dans l'équipe, dans un mouvement d'identification projective qui amène les soignants à vivre dans leur réalité l'ambivalence interne d'Éric.

Le problème est que l'équipe est tellement prise dans ces mouvements de clivage qu'elle perd pied avec le fait qu'elle est simplement en train de servir de support transférentiel. Ainsi, l'essentiel des échanges « cliniques » autour de ce patient va pendant tout un temps se résumer à des attaques en règle des compétences (et aussi des traits de caractère) des uns et des autres.

Cette confusion, signant la paralysie du fonctionnement préconscient du groupe est encore renforcée par la tendance d'Éric à faire vivre à chacun une *alternance pulsionnelle*. Certains soignants positivement investis par lui se voient ainsi devenir brutalement de mauvais objets. Ils perdent ainsi l'appui narcissique positif qu'ils avaient dans la prise en charge. Certains pour compenser cet « abandon » vont rejoindre le camp des détracteurs d'Éric. D'autres tenteront de rester dans le camp des « résistants » mais dans une certaine ambivalence liée à ce qu'ils vivent individuellement avec Éric. Le clivage groupal se voit ainsi renforcé par un clivage interne tout aussi confusionnant.

Ce clivage est donc, en un sens, incontournable. Notre positionnement en tant qu'objet du transfert du patient, implique de facto que nous ne puissions pas toujours nous soustraire, dans l'immédiateté, à ces effets clivants. La tendance au clivage de ces patients nous pousse ainsi à nous trouver nous-mêmes dans de véritables moments limites, privilégiant le recours à l'agir et/ou paralysant nos capacités de pensée. Ces mouvements sont incontournables. Ils sont le signe que le soin « prend » en ce sens qu'une dynamique transféro-contre-transférentielle se met en place. *Il est donc normal que les équipes se sentent clivées à certains moments.*

Le cadre de soin doit en tenir compte. Les qualités de souplesse et de solidité de ce cadre sont ainsi d'autant plus importantes que c'est ce cadre qui permet aux soignants de faire face au clivage inhérent au soin des personnalités pré-génitales. Le cadre a donc une première fonction : permettre, en les sécurisant, ces mouvements d'implication psychique forts des soignants mobilisant en la modifiant leur capacité de distanciation. Il permet la tiercéïfication d'un rapport duel étroit figé par les mouvements d'omnipotence et d'identification projective liés à l'archaïque. Le cadre, ce représentant de l'altérité, rétablit ainsi normalement les limites et les distances. Encore faut-il qu'il soit soutenu et incarné par le reste de l'équipe. Encore faut-il qu'il prenne et donne sens dans un travail commun d'échanges, et de symbolisation entre ceux qui sont « pris » dans ces mouvements et ceux qui en sont plus distants. Ce n'est pas toujours le cas.

Car outre le fait que les dynamiques d'équipe aliènent parfois, nous l'avons vu, ces potentialités de triangulation, la dynamique transférentielle s'opère aussi sur l'intersubjectivité du groupe soignant. Certains clivages fonctionnels diffusent ainsi dans toute l'équipe rendant la distanciation difficile. Ces équipes sont alors débordées, le clivage pouvant à terme devenir structurel en les entraînant dans des dysfonctionnements durables soutenus par une rigidification des rapports et des potentialités de distanciation respectives. Gérer la souffrance nécessite ainsi de s'appuyer sur un cadre solide, un cadre qui admet ses limites, qui prévoit des instances tierces de pensée du clivage éventuel dans lequel il peut être englué (supervision...) et qui admet parfois le besoin temporaire de recourir à un tiers (autre équipe, séjour de rupture...).

La question de la sociabilité syncrétique

La sociabilité syncrétique est une notion qui doit également être connue des soignants. Elle explique, en effet, une bonne part des rechutes rapides ou des échecs de projet de patients qui « donnaient pourtant l'impression d'aller mieux avant leur sortie ».

Les patients hospitalisés passent l'essentiel de leur journée dans un service où la régression et la dépendance sont favorisées. Or, les travaux de J. Bleger (1987, 1990) nous ont montré que l'équipe soignante forme un appareil psychique groupal qui génère un « cadre ». Ce cadre est le support de la mise en dépôt de la partie la plus indifférenciée de la psyché des patients qu'il reçoit. Les contenus psychiques concernés par cet anaclitisme relèvent de la « sociabilité syncrétique ». C'est-à-dire qu'ils ont à voir avec la non-relation, avec l'immobilisation dans le groupe d'une certaine dose d'indifférenciation qui permet – paradoxalement – l'individuation. Les bases objectales qui vont sous-tendre la capacité relationnelle des patients dépendent donc pour une part du support identitaire constitué par appui sur la base originaire du Moi syncrétique.

Ce modèle théorico-clinique se retrouve en pratique quotidienne. En effet, les patients hospitalisés en service et suivis conjointement en entretien vont opérer une véritable diffraction de leur transfert. Une partie de leur investissement transférentiel va se positionner (et s'appuyer) sur la vie du service, tandis que l'autre va se porter sur les psychistes engagés dans la relation psychothérapique. Cette bifocalisation des lieux psychiques d'investissement du soin entraîne une véritable répartition économique pulsionnelle entre ces deux « lieux ».

Tout se passe comme si le patient laissait en appui sur le service la partie la plus symbiotique de sa personnalité, ce qui lui permet le déploiement d'une activité psychique de type objectale plus affirmée dans le champ des entretiens.

Cette séparation économique est d'ailleurs doublée d'un effet de diffraction multiple lié à la groupalité et à la polytopie mise en jeu dans le travail de collaboration soignante.

Le patient transfère ainsi plutôt des contenus libidinaux narcissiques sur le groupe soignant quotidien, dans une répartition qui tient autant de sa subjectivité et de son histoire, que des caractéristiques psychodynamiques du groupe soignant concerné. Cette mise en dépôt de la partie la plus anaclitique sur les fonctions régressives et maternantes du soin va fournir un étayage primaire suffisant pour permettre un travail préconscient durant les entretiens psychologiques. Mais le risque de cette diffraction asymétrique du transfert est de percevoir le patient « trop bien » durant ces entretiens, effet « d'optique » lié à la dissociation de l'anaclitique et de l'objectal induit par le dispositif. Cet effet peut être utilisé dans le soin de façon pertinente mais la dépendance prothétique et anaclitique du patient à l'égard du groupe et du cadre de l'hospitalisation, ne doit pas être oubliée par le thérapeute. En effet, si le travail de liaison est permis et autorisé par l'immobilisation des forces de déliaisons symbiotiques dans le cadre maternant, le lâchage « désétayant » brutal, causé par exemple par une sortie rapide, peut générer une vague critique de déliaisons destructurantes à la hauteur du différentiel accumulé entre la différenciation apparente du Moi et l'étendue des besoins symbiotiques liés à un Moi syncrétique anormalement développé jusque-là masqué par l'hospitalisation.

Ceci nous renvoie une fois encore à la nécessaire prudence que nous devons avoir à l'égard de la temporalité psychique de ces patients en général hospitalisés pour une durée courte. L'effet cumulé de l'empressement des soignants à avancer avant la sortie et la pseudo-amélioration que nous évoquions, peuvent en effet provoquer la tentation « d'aller trop vite » et de ne pas respecter la mise en latence nécessaire à l'élaboration des contenus inconscients. L'échec d'un nombre certain de « bons » projets adaptés à la partie objectale (la plus différenciée) de ce qu'a montré le patient, sans tenir compte de sa partie plus indifférenciée en sommeil sur le moment, car bien étayée par le cadre institutionnel, peut également s'expliquer par les mêmes processus.

Chapitre 12
Le fonctionnement d'une équipe en psychiatrie

Laurent Morasz

La notion d'appareil psychique groupal

Être infirmier en psychiatrie, c'est aussi travailler en équipe. L'appui des compétences soignantes individuelles sur le fonctionnement institutionnel rend cette groupalité incontournable. Mais ne nous y trompons pas, un groupe est bien plus que la somme des individus qui le compose. Il est, par exemple, toujours étonnant de voir chaque jour dans nos unités à quel point les particularités d'une dynamique de groupe peuvent influer sur le comportement des uns et des autres. C'est ce que nous allons explorer maintenant.

Être infirmier c'est d'abord appartenir à un « corps constitué »

Être infirmier, c'est entrer dans un « corps constitué » par le biais d'une formation essentiellement dispensée à l'hôpital. Cette situation n'a rien d'anodin dans la mesure où le caractère collectif du monde hospitalier permet l'émergence et la mise en tension de processus psychiques groupaux qui rendent compte de l'interaction entre les contenus intrasubjectifs de chaque soignant (appréhendé comme individu) et la fantasmatique collective de l'institution, que chaque membre du groupe contribue à former, mais qui en retour laisse son empreinte sur chacun de ses membres. *La formation et le développement de l'identité soignante se nourrissent donc de liens groupaux prévalents qui forment un modèle dans lequel les nouveaux arrivants doivent prendre place.* Ceci n'exclut pas que chacun puisse faire preuve, dans une relation duelle soignant-soigné, de qualités ou de traits particuliers. Mais nous avons tous pu constater que la formation initiale pousse très largement les jeunes étudiants à adopter les mêmes mécanismes de défense que leurs aînés. Cette aide est certes utile mais ne doit pas se faire au prix d'une pression de conformité qui enferme chacun dans des stéréotypes plaqués de comportement issus d'une hypothétique position soignante idéale. La richesse du soin psychique vient aussi de la diversité de ses soignants, de leur originalité, de la multiplicité des supports identificatoires qu'ils offrent aux patients par leurs différences, et de leur créativité individuelle qui requiert une certaine « liberté » psychique.

Cet exercice professionnel collectif crée un espace psychique particulier

L'« équipe soignante » est bien plus qu'un agrégat de personnes. Elle remplit les conditions que fixe D. Anzieu (1975) dans sa définition des groupes restreints. Ses membres sont d'un nombre supérieur à quatre (une vingtaine dans notre expérience), chaque soignant peut percevoir les autres et peut être perçu par ceux-ci (par le jeu des roulements d'équipes), il existe une motivation commune (celle du soin), des relations affectives parfois intenses peuvent s'y produire (conflits, sympathies voire liaisons s'y observent), enfin, il se crée à l'intérieur de ce groupe des normes et des rites qui lui sont propres. Le groupe soignant est donc le lieu d'une réalité psychique particulière qui ne se produit qu'en groupe et qui ne peut se réduire à la somme des apports de ses membres. Il implique une représentation commune partagée, permettant à chacun de s'en reconnaître membre. Comme tout groupe, il est *contenu dans une enveloppe*, sorte de membrane contenante à double face, l'une tournée vers l'extérieur, vers les patients, les soins, les familles..., et l'autre orientée vers la réalité intérieure de ceux qui le composent, vers leurs difficultés, leurs affects, leurs fantasmes et leurs défenses. Cette membrane formée de rites, de règlements, de culture et de langage communs délimite ainsi un véritable *groupe psychique* qui se pose comme contenant de la circulation fantasmatique identificatoire et du travail de mise en pensée qui peut s'y opérer.

Cet espace psychique particulier se nomme « l'appareil psychique groupal »

Chaque groupe soignant est une entité psychique propre, régie par des déterminations et des processus particuliers, regroupés au sein de « *l'appareil psychique groupal* »[1]. Cet appareil induit l'émergence, au sein du groupe soignant, d'un espace psychique particulier; c'est là que viendront se « mettre en scène » les soignants dans une détermination bifocale inhérente à leur double statut de sujet et d'intersujet. C'est-à-dire que *chaque soignant d'une équipe sera, même dans un rapport duel avec un patient, imprégné et influencé, du fait de son appartenance groupale, par la fantasmatique et les modalités de fonctionnement de son groupe d'appartenance.*

C'est ainsi que nous perdons une bonne part de nos capacités de contenance individuelle lorsque le service va mal ou que notre position dans l'équipe est

1 R. Kaës, 1986.

contestée. De la même manière, le collectif psychique soignant peut être parasité, déstabilisé ou désorganisé par nos difficultés et nos souffrances personnelles. Cette interaction sujet-groupe est doublée de ce que l'on nomme les transferts latéraux, c'est-à-dire les mouvements transférentiels (et donc aussi contre-transférentiels) que les soignants activent les uns par rapport aux autres. Ce sont ces mouvements latéraux qui rendent les vies d'équipe si palpitantes, mais aussi parfois si difficiles.

L'organisation de l'équipe soignante autour de cet *appareil psychique groupal* induit, de facto, la mise en place d'un *cadre* qui, comme l'a développé J. Bleger (1987), sert de dépôt à la partie non différenciée et non dissoute des liens symbiotiques primitifs de ceux qui la composent, dans un mouvement qui va lui conférer à terme une qualité de cadre rassurant[2]. Ce cadre impose aux soignants un renoncement mutuel à la satisfaction de leurs buts pulsionnels immédiats, mais cette perte consentie de satisfaction libidinale est compensée par le gain en terme de sécurité apporté par les obligations communes symbolisées par les règles et par l'investissement narcissique de chaque membre du groupe par l'ensemble. Un soignant, intégré dans une équipe, renonce ainsi à faire ce dont il a envie, quand il en a envie et avec qui il en a envie, mais bénéficie en retour de la protection et du co-étayage du groupe qui lui permettra de ne pas être seul face à la maladie et la souffrance. Le groupe procure ainsi une certaine sécurité en échange de l'abandon d'une certaine liberté (certains diraient individualisme).

Cette sécurité est dévoilée par la difficulté d'un certain nombre de soignants à quitter « l'intra ». Il est toujours surprenant de constater dans certains secteurs le faible nombre de candidatures pour les postes infirmiers extérieurs (et donc plus isolés) alors même que le discours fréquent est de dire à qui veut l'entendre « qu'en intra, on bosse vraiment, avec des malades difficiles pendant que d'autres (ceux de l'extra) jouent au psychologue de 9 heures à 17 heures... ».

L'appareil psychique groupal exerce une certaine pression de conformité sur ses membres

Comme l'a montré Enriquez (1987), le groupe soignant se comporte ainsi comme :

• *un système culturel* qui offre une culture spécifique faite de normes et de valeurs communes (le port de la blouse, la philosophie du soin et de la maladie, la façon de présenter le service). Il met au point le modus vivendi du groupe (par le mode de fonctionnement, la répartition des tâches, le type de relèves, les roulements). Ces normes culturelles s'imposent à tous et définissent l'identité du groupe soignant en assurant sa permanence. Le poids de ce système culturel s'impose d'ailleurs à nous à chaque changement de service. C'est alors une véritable (r)évolution interne qu'il nous fait opérer pour s'acclimater et adopter les us et coutumes de notre nouvelle terre d'accueil.

• *un système symbolique* dont témoignent les rites d'initiation et de passage (avec les stagiaires et les nouveaux arrivants), les figures et héros d'une histoire collective (avec les « soignants ancêtres », témoins de la création, et les fondateurs mythiques). Il s'offre

2 Mais aussi de persécuteur potentiel...

ainsi comme un objet idéal à intérioriser, témoin d'une histoire et d'une vocation à poursuivre. Ce poids symbolique pousse d'ailleurs souvent l'individu à s'effacer derrière son appartenance groupale. Les familles qui interrogent tel ou tel soignant s'entendent plus souvent répondre « je suis *un* infirmier du service » ou « je suis *le* médecin du service », que « je suis M. ou Mme X. ». Le poids symboligène du groupe explique pour une part la crise qu'a traversé (ou que traverse encore ?) notre profession face à la disparition du diplôme d'infirmier en psychiatrie. Avec cet arrêt a disparu tout un système symboligène basé sur le compagnonnage. Certes, ce dernier aurait pu se recréer dans d'autres conditions à l'égard de nos nouveaux collègues. Mais le déni d'une équivalence, attaquant narcissiquement les « anciens » a encore plus fait vaciller l'édifice structurant bâti autour de la passation depuis plus d'un siècle.

• *un système imaginaire* qui laisse les soignants déployer leurs propres désirs d'affirmation narcissique ou d'identification au travers des places qu'ils pourront occuper dans le groupe et de la part d'imaginaire groupal dont ils pourront se prévaloir. Tout se passe comme si les soignants trouvaient dans l'espace intermédiaire du groupe (dans son réseau d'intersubjectivité et dans la réalité du soin) le moyen spécifique de déployer certaines de leurs productions psychiques conscientes ou inconscientes. Le poids imaginaire de l'espace groupal des équipes soignantes est sans doute un de ceux les plus évidents à palper. La passion des rapports, les rapprochements, les déchirements, les complots, les connivences, les méfiances, les trahisons, les débordements, les joies, les colères, sont autant de manifestations du déploiement intersubjectif de la pulsionnalité et de l'imaginaire de chacun au sein du collectif.

L'appareil psychique groupal exerce des fonctions particulières

Ce cadre tridimensionnel place le groupe soignant dans une *continuité*. Chaque nouveau soignant aura donc affaire avec la dimension institutionnelle d'un groupe qui lui préexiste et qui s'impose à lui. Il aura à se positionner dans un espace psychique particulier limité par un *cadre* (l'équipe), organisé par des *règles* (le règlement interne), garanties par un *chef* (le médecin-chef ou le cadre infirmier), pour atteindre un *objectif* (le soin), sous-tendu par un *idéal* (être « bon » soignant).

Ce rassemblement au sein d'un espace psychique collectif va permettre d'assurer des fonctions de :

• *pare-excitation* des mouvements pulsionnels de ses membres, des patients dont ils doivent s'occuper ;

• *contention* par la limite physique et psychique que le collectif pose face aux débordements éventuels ;

• *liaison (contenance)* par la potentialisation des capacités de pensée des uns sur celles des autres pour aboutir à une qualité de liaison psychique supérieure à la somme de celles de ses membres ;

• *transmission et d'échange* par l'apprentissage, le dialogue, la formation et les expériences partagées ;

• *orientation des conduites* par la culture, les habitudes, les choix théoriques et cliniques, que l'équipe propose comme modèle aux nouveaux venus.

La groupalité évite ainsi que « tout et n'importe quoi » puisse se faire dans le soin. Cette limitation et cette mise en sens concernent autant les mouvements psychiques des patients que ceux des soignants. La groupalité est une butée face à la folie. Elle est un cadre pour ne pas le rester (ou le devenir).

L'organisation groupale du soin permet donc la continuité et la solidité indispensables à l'exercice du soin en psychiatrie. D'ailleurs, les soignants libéraux (psychiatres, psychologues, infirmiers à domicile), dont l'exercice plus individuel pourrait apparemment leur permettre de se défaire de cette dimension, ne s'y trompent pas. Ils recherchent dans les groupements professionnels et dans les associations scientifiques les conditions propres à satisfaire la dépendance vitale au groupe dans laquelle nous nous situons tous. Le groupe a donc d'énormes qualités face à la difficulté et à la désorganisation induites par le soin psychiatrique. Mais il est un instrument d'autant plus difficile à gérer qu'il a lui-même sa propre vie (dont témoigne l'appareil psychique groupal). Comme un individu, un groupe soignant peut aller bien ou mal. Comme nous tous, il peut être solide et dynamisant ou au contraire à d'autres moments fragile, lourd ou insécurisant.

Les différents modes de fonctionnement d'une équipe

Au-delà de ce qui fait cadre, l'influence de l'appareil psychique groupal s'applique aussi à la façon de « penser » car le psychisme collectif de chaque groupe possède un niveau plus ou moins différencié d'élaboration qui dépend de ses aménagements psychiques du moment. Ces derniers dépendent eux-mêmes de l'interaction entre les ressources internes de chaque membre du groupe, leur interaction collective et les événements extérieurs auxquels le groupe a à faire face. Ainsi, le niveau génétique d'organisation psychique du groupe passe normalement par quatre phases progrédientes (Kaës, 1986) :

• *le moment fantasmatique* se traduit par une activité intense de projection, d'angoisses schizo-paranoïdes et de désorganisation. Il constitue le début du groupe, le moment où chacun assimile progressivement l'objet externe groupe à un de ses groupes internes.

> Ce moment est celui des débuts d'un groupe. Prenons l'exemple d'une nouvelle unité qui se crée dans un secteur. Les soignants sont recrutés un à un puis convoqués à une première réunion. Les uns et les autres s'observent avec méfiance. Chacun cherche à évaluer l'autre. L'un a l'air « sympa », l'autre « tordu », le troisième « sérieux » le quatrième « bizarre ». D'ailleurs lors de la première réunion de ce nouveau groupe nous avons tous le même réflexe : tenter de nous asseoir automatiquement près de la personne que l'on connaît (ancien collègue, copain de promotion) comme pour trouver un peu de sécurité dans cet inconnu inquiétant. Cette phase est celle de la projection, cette projection qui nous fait imaginer des choses douloureuses ou difficiles, qui nous empêche de bien dormir la veille du « premier jour dans cette nouvelle unité ». Cette projection qui nous pousse à trouver « bizarre » celui qui se révélera le plus équilibré de l'unité, et « sympa » celui qui se révélera plus tard le plus toxique.

• *le moment idéologique* qui suit est marqué par la réduction de l'activité fantasmatique et l'aplatissement des articulations différentielles entre les places assignées. Le groupe fait corps, les limites entre dedans et dehors sont accentuées. Une certaine pensée unique se met en place. Le groupe se solidifie par clivage dedans-dehors.

> Cette phase est celle de la solidification d'un groupe. Pour reprendre l'exemple précédent, l'équipe nouvellement constituée fonctionnera sur un mode idéologique quand ses membres auront appris à se connaître un peu mieux. Ce rapprochement se fera autour d'un projet commun qui va renforcer les alliances. L'ensemble des « uns » va commencer à se sentir groupe. Ces derniers vont se stimuler les uns les autres, se voir éventuellement après le travail, idéaliser progressivement leur action autour d'un « bon » projet, contrastant avec celui des autres (les mauvais, les chroniques, ceux des autres unités, des autres secteurs...). L'aspect fusionnel est assez important. À ce stade, il est difficile de trop questionner le fonctionnement groupal, sauf à se voir dénoncer comme « traître » ou « résistant ».

• *le moment figuratif transitionnel* est plus paisible. Après que l'intense repli narcissique du moment précèdent ait pu permettre au groupe d'acquérir une certaine sécurité, ce dernier peut faire fonctionner une fonction alpha adéquate permettant le travail représentatif et introjectif et le début de la symbolisation complexe.

> L'idéalisation a pu s'atténuer un peu laissant place à un plaisir à travailler ensemble dans le respect (limité) des différences des uns et des autres. La parole circule, la pensée opère, la symbolisation est possible. Le groupe « tourne ». Mais il ne peut être encore question de positions trop différentes au sein du collectif. Lorsque c'est le cas, ces différences sont vécues plus comme un clivage soignant que comme un clivage des soignants par la problématique des patients.

• *le moment mythopoétique* est, lui, l'aboutissement du travail de différenciation entamé précédemment et grâce à la symbolisation, la communication intra-psychique se double d'une communication différentielle groupale. On observe une réduction de l'espace d'illusion et l'accès à une position dépressive consécutive au deuil de l'objet groupe totalisant.

> Le renforcement de la symbolisation et le deuil de l'illusion groupale ont permis aux membres du groupe d'accéder à une parole différenciée. Au moment mythopoétique, il est possible de ne pas être d'accord avec les autres sans qu'ils ne cherchent forcément à nous ramener dans le droit chemin. L'individualité est plus respectée, mais le prix à payer est peut-être que la groupalité est un peu plus mise en danger. Le deuil du groupe n'est parfois pas loin tant l'individualité vient s'opposer à un certain abandon de nos positions subjectives afin de « pouvoir travailler ensemble ».

Cette succession de stades correspond à une évolution psychogénétique groupale qui n'est jamais définitive. Les groupes passent ainsi de l'un à l'autre, se différenciant à certains moments et régressant sur des positions plus archaïques à d'autres. En général, les groupes soignants qui « ne vont pas trop mal » ont un fonctionnement basal oscillant entre un moment figuratif transitionnel et un moment idéologique. Dans les moments figuratifs transitionnels, ils exercent une fonction alpha à peu près satisfaisante qui permet le travail de représentation du groupe et de chacun de ses membres par rapport aux malades et à la maladie. Chaque soignant peut *penser* son travail et *penser dans* son travail dans un rapport de co-étayage et de collaboration avec ses collègues assez satisfaisant, mais au prix d'une inhibition critique individuelle qui évite toute remise en cause des éléments structurants du groupe.

Le soin psychiatrique, sa difficulté et sa violence aussi parfois viennent attaquer – à l'instar de ce qui se passe au niveau du psychisme individuel – la différenciation psychique du groupe en le plongeant dans une régression. Le groupe retourne alors défensivement dans un moment idéologique qui se traduit par un aplatissement encore plus fort des positions différentielles des soignants qui amène le groupe à faire corps (souvent contre les « autres »). Dans ce cas, aucune position critique de la part d'un des membres du groupe ne pourra être tolérée. Les diverses crises (patients difficiles, passages à l'acte violents ou répétés, mise en danger de l'intégrité psychique des soignants, conflit avec l'administration...) sont souvent des facteurs déclenchants de la mise en tension de ces modalités défensives qui peuvent aller jusqu'à la régression schizo-paranoïde d'un groupe alors totalement désorganisé et traversé par des fantasmes particulièrement angoissants où tout devient possible.

L'irruption d'un acte violent dans un groupe soignant illustre bien cette notion. Dans ce cas, pour échapper à cette fantasmatique persécutoire, le groupe soignant peut avoir tendance à désigner un bouc-émissaire (administration, collègue dysfonctionnel, patient particulier, médecin incompétent) dont la fonction est de servir de mauvais objet en mettant à l'écart du groupe et de son appareil psychique la représentation douloureuse engagée.

De la même manière, l'éclatement schizo-paranoïde du groupe peut être « rattrapé » par la représentation caricaturale de l'acte violent dans laquelle le déterminisme est simplifié et appauvri. Un passage à l'acte résultant d'une succession d'erreurs (mauvaise orientation initiale du patient, entretien bâclé, retard dans l'administration du traitement d'urgence, absence de fouille...) peut ainsi se transformer en résultat d'un fait opératoire tel que, par exemple, l'inadaptation architecturale de la chambre d'isolement, plusieurs fois signalée.

Cette rationalisation défensive a pour fonction de tenir à distance la déliaison en tentant d'organiser une représentation claire, partagée par tous et consensuelle. Cela peut se traduire par l'éjection du porteur de violence (le malade, la victime) dans une sortie ou une mutation précipitée ou par une crispation autour d'un mauvais objet (administration, médecin) rejeté alors au dehors d'un groupe se refermant sur lui-même sur un mode idéologique.

L'*influence* de l'organisation groupale du soin a donc des conséquences sur la façon *d'exercer sa fonction de penser*. Tout groupe passe d'un de ces modes à l'autre en fonction de ses membres, de son histoire et des difficultés ou réussites qu'il traverse. La normalité psychique d'une équipe n'est donc pas d'être crispée sur l'un ou l'autre de ces modes de fonctionnement mais de savoir les vivre, pour mieux s'en dégager. Pour ce faire, nous ne pouvons que rappeler le caractère indispensable d'espaces de supervision institutionnelle et d'analyse de la pratique qui permettent d'introduire un regard et une pensée tierce quand le groupe a structurellement perdu la capacité interne de le faire (lorsque l'on a « le nez dans le guidon »), comme c'est régulièrement – et normalement – le cas dans toutes nos équipes confrontées à la déliaison psychique.

Les pactes et les alliances de groupe

Par ailleurs, comme tout groupe, le groupe soignant « tient » autour d'organisateurs psychiques *inconscients* qui règlent l'agencement des liens intersubjectifs entre ses membres. Parmi ceux-ci se trouvent deux alliances importantes : le pacte dénégatif et le contrat narcissique.

Le pacte dénégatif

Le pacte dénégatif contient ce qu'il n'est pas question d'éclaircir sur la nature du lien entre les membres de l'institution. Un des fantasmes originaires de tout groupe soignant concerne son organisation autour d'un même désir, d'un même fantasme qui peut s'énoncer sous la forme *« on soigne un patient »*. Mais comme tous les fantasmes, il est une structure à entrées multiples dont l'énoncé est le représentant d'une série de signifiants obtenus par substitution, retournement, dérivation de chaque unité de la phrase. Ainsi le fantasme organisateur originaire inconscient du groupe soignant peut également prendre la forme de *« on bat un patient »*. Le même fantasme prend ainsi en compte les pulsions de vie et de mort issues du groupe soignant, pulsions qui seront canalisées, dérivées ou neutralisées par le fonctionnement et les règles du groupe.

L'agressivité inhérente à ce fantasme et la part de sadisme de chacune de nos motivations soignantes se trouvent tues par un pacte dénégatif, organisateur du lien. Elles n'apparaîtront ainsi que sous la forme de formations réactionnelles, de déplacements, de sublimations ou de rationalisations grâce à ce pacte dénégatif qui « dans tout lien..., voue au destin du refoulement, du déni, ou du désaveu..., ce qui viendrait mettre en cause la formation et le maintien de ce lien et des investissements dont il est l'objet » (R. Kaës, 1996).

Ce pacte dénégatif, dans l'institution hospitalière, porte donc essentiellement sur la représentation de la violence que nous avons métaphorisée sous la forme du fantasme « on bat un patient ». Il concerne ce qui ne saurait resurgir de la part refoulée de pouvoir, de violence ou de sadisme qui infiltre motivations, actions et processus soignants. Il est un accord inconscient sur ce qui se doit de rester inconscient dans l'institution.

Par exemple, les passages à l'acte des patients viennent faire resurgir, par le réel, cette violence intrinsèque du lien soignant. Ils viennent attaquer un pôle qui aimerait continuer à se sentir et à être ressenti comme bienveillant. En introduisant le rapport de force, ils dévoilent les parts respectives de fixations génitales et prégénitales que nous engageons dans ce que nous sommes et dans ce que nous faisons. Par l'excitation qu'ils induisent, par la spécularité qu'ils provoquent, par les mouvements pulsionnels qu'ils réveillent, ils viennent solliciter cette part d'ombre, indissociable de toute vie psychique, qu'elle soit individuelle ou collective.

C'est ce même pacte dénégatif qui pousse un centre hospitalier à « dénoncer » avec publicité un de ses soignants qui a « bousculé » un patient alors même que ce dernier l'avait mis dans une situation intolérable, sans analyser pour autant l'ensemble du fonctionnement institutionnel dans lequel ce collègue était pris. La faute de ce soignant est d'avoir montré, dans la réalité de son débordement, une possible violence contre-transférentielle. Cet acte est bien entendu regrettable, mais ne faut-il pas voir dans certaines campagnes moralisatrices qui suivent ces incidents, un contre-investissement massif de la part de violence du soin ?

Car l'agressivité n'est pas qu'une affaire d'acte. Elle est aussi celle des placements qui se prolongent, des mises sous tutelle causées par des contre-transferts agressifs mal analysés. Elle est aussi celle induite par le développement de certaines procédures comportementales infantilisantes réduisant la subjectivité du malade au nom d'une position soignante « haute » dont la légitimité serait plus liée au statut de celui qui a le pouvoir de décider qu'à une activité de pensée distanciée.

Le contrat narcissique

La seconde alliance a trait au *contrat narcissique*, décrit par P. Aulagnier (1979), qui garantit à chaque soignant un investissement narcissique minimum du groupe à son égard, en échange de son propre investissement du groupe. Ce contrat narcissique assure la permanence symbolique et étayante de l'institution. Il garantit par délégation sociale la légitimité de l'activité de soin et fournit un système, somme toute assez efficace, de lutte contre les angoisses et les dangers réels et symboliques liés à notre exercice professionnel.

Ce cadre impose aux soignants un renoncement mutuel à la satisfaction de leurs buts pulsionnels immédiats, mais cette perte consentie de satisfaction libidinale est compensée par le gain en terme de sécurité apporté par les obligations communes symbolisées par les règles et par l'investissement narcissique de chaque membre du groupe par l'ensemble, comme nous l'avons vu plus haut. Un soignant, intégré dans une équipe, renonce ainsi à faire ce dont il a envie, quand il en a envie et avec qui il en a envie, mais bénéficie en retour de la protection et du co-étayage du groupe qui lui permettra de ne pas être seul face à la maladie et la souffrance.

> Un soignant voit donc normalement ses capacités internes de contenance et de mise en risque (psychique et physique) considérablement étayées et structurées par ces éléments de cadre. Il peut ainsi gérer au quotidien, dans de bonnes conditions, les multiples mouvements agressifs qui font le quotidien d'un soignant en psychiatrie. Seulement, quand cette violence devient réelle, il découvre parfois abasourdi que les renforts sur lesquels il pensait pouvoir compter sont arrivés bien tardivement, en raison du quatrième changement de procédure de l'année décidée par ses supérieurs. Il est déçu par des collègues qui le réconfortent sans s'attarder plus sur ce qu'il ressent. Il comprend que certains sont rassurés que cela ne soit pas arrivé à eux. Mais il est furieux quand il comprend lors de la réunion clinique que l'on questionne la part propre qu'il a pu prendre dans le déterminisme du passage à l'acte, surtout depuis qu'il a entendu le leader de l'unité dire en catimini à un autre collègue que «c'était le métier qui rentrait». Il se trouve enfin totalement lâché quand il apprend, après des semaines solitaires de procédure, que le remplacement de la dent que le patient lui a cassée, était à sa charge, l'assurance de l'hôpital ne remboursant les soins que sur la base du tarif de sécurité sociale (soit quelques euros...).

Pour améliorer la qualité des soins, l'institution a donc aussi à s'inquiéter de la qualité et de l'application de la double fonction de contenance et d'étayage que tout système de soin se doit de fournir *aussi* à ses membres. La multiplication des actes de violence contre les soignants en psychiatrie et les « insuffisances » dans leur prise en charge viennent parfois douloureusement en dévoiler les failles.

Les fonctions phoriques

Un soignant trouve « sa » place dans l'équipe non seulement en fonction de ce qu'il est et de ce qu'il désire être, mais également en fonction des « places à prendre » proposées par le groupe soignant qui se comporte comme une véritable structure d'appel à des emplacements prédéterminés. Ce mécanisme distributif introduit la notion de fonction phorique.

Les *fonctions phoriques* (Kaës, 1987) sont des formations intermédiaires qui relèvent d'une double détermination (individuelle et groupale) qui va contribuer à distribuer des rôles dans le groupe. Classiquement, nous pouvons repérer dans les équipes un *porte-idéal* (qui fournit repère et étayage narcissique au groupe), un *porte-silence* (le soignant qui ne dit rien), un *porte-symptôme* (le soignant désigné comme « dysfonctionnel »), un *porte-parole/porte-émotion* (celui qui soutient et témoigne de l'éprouvé émotif du groupe et des patients), un *porte-mémoire* (le témoin de l'histoire du groupe soignant), un *porte-douleur* (le soignant affecté aux cas les plus générateurs de souffrance).

Mais les fonctions dont nous pouvons être porteurs sont quasiment infinies. Pour illustrer notre propos, nous avons rassemblé dans un tableau les « profils » d'infirmiers mis à jour lorsque nous avons interrogé des groupes de soignants sur ce thème lors de sessions de formation continue.

TABLEAU 12-1. **Quel collègue êtes-vous ?**

L'obsessionnel-ordonné	Le rêveur	Le maniaque
Le brouillon	L'ancien	Le glandeur
Le silencieux	Le jeune con	Le « y'a qu'à »
Le sage	Le pervers	L'humoriste
La force tranquille	La vieille fille	L'intello
Le caractériel	La pin-up	L'idéaliste
Le leader positif	Le bellâtre	Le béni-oui-oui
Le leader négatif	L'amant	Le provocateur
Celui qui va mal	Le tordu	Le simili-médecin
L'alcoolique	Le maternant	Le bouc-émissaire
Le déprimé	L'omniscient	Le nostalgique
Le mauvais objet	L'omniprésent	Le technicien
Le chef	Le carcéral	Le cow-boy
Le « fayot »	Le sadique	Le parfait
Le porte-parole	Le baba-cool	Le méchant
Le syndicaliste	L'absent	Le candide
L'euphorique	Le fonctionnaire	Le psy
Le pessimiste	L'hyperactif	Le D.E.

Notre positionnement dans l'une ou l'autre de ces fonctions phoriques n'a pas de valeur pathologique en soi. Mais il semble important qu'il puisse exister une certaine mobilité entre celles-ci. Rester fixé pendant des années sur l'une ou l'autre de ces positions peut révéler une difficulté personnelle et/ou un aménagement pathogène du groupe. Ces positions demandent donc à être régulièrement interrogées (individuellement et collectivement). D'autant que certaines peuvent être très délétères. C'est le cas par exemple de la place prise par certains sujets en raison de leur passé de victime. Ces *porte-traumatismes* sont vécus de manière assez ambivalente, nous l'avons vu, dans la mesure où ils sont à la fois victime et rappel de la souffrance dans un groupe qui a le plus souvent un intérêt économique à l'oublier.

Dans la même lignée, la position phorique que l'on occupe dans un groupe peut augmenter le risque d'être agressé. En effet, il n'est pas rare que le soignant *porte-symptôme* ou le *porte-douleur* se trouvent plus souvent agressés que la moyenne car la place phorique occupée peut témoigner d'un certain positionnement affectif personnel prévictimel renforcé par la représentation groupale dont nous héritons par le biais des transferts latéraux.

Un autre aspect de cette problématique a trait à une place particulière : celle du thanatophore (le *porteur de mort* au sens littéral). Ce dernier est le porteur du travail de mort dans le groupe. Par des mécanismes souvent pervers, il sape le travail d'élaboration, met en échec les projets, diffuse la paradoxalité, accentue les contradictions. Il exerce à ce titre une véritable violence psychique pouvant aller jusqu'au harcèlement moral. Beaucoup d'équipes ont leur thanatophore, mais qu'elles n'oublient pas dans leur réflexion, que cette place, comme toutes les autres, requiert certes un sujet qui en ait les « capacités » mais aussi un groupe dont les aménagements inconscients en prédisposent l'existence.

La place de l'infirmier référent

La multiplicité des intervenants, la complexité des phénomènes psychiques qui se produisent en équipe, la diversité des actions soignantes mises en œuvre et les phénomènes de diffraction décrits plus haut rendent nécessaire l'organisation fonctionnelle du soin (c'est la démarche de soin) ainsi que son organisation structurelle (c'est l'organigramme du service). Une fonction particulière joue un rôle important dans ce travail de synthèse. Il s'agit de l'infirmier référent. Cette fonction est en ce sens une des fonctions phoriques. Le contenu de son action, la place qu'il va prendre dans la dynamique de groupe et sa fonction même dépendent bien entendu de l'équipe à laquelle il appartient. Mais quelques lignes directrices peuvent être dégagées.

L'infirmier référent est un (ou plusieurs) infirmier(s) nommément désigné(s) auprès du patient et de l'équipe. Le plus souvent, il est l'interlocuteur principal du malade en ce qui concerne sa prise en charge et les actions infirmières. Il coordonne l'information. Il est un repère pour le patient, mais aussi pour ses collègues et le médecin. Il assure à la fois la continuité, la subjectivité (par l'adaptation du projet au plus près des particularités du patient) et la synthèse. Nous apercevons déjà un premier risque. Le référent risque en effet d'être surinvesti par le patient ou servir le désinvestissement des autres soignants. Dans ce cas, à chaque demande, à chaque interrogation, le malade est renvoyé à son référent.

D'autres équipes ont au contraire décidé que les référents n'interviennent pas directement dans la réalité du soin. Ils sont là, dans ce cas, dans une position « méta » dont la distanciation leur permet de mettre en perspective l'action globale de l'équipe auprès du patient.

L'intérêt du fonctionnement avec référent se situe donc entre deux extrêmes :

- désigner un interlocuteur qui ferait tout (entretiens, cigarette, VAD...) ;
- désigner un soignant qui observerait et coordonnerait ceux qui « feraient » le soin.

Il n'existe pas de position figée. Par contre, ce qui est certain, c'est que chaque équipe doit se poser plusieurs questions sur le système de référent :

- décide-t-on de fonctionner avec des référents ?
- pourquoi ?
- comment les choisit-on (désignation, volontariat, à l'empathie...) ?
- chaque patient aura-t-il un référent ?
- combien de référent aura chaque patient ?
- peut-on refuser d'être référent ?
- quelles seront les missions confiées au référent ?

L'important de ce questionnement est de montrer que le référent, comme tout système, n'a de sens que dans une mise en pensée structurée. Il ne s'agit pas d'appliquer des textes ou des politiques de soin de manière automatique mais de réfléchir ensemble et régulièrement (car les choses évoluent) sur nos fonctionnements groupaux d'équipe. Le référent est en effet à la fois une *position*, un *rôle* et une *responsabilité* dont la teneur n'est pas définie à l'avance. C'est un contenant. À nous d'y mettre ensuite un contenu.

La réflexion sur le contenu individualisé du système de référence doit inclure quelques processus majeurs en lien avec cette fonction. Pour illustrer notre propos nous allons comparer le soin à une course cycliste dans une métaphore un peu osée mais qui va trouver tout son sens à la fin.

Le référent comme rassembleur

Dans cette perspective, le référent s'efforce de recueillir les différents éléments cliniques et thérapeutiques permettant de « rassembler » ce que le patient montre et vit. Il travaille sur la globalité du sujet et sur la globalité du soin.

> *Exemple*
>
> Dans une course cycliste, le référent ainsi désigné aurait à coordonner l'action de tous les intervenants de l'épreuve (coureurs, logistique, équipe médicale, journalistes, mécaniciens).

Le référent comme garant de la continuité

C'en est un prolongement. En effet, le référent a aussi à se soucier de la continuité des étayages fournis au patient. A-t-on pensé à sa sortie ? Qui va l'accompagner la semaine prochaine ? Qui s'occupe de la façon dont s'est passée l'activité thérapeutique ? Voilà autant de questions dont quelqu'un doit se saisir pour que les choses ne s'échappent pas, mais aussi pour que l'on n'oublie pas le patient.

> *Exemple*
>
> Dans la course, le référent aurait cette fois à s'occuper du timing des étapes, de l'avant et l'après course, des difficultés des uns et des autres, du logement de tous, de la façon de les emmener à l'étape suivante, des réparations à effectuer...

Le référent comme régulateur du contre-transfert

Il requiert une position « méta ». Dans ce cas, le référent a le souci de repérer, de comprendre, de confronter et de faire évoluer le ressenti des uns et des autres dans le service. Il s'attache à travailler la place faite au patient ainsi qu'aux traces qu'il laisse dans les psychismes individuels et collectifs. Ce faisant, il tiercéise l'action du groupe soignant.

> *Exemple*
>
> Cette fois, le référent jouerait dans la course le rôle de directeur sportif. En regardant tout le monde pédaler (l'équipe soignante), il tenterait d'avoir une vision globale des réactions des autres équipes ainsi que de leurs potentialités pour définir, à la lumière de ces informations, une stratégie de course. Il serait ainsi celui qui guide ceux qui « ont le nez dans le guidon »

Le référent comme régulateur du transfert

Il se situe dans une perspective quasi inverse. Cette fois, le référent est investi prioritairement par le patient. Il est celui qui reçoit de façon importante les contenus psychiques du patient.

> *Exemple*
>
> Là au contraire du cas précédent, le référent se retrouverait sur un vélo en train de pédaler. Il serait l'acteur principal de la course : un coureur devant « mouiller son maillot ».

Le référent comme porteur du consentement

Il se justifie par la position de représentant du tiers social que peut avoir le référent. Il est celui qui questionne le cadre de soin, qui discute la légitimité des décisions prises pour « son » patient. Il en est en quelque sorte le défenseur face à une dynamique soignante qui « oublie » parfois de demander ou de tenir compte de l'avis du patient et de ses préférences sociologiques, culturelles ou subjectives.

> *Exemple*
>
> Dans notre course, le référent serait le préparateur individuel du coureur. Un préparateur capable de poser des limites au directeur de course, capable d'aider son coureur à ne pas se doper pour céder à la pression ambiante. Il serait un tiers à la fois proche et distant de son poulain…

Voilà pour l'analyse séquentielle des fonctions habituellement dévolues au référent. Dans la plupart de nos services, les référents exercent peu ou prou un mélange plus ou moins harmonieux de ces missions. Et cela ne gêne personne. Mais que penserait-on d'une course cycliste professionnelle dans laquelle un individu serait « organisateur-mécanicien-coureur-préparateur-logisticien-directeur sportif » ? Trouverait-on humain le cumul de ces fonctions ?

Voilà peut-être une des raisons pour lesquelles la référence (système au combien intéressant) aboutit parfois à des situations difficiles. Cela nous montre, que pour le référent comme pour le reste en psychiatrie, l'important n'est pas seulement d'avoir un bon contenant (certes indispensable) mais aussi de le remplir de bons contenus.

Le rôle du cadre infirmier dans la régulation institutionnelle

Le cadre infirmier a un rôle déterminant dans le fonctionnement institutionnel d'une équipe de psychiatrie. Cette fonction résulte d'un alliage entre la personne qui occupe le poste, le mode de fonctionnement du service concerné et les attentes et aménagements de l'équipe soignante que « cadre » le cadre.

La notion de cadre de proximité (Marquet, 2002) est à ce titre intéressante. En effet, le cadre se doit d'abord d'être proche de son équipe et d'écouter.

Écouter ses collègues, entendre les patients, décrypter ce qui se passe dans le service, gérer le quotidien sont autant d'activités assurées par le cadre. Chaque cadre infirmier est différent, sans doute d'ailleurs parce que chaque cadre de soin l'est aussi. Mais ce qui est certain c'est que du point de vue de la dynamique institutionnelle, le cadre doit assurer un certain nombre de fonctions : surveiller, organiser, accompagner, protéger, coordonner, transmettre, former.

- *Surveiller*, au sens de la surveillance, mais aussi de *veiller sur*. Le cadre est celui qui veille. Il veille au respect des règles, au bon déroulement des soins, à la cohérence de l'ensemble.
- *Organiser*, la réalité du service, celle qui découle des plannings, celle qui découle des travaux, des fournitures, du matériel, des projets de soins aussi. Il est dans le réel de la vie du service autant que dans la fantasmatique et la symbolisation qui sous-tendent les projets de soins.
- *Accompagner* une équipe, un projet, des idées. Le cadre est parfois le père, parfois un pair, un frère aîné, un empêcheur de tourner en rond, un empêcheur d'avancer aussi parfois. Il est là, à la fois proche par sa formation et différent par sa fonction. C'est un soignant plus tout à fait soignant pour certains.
- *Protéger* son équipe, protéger les patients. Il est le cadre contenant qui garantit et veille au respect des limites. Il est celui qui répare, qui console, qui encourage et qui stimule.
- *Coordonner* les multiples intervenants d'une unité. Il articule les professionnels entre eux, les démarches entre elles. Courroie de transmission entre l'institution et l'équipe, il est à la fois coordinateur et ordonnateur.
- *Transmettre* les informations, les nouvelles (les bonnes et les mauvaises), les changements, les directives. Le cadre est un transmetteur qui transforme aussi ce qu'il transmet. En ce sens, il est parfois un architecte du soin. Il donne du corps à l'ensemble, il y ajoute une note artistique en tenant compte du « cahier des charges » dont il est le dépositaire et le garant.
- *Former* est une autre de ses missions essentielles. Dans l'idéal, le cadre doit être un modèle pour ses pairs. Une certaine exemplarité doit émaner de lui. Il est un repère identitaire et une tête de pont de recherche, de réflexion, d'actualisation des connaissances.

Ouf... que de charges pour un seul homme... Heureusement qu'être cadre c'est aussi être chef, sinon les motivations seraient rares. En effet le cadre est un tout. Il est une personne, une fonction, un symbole, une institution en lui-même en ce qu'il représente l'institution. Mais il doit aussi rester un clinicien, proche de son équipe, proche de la souffrance des malades. Un homme de terrain, un logisticien engagé qui s'implique comme tous les vrais managers dans la réalité d'un terrain qu'il organise, qui l'organise et qui se façonnent peu à peu l'un à l'autre.

Chapitre 13

La construction de la professionnalité en psychiatrie

Un outil nécessaire : le tutorat

Annick Perrin-Niquet et Françoise Pernot

Spécificité de la psychiatrie

Il est toujours un peu osé d'affirmer une spécificité. Car au fond, il est probable que chaque exercice professionnel revêt un caractère spécifique.

Pour autant, on peut considérer comme étant propre à la psychiatrie :

- d'apaiser les troubles de la pensée et du comportement et d'aider à un réaménagement du fonctionnement psychique et émotionnel du sujet et de sa vie sociale ;
- de veiller à la sécurité du patient et à celle de son entourage du fait de son état de santé ;
- la « personne » du soignant est fortement interpellée par la relation instaurée ;
- la rencontre clinique et son nécessaire questionnement régulier, répété... ;
- une temporalité particulière qui évolue de la crise à la chronicité.

L'exercice de la psychiatrie a évolué grâce aux formidables essors d'après-guerre : la psychanalyse, la psychothérapie institutionnelle, les avancées scientifiques dans le domaine des psychothérapies, la pharmacologie, avec en toile de fond un enrichissement régulier des sciences humaines. Des professionnels innovants l'ont construite, avançant par essais/erreurs et tâtonnements, dans le cadrage d'une philosophie humaniste. Il s'agissait entre autres de rompre avec l'expérience de l'enfermement, de l'exclusion, des discriminations telles que pratiqués pendant la dernière guerre mondiale. Cette pratique a souvent connu et connaît encore un caractère empirique bien que basé sur un cadre conceptuel et un cadre d'exercices : la psychiatrie de secteur. Il faudrait du temps et des confrontations à des situations cliniques multiples et variées, pour que chaque professionnel, chaque équipe construise une pratique éclairée et sécurisée.

Et encore...

La richesse et la complexité constitutives de cette discipline sont à sauvegarder, le « fait humain » ne pouvant être réduit à une seule approche. Leur coexistence est garante d'une dynamique évolutive.

Prenons garde d'éviter une banalisation des soins, voire une simplification sur une ligne de prise en charge qui aboutirait plus à un soin de maintenance, de suppléance, de confort, plutôt qu'à un soin curatif dont l'objectif est de soigner et/ou de guérir.

Comme on l'a vu dans cet ouvrage, la spécificité de la psychiatrie s'appuie sur :

- la confrontation troublante avec les désordres psychiques;
- le primat de la relation de soin;
- la nécessaire temporalité : le temps requis pour comprendre, analyser, construire et restituer du sens;
- l'anosognosie fréquente des malades;
- la non demande de soins;
- une interaction entre 3 données que sont : le contexte psychosociologique, le processus de soin, le travail institutionnel;
- le cadre thérapeutique et ses orientations théoriques.

La combinaison de ces caractéristiques fonde une dimension énigmatique à la pratique en psychiatrie et Yvan Halimi[1] a l'habitude de rappeler que « l'énigme est structurelle en psychiatrie ».

Cette considération mérite un temps de réflexion.

Pour le Larousse, l'énigme est un jeu d'esprit mettant à l'épreuve la sagacité de l'interlocuteur qui doit trouver une réponse à l'interrogation dont le sens est caché sous une parabole ou une métaphore; les données sont à deviner, les définitions se profilent en termes obscurs.

Nous verrons plus loin combien cette part d'énigme va structurer une didactique particulière.

Dès lors, peuvent être proposées des caractéristiques de « l'énigme » :

- une relative mise en échec de la rationalité;
- une étiologie multifactorielle qui complexifie la prise en charge;
- les effets aléatoires des processus thérapeutiques;
- l'incertitude des résultats cliniques;
- la singularité de l'expression symptomatologique;
- la singularité de la relation.

Et probablement bien d'autres choses encore...

Ainsi la rencontre avec le malade devrait offrir une part belle à un ensemble de questionnements dont les soignants ne peuvent faire l'économie :

1 Yvan Halimi, Président de la Conférence Nationale des Présidents de Commission médicale d'établissements en psychiatrie, Pédopsychiatre, CH La-Roche-sur-Yon, 85.

Le face-à-face clinique	La mise en sens
Qu'est-ce que le malade me dit ? Qu'est-ce qu'il donne à voir ? Quelle est sa demande ? De quoi souffre-t-il ? Quels sont sa maladie, son traitement ? Quelles ont été les prises en charge antérieures ? Quelle est la prise en charge actuelle ?	Le contexte de la situation Le message verbal, sa teneur, son implicite Le message infra-verbal, la charge émotionnelle Les attitudes comportementales Les connaissances cliniques et thérapeutiques
Pourquoi il me dit ça ? Quelle est son intention ?	L'intention L'histoire de la relation de soin La charge transférentielle Les mécanismes de défense et le type de relation d'objet
Qu'est-ce que ça me fait ? Qu'est-ce qu'il appelle en moi ? Qu'est-ce qu'il me fait porter ?	Le ressenti La résonance Le mécanisme projectif, le clivage et les autres mécanismes de défense
Que dois-je écouter ? Comment vais-je écouter ? Qu'est-ce que j'ai à dire ? Comment vais-je me positionner ? Qu'est-ce que je vais en faire ?	La contenance La disponibilité intérieure L'empathie, l'écoute, la concentration Le travail psychique et l'élaboration La restitution
Quel est le projet de soin ? Qu'est-ce que l'institution induit ? Qu'est-ce qu'il fait jouer à l'équipe ?	Le contexte de la prise en charge Le vécu de l'équipe face au patient La culture institutionnelle et de métier Le projet de soin

Cela revient à donner du sens à une énigme récurrente par un questionnement réitéré et perpétuel. Ne tenons-nous pas là l'essence du soin en psychiatrie ?

Rencontre avec cette spécificité

Cette capacité à produire des questionnements sur un mode permanent s'accommode difficilement d'une formation initiale articulée autour de principes et de protocoles qui préexistent à l'action.

La formation polyvalente (déclinée à travers les deux derniers programmes d'études infirmières[2]) combine des savoirs rationnels, opérationnels, à des techniques le plus souvent maîtrisables et des pratiques généralement codifiées.

La rencontre avec l'exercice psychiatrique confronte le novice à des savoirs et pratiques plus « subjectifs » conférant des surprises, des incompréhensions, des inconforts, voire des effets de sidération, des peurs…

Ce qui nous amène à penser la nécessité d'un accompagnement de la professionnalisation du jeune infirmier en psychiatrie.

---

2 Arrêté du 23 mars 1992 modifié relatif au programme d'Études conduisant au diplôme d'état. Arrêté du 31 juillet 2009 relatif au diplôme d'État infirmier.

La professionnalisation en psychiatrie

Par quelle compétence, par quelle posture s'exprime-t-elle ?

Peut-on parler de compétence, si oui, sur quel mode ?

La professionnalisation est au carrefour de 3 champs : le champ de la socialisation, le champ de la biographie, le champ de l'expérience professionnelle.

L'exercice en psychiatrie met en résonance ces 3 champs de manière irréductible.

La personne du soignant est convoquée de manière intime dans son affectivité, son fonctionnement psychique et dans sa capacité à la socialisation. Cette dimension inhérente à tout exercice professionnel est exacerbée par la rencontre avec la maladie mentale. Elle fera partie intégrante de l'analyse introspective que l'infirmier mettra en œuvre pour comprendre, autant qu'il en est possible, sa pratique de la relation de soins, avec notamment la prise en compte des mouvements transférentiels.

Si la formation confère des capacités décontextualisées, il y a lieu de penser que seule l'institution et l'organisation ont la responsabilité d'aider au développement de compétences.

Nous référant à Wittorski, c'est parce que la compétence est « une production inédite dans une situation particulière », donc contextualisée, que sa maîtrise est fondatrice d'une professionnalisation.

Cette dernière est sous l'influence des représentations individuelles et collectives des infirmiers. L'accompagnement de l'infirmier débutant en psychiatrie devra porter sur cette dimension. En effet, ses représentations de la maladie, du malade, du soin, de sa mission, du travail d'équipe, de l'institution vont fortement influencer ses actions. Sans l'identification et la prise de conscience de ces influences, il aura du mal à entrer dans une posture réflexive et une démarche dialectique.

La professionnalisation va se construire à partir d'un raisonnement qui va associer connaissances, observations, analyse et regroupements par analogie, pour arriver à une compréhension et à un transfert devenu possible sur d'autres situations. La réalisation d'actions soignantes dépend fortement des façons de voir et de penser la situation.

Maîtriser une pratique d'infirmier en psychiatrie, c'est construire des compétences incorporées à l'action, tacites et intégrées au contexte. Elles se construisent par mimétisme en frayant avec les infirmiers plus expérimentés.

Essais, erreurs, tâtonnements sont les maîtres mots de cette élaboration. Elles ne sont pour autant pas spécifiques à la psychiatrie.

C'est aussi se confronter à un développement plus « ambitieux » par la réflexion sur l'action afin de transformer des compétences implicites en savoirs d'action, réutilisables, communicables…

Et c'est sans doute également tendre vers une réflexion anticipatrice de changement sur l'action, la pensée étant précédée de la stratégie d'action. L'expression la plus subtile de la compétence est la spontanéité d'être *ad hoc* dans des moments imprévus et dans des circonstances fâcheuses…

L'action seule ne suffit donc pas à construire des capacités. Il faut la combinaison action/réflexion sur l'action pour construire un potentiel de compétences.

Si la position réflexive est à solliciter, en début d'exercice, elle ne peut l'être que dans un accompagnement formalisé qui se joue au-delà de l'espace de la pratique.

La posture réflexive se développe dans une réflexion rétrospective sur l'action.

Enfin, l'acquisition de savoirs théoriques par intégration/assimilation, articulés à la pratique, débouche sur la construction de savoirs nouveaux.

Si soigner en psychiatrie passe par des soins formels, prescrits, maîtrisés, planifiés, soit une organisation prescriptive, il n'en reste pas moins que l'infirmier doit savoir faire face à des situations relationnelles singulières inédites, déroutantes, dans un cadre de travail individuel et collectif.

Les compétences prévalentes à développer sont d'ordre relationnel et personnel.

Observer, écouter, contenir, apaiser pour ne citer que celles-là, sont des capacités qui vont se traduire par des actions similaires, ressemblantes mais qui ne seront jamais reproductibles à l'identique. Selon le moment, l'état mental du malade, du soignant et de l'équipe, le contexte, la posture, le geste, les mimiques, les mots choisis seront en quelque sorte à chaque fois réinventés.

On peut alors s'interroger : l'accompagnement à une professionnalisation en psychiatrie suppose-t-il un genre particulier ?

Le tutorat : accompagnement ou pédagogie ?

Nous retiendrons que la compétence fait appel à 5 composantes :
- cognitive : savoirs, connaissances, schémas et théories implicites ;
- affective : image de soi, investissement affectif dans l'action, engagement. Cette composante est très influencée par l'environnement immédiat : l'unité de soins, l'équipe de travail et son évaluation sur la pratique mise en œuvre ;
- sociale : reconnaissance effective par l'environnement et l'organisation ;
- culturelle : la culture de l'organisation où se met en œuvre la compétence imprime certaines formes aux compétences produites ;
- praxéologique : aspect visible, observable, évaluable.

De fait un dispositif de tutorat paraît être l'espace pédagogique optimal pour aider au développement de compétences utiles.

Il se caractériserait par un processus pédagogique, une didactique particulière et des modalités facilitatrices.

Le processus pédagogique

Un point de départ : le besoin de formation

Tout processus pédagogique se propose de combler un écart entre ce que « l'on est et ce que l'on pourrait devenir ».

Confronter une évaluation personnelle à la connaissance plus ou moins avancée de la pratique attendue donne naissance à un ressenti de manque. Ce manque est constitutif du besoin de formation.

La caractérisation de ce besoin prend son sens au travers d'un double regard (tuteur et tutoré) : celui qui est « supposé savoir » et celui qui ne « sait pas ». Elle s'enrichit d'un consentement mutuel.

Le processus d'accompagnement : au-delà d'une technique pédagogique

Une relation pédagogique faite de confiance et de respect peut amener à travailler une formulation claire, précise et authentique du besoin de formation tout en garantissant un nécessaire espace de confidentialité.

La guidance du processus de tutorat traduit un engagement à anticiper et planifier les étapes dans une logique de progression adaptée à chaque stratégie individuelle d'apprentissage. Cette planification loin d'être un mode pré-construit, s'enrichit à chaque entretien du matériel clinique apporté par le novice.

La coévaluation : « l'arrêt sur image » qui autorise à continuer...

Tout ce processus est traversé de façon permanente par une coévaluation des objets de progression ; la complémentarité des regards induite par les rôles occupés participe à cette construction mutuelle.

La didactique

La didactique est caractérisée par le travail réflexif et inductif.

C'est un travail de maïeutique car il s'agit de faire émerger les savoirs implicites, expérientiels, personnels qui vont venir au-devant de la scène parce utilisables en situation.

La clinique sert de prétexte à être regardée, questionnée. Elle est un enjeu aux questionnements professionnels qui structurent la compétence en psychiatrie.

La démarche inductive en infère aux savoirs théoriques nécessaires. Ces derniers peuvent être stabilisés et réinjectés dans les situations à venir.

L'espace interindividuel ainsi privilégié facilite et autorise la pensée et la construction du « Je soignant ». La part d'intime mobilisée dans la rencontre clinique peut ainsi être évoquée et réfléchie.

La compétence des tuteurs est interpellée par cette dimension d'intime. Si la relation duelle est une relation d'aide, elle n'en reste pas moins une relation d'aide pédagogique comme présentée ci-dessus.

La compétence des tuteurs repose sur leur niveau d'expertise clinique.

Grâce à leur pratique réfléchie et conceptualisée, ils mobilisent rapidement les savoirs en jeu pour les amener à la compréhension de l'infirmier en tutorat.

Un indice de progression des compétences du tutoré tient aussi bien à la compréhension qu'il détient des situations rencontrées qu'à un sentiment de réassurance devant les incertitudes soulevées par la pathologie mentale et les processus thérapeutiques.

Le contenu des entretiens de tutorat

Le contenu des entretiens n'est pas linéaire ; il est souvent mobilisé du global au particulier : il « faudrait » d'abord comprendre ce qui anime l'institutionnel, puis « l'équipe », pour atteindre le travail clinique et sa dimension personnelle.

C'est un processus de questionnement qui va du « dehors au dedans ».

Le novice cherche d'abord sa place, la connaissance du système, les valeurs du groupe, les contrats narcissiques, et une fois ces connaissances stabilisées, il peut se centrer sur la constitution d'un « Je soignant ».

Il est important de considérer qu'ici plus qu'ailleurs les thèmes de contenus peuvent être apportés librement par les infirmiers en tutorat.

Les modalités d'accompagnement

Le mode d'accompagnement individuel présente les avantages suivants :

- l'assurance d'être écouté dans un espace-temps privilégié ;
- la centration sur le besoin individuel de formation ;
- le respect du mode et du rythme de progression de chacun.

Le mode d'accompagnement collectif offre les avantages suivants :

- d'introduire un tiers, facilitateur d'apprentissage ;
- de proposer la métaphore d'un travail d'équipe ;
- de s'inscrire dans une logique et une culture de métier.

Un accompagnement associant les deux modes de tutorat offre la possibilité de regards croisés sur les mêmes situations, facilitant le processus de professionnalisation.

Les dispositifs de tutorat

La mise en œuvre du programme d'études infirmières de 1992 a révélé des insuffisances quant à la formation en psychiatrie. Aussi, le plan Santé Mentale 2002–2005 a prévu une année de formation complémentaire ainsi qu'un groupe de travail ministériel pour réfléchir à une nouvelle proposition de formation.

À défaut d'obtenir dans le groupe de travail, un accord pour une spécialisation infirmière en psychiatrie, le consensus arrêté a consisté à l'instauration d'une formation de type Adaptation à l'emploi « Consolidation des savoirs » et un accompagnement par tutorat[3] à destination des nouveaux infirmiers recrutés en psychiatrie.

Les établissements de santé mentale se sont vus attribuer une subvention des Agences Régionales de Santé afin de financer ces dispositifs pour la durée du plan Santé Mentale et Psychiatrie 2005–2008.

Si la « consolidation des savoirs » a posé peu de problèmes, car existant peu ou prou déjà au sein des établissements, s'est posé alors un nouvel enjeu pour les Directions de soins : celui d'une part de sélectionner, nommer et former des infirmiers tuteurs et de penser un dispositif.

La sélection a le plus souvent consisté à mobiliser des professionnels confirmés à partir des critères suivants :

- une expertise clinique reconnue ;
- un historique formation « consistant » ;

3 Circulaire : DHOS/P2/O2DGS/6 C/2006/2/ du 16 janvier 2006.

- une expérience pédagogique d'encadrement des stagiaires et d'enseignement en IFSI;
- une expérience de publication voire de recherche.

Selon les établissements, si le diplôme d'infirmier de secteur psychiatrique n'était pas requis, la recherche d'une expertise clinique apparut toujours incontournable.

La nomination, le plus souvent par les coordonateurs de soins, a revêtu un caractère officiel et institutionnel seyant à la noblesse de cette nouvelle fonction.

La formation (jugée comme indispensable) a été le plus souvent déclinée à partir :
- d'un apport pédagogique et didactique;
- d'une réflexion partagée sur le sens de cette mission au niveau institutionnel.

Le « portage » institutionnel : il passe par l'accompagnement d'un cadre de santé mandaté par le coordonateur, celui-ci a un rôle qui nous paraît essentiel :
- concepteur du dispositif;
- animateur du groupe;
- évaluateur des pratiques et des modalités tutorales.

Cette fonction nouvelle suppose qu'une aide à l'analyse des pratiques pédagogiques complète les ressources mises à disposition des tuteurs.

Ce portage assure une reconnaissance du dispositif qui se doit d'être partagée par tous les acteurs de l'établissement.

Les modalités pratiques : elles sont intégrées et déclinées dans le projet de soin, à ce titre elles sont écrites et connues de tous.

Il paraît fondamental que les rencontres tutorales et les différentes réunions soient planifiées sur le temps de travail, la « bonne volonté » ayant ses limites, comme vu par le passé...

Perspectives

Quatre années de recul et il semble que l'évaluation pratiquée soit plutôt porteuse d'espoir.

Ces pratiques ont un effet certain sur :
- les tutorés :
  - la professionnalisation facilitée par une meilleure compréhension de la clinique, de la relation de soin et d'un positionnement professionnel;
  - l'inscription institutionnelle des nouveaux recrutés;
  - l'intégration d'une culture métier;
  - une satisfaction et un confort à exercer.
- les tuteurs :
  - le « plaisir » de la transmission et l'encouragement à le faire;
  - l'occasion d'approfondir leurs connaissances cliniques;
  - la valorisation de leurs compétences.
- l'institution :
  - l'enrichissement des activités infirmières;
  - l'instauration d'une dynamique de formation au sein des équipes pluriprofessionelles des unités;

– un renforcement de l'intérêt des cadres de santé à un management des compétences cliniques de leurs équipes.

Nous avançons l'idée que « prendre soin » des nouveaux recrutés honore l'établissement en tant qu'organisation de travail et porte les fruits, avouons-le, d'une éventuelle fidélisation des personnels...

Le constat d'une compétence globale renforcée des tuteurs (clinique et pédagogique) laisse à penser que des niveaux de réflexion supérieure puissent faire l'objet de dispositifs universitaires validants. Cette proposition serait de nature à compenser d'une part la perte du savoir infirmier détenu par les infirmiers de secteur psychiatrique (qui partiront massivement à la retraite dans les 10 ans à venir), et d'autre part la carence de formation en psychiatrie du programme de formation infirmière de 2009.

Postface

Elle s'appelle Odile. Elle a dix-huit ans. C'est son premier stage en psychiatrie. Elle pourrait également se nommer Estelle, Anne-Laure ou Virginie. J'ai tant de visages et de prénoms en mémoire. Ce pourrait aussi bien être son dernier stage. Je la sens toute tendue. Elle est raide de se battre pour garder une contenance. Ses traits visent à l'inexpressivité. Surtout ne pas montrer. Rester maîtresse de soi-même. Ne pas laisser deviner sa peur. Que lui a-t-on dit de la psychiatrie ? Quelles représentations de la maladie mentale s'est-elle forgée au fil des échanges avec les enseignants, avec ses collègues de promotion ? Comment sa courte vie l'a-t-elle préparée à rencontrer la folie ?

Elle vient d'arriver au CATTP et déjà je sais qu'un combat commence. Comment faire pour lui permettre de dépasser sa peur ? Comment l'aider à se sentir à l'aise dans ce monde qu'elle perçoit sinon comme dangereux, en tout cas comme hostile ? Les étudiants ont des objectifs de stage plus ou moins ambitieux, plus ou moins réalistes. Aujourd'hui, avant même de nous intéresser à ces objectifs, il nous faut d'abord accompagner l'étudiante, faire en sorte qu'elle puisse être en position d'apprentissage. Qui a peur n'apprend pas. Qui ne comprend pas la maladie mentale ne peut pas espérer soigner. Écrire un livre sur les soins en psychiatrie, c'est au fond comme accueillir une étudiante en stage.

À la différence que l'étudiante reçoit tout un paysage de sensations qu'elle ne sait pas lire. Elle doit faire face à ce qu'elle ressent sans avoir appris à mettre des mots dessus. C'est déjà tellement difficile d'avoir dix-huit ans, s'il faut en plus s'acharner à essayer de comprendre la maladie mentale. La découverte du fonctionnement mécanique du corps ne remet pas fondamentalement en cause l'étudiante. Il est facile de rester à distance. Mais comment avancer dans la connaissance du fonctionnement psychique normal et pathologique alors que l'on est dedans et que l'on n'est pas tout à fait sûr d'être normal ? Comment savoir que l'on réagit normalement à des propos délirants ? Comment intégrer que nous aussi nous utilisons ces mécanismes de défense découverts en cours, sur le terrain ou dans cet ouvrage ? Et pourtant, il n'y a pas d'autre solution que d'en passer par là. S'il y a quelque chose à comprendre dans la maladie mentale, c'est bien en repérant en nous-mêmes combien les frontières sont floues et mouvantes. On ne peut pas se limiter à poser un diagnostic qui nous exonérerait de toute remise en cause personnelle. D'autant plus que la clinique le montre bien, un diagnostic ça se discute. Peut-être même qu'en psychiatrie, les diagnostics ne sont faits que pour être discutés, argumentés. La psychiatrie implique un autre, un tout autre rapport au savoir. Nous sommes tellement demandeurs de certitudes, de conduites à tenir que nous éprouvons des difficultés à appréhender cette discipline du doute. S'il suffisait d'apprendre des signes pour différencier à tout coup une héboïdophrénie d'une psychopathie, le monde serait simple et nos diagnostics seraient autant de prisons dans lesquels nous enfermerions les patients. La psychiatrie des villes est différente de la psychiatrie des champs. Dans la cité, quand les patients vont mieux, les signes sont plus discrets voire invisibles. La clinique est constamment à reconstruire pour chacun. L'étudiante, l'infirmier novice sont constamment confrontés à cet écart. Névrose, psychose, perversion ou état-limite ? On argumente. On cherche les mécanismes de défense, on analyse collectivement la relation d'objet. On se constitue ainsi au fil des échanges une expérience qui va nous éviter de plonger dans l'identification projective.

Catherine travaille depuis six mois dans une unité d'entrée. Elle a exercé dix ans comme infirmière libérale. Le rythme effréné des visites, les heures qui s'accumulent, l'impossibilité de concilier travail et vie de famille, l'absence de poste dans l'hôpital général local l'ont conduite à exercer en psychiatrie. Sa formation initiale qui n'accordait que la portion congrue à la psychiatrie est bien loin aujourd'hui. Elle n'a qu'un souvenir vague d'une psychopathologie qui se résumait à l'abord des psychoses et des névroses. La notion d'état limite lui est tout à fait étrangère. Dommage, le tiers des patients hospitalisés dans son unité relève de cette pathologie. La notion de mécanisme de défense lui est aussi familière que le grec ancien. Chaque fois qu'un patient utilise le clivage de l'objet, elle plonge. Elle prend pour elle les insultes, répond au patient du tac au tac. Ses contre-attitudes font que plus d'une fois, elle a failli prendre des coups. Elle ne connaît du soin que les actes. La psychanalyse pour elle, c'est du blabla. La psychiatrie, elle n'y comprend rien. Elle a la sensation de ne rien faire. Armée de ce qu'elle nomme son bon sens, elle fait de la psychiatrie orthopédique à base de « Y'a qu'à... », « Faut qu'on... ». Lorsque Paul n'arrive pas à formuler une demande de soin en bonne et due forme, lorsque son déni de la maladie lui fait dire qu'il veut se faire hospitaliser parce qu'il n'a plus d'argent, elle réagit épidermiquement. Lorsque Jean-Jacques régule ses hallucinations en fumant pétard sur pétard, elle demande au médecin de cadrer ces patients. « Faut qu'on les fouille... Y'a qu'à les faire sortir. Ici c'est pas le Club Méditerranée ! » En entretien infirmier, elle n'écoute pas : elle rassure, elle stimule. Catherine est dangereuse mais elle ne le sait pas. Elle est convaincue d'être une infirmière compétente alors qu'une aide-soignante expérimentée en sait en matière de psychiatrie plus qu'elle sur un plan relationnel. Elle s'est choisie comme mentor un infirmier psy à l'ancienne qui n'a jamais attrapé un rhume de cerveau en essayant de comprendre un patient. Le cadre de l'unité organise des séances de lecture dans l'unité. Petit à petit, elle a découvert des aspects jusqu'ici mystérieux du soin en psychiatrie. Elle s'est rendue compte qu'elle était le principal outil du soin. Elle est devenue plus attentive aux petits riens, aux petits soins. Elle a appris à prendre son temps, à ne rien faire d'autre qu'être là, elle s'est rendue compte à quel point cela pouvait être difficile. Son exemplaire du livre est tout corné d'avoir été lu et relu. Lectrice attentive, elle annote, elle souligne, elle met des points d'interrogation dans la marge dans les passages plus obscurs. Elle s'est abonnée à une revue professionnelle.

Mylène n'en peut plus. Elle a choisi de travailler en psychiatrie alors qu'elle avait fait une formation d'IDE. Elle a eu la chance d'être nommée dans une unité quasi-expérimentale. Titillé par la démarche de soins et ses impasses, le cadre de l'unité a accompagné son équipe dans une démarche d'appropriation des concepts anglo-saxons. Les infirmiers se sont initiés en formation continue à la pratique des entretiens, à la démarche de soins. Ils ont fabriqué un recueil de données d'entrée qui était systématiquement proposé aux entrants. Mylène suivait le mouvement avec assiduité. Si elle n'était pas à la pointe, elle se sentait bien dans cette équipe où chacun essayait de réfléchir à sa pratique. Elle s'est formée à la relaxation, elle a imaginé un dispositif de soin autour des bains bouillonnants. Après quelques années, le cadre est parti dans une autre unité, ses innovations ayant cessé de plaire au médecin-chef. L'équipe a continué sur sa lancée jusqu'à l'arrivée d'un nouveau cadre dont le niveau d'angoisse était tel que toute prise d'initiative était *a priori* suspecte. Entre-temps, au hasard des affectations, l'équipe d'origine avait été profondément remaniée. Mylène est la dernière représentante de cette équipe. Elle ne se reconnaît plus dans l'atmosphère de l'unité. Depuis bien longtemps, la régulation a disparu. Les transmissions infirmières sont de plus en plus brèves. Les jugements de valeur sur les patients fleurissent. Elle continue à broder des soins de qualité aux patients qu'elle suit, mais l'environnement est de plus en plus pesant. La souffrance de ses collègues est telle qu'ils en arrivent à saboter cette dentelle qu'elle s'évertue à préserver coûte que coûte. Elle se rend compte qu'elle ne peut plus rester passive. Il lui faut réagir, se chercher des alliés, trouver des outils pour penser l'équipe et son fonctionnement. La notion de fonctionnement psychique groupal lui a donné quelques outils pour penser.

Serge est infirmier de secteur psychiatrique depuis 25 ans. Il a longuement hésité. Il se sentait bien comme infirmier. Il a travaillé cinq ans dans une unité d'entrée, puis quatre ans dans une unité de dynamisation de patients psychotiques, sept ans en hôpital de jour, trois ans en CMP, trois ans dans des appartements thérapeutiques et enfin trois ans dans un Centre d'Accueil et de Crise qui vient de fermer malgré les services rendus. Cette fermeture a certainement joué un rôle dans sa décision. Il ne pouvait plus se contenter d'être un pion. Il ne pouvait plus se contenter de soigner, de simplement soigner des patients. Si l'on peut supprimer d'un trait de plume une structure de soin qui fonctionne bien, c'est que le soin n'est plus une valeur. L'attitude de sa cadre au cours de la lutte pour éviter la suppression d'un outil que tous s'accordaient à trouver irremplaçable l'a profondément déçu. Elle était devenue une courroie de transmission des ordres de la direction. Elle avait épousé jusqu'à l'absurde les thèses économiques et managériales de ses supérieurs en déniant tous les aspects cliniques. Sa conception du rôle du cadre est toute autre. Serge s'est dit qu'il n'était pas possible de laisser le champ libre à ce type de cadre. Il s'est inscrit à la préformation à l'école des cadres. Il a commencé à lire. Il n'en avait pas réellement besoin mais c'est un perfectionniste. Son parcours professionnel varié en a fait un excellent clinicien. À l'hôpital de jour existaient des réunions de synthèse hebdomadaires animées par un psychologue. Chaque soignant présentait par écrit les parcours de vie et de soins des patients dont il était référent. S'il n'a jamais réalisé de démarches de soins au sens anglo-saxon du terme, il a une grande habitude et une grande dextérité dans ce domaine. Il trouve d'ailleurs ces diagnostics infirmiers un peu fades, un peu simplistes. Sa référence à lui c'est la psychanalyse, alors ces stratégies d'adaptation individuelle inefficace et autre risque de violence, ça le fait sourire. Il a lu. Il a dévoré. À l'exception du chapitre sur la démarche de soins, il s'est régalé. Il voyait formulé en clair quelques-unes de ces hypothèses de soin. Tout cela lui a donné le désir d'écrire pour transmettre son expérience. Mais d'abord, l'école des cadres.

Odile, Catherine, Mylène, Serge, il est plus d'une façon de lire ce livre mais chacun, de là où il en est, peut en faire son profit et grandir par sa lecture. À condition de ne pas le lire une fois pour toutes, d'une façon linéaire, mais d'y revenir, de sélectionner les passages qui parlent, qui interrogent. À condition de le partager avec ses collègues, de se demander si cette histoire de clivage de l'objet, ça ne décrit pas ce que Jean-Pierre semble agir. À condition de ne pas le considérer comme un objet total, magique mais comme une étape de pensée qu'il nous appartient d'intégrer, de faire nôtre, de dépasser pour que nous aussi, à notre tour, comme Serge, peut-être nous puissions transmettre.

Donner envie d'écrire, n'est-ce pas ce que l'on demande à un ouvrage ?

Soigner

Prendre soin, être aux côtés, accompagner celui qui souffre, être là, accepter qu'il se déverse sur nous, l'aider à porter sa souffrance, le porter parfois pour qu'il puisse mieux la supporter, apaiser…

Accompagner la révolte contre la maladie, la susciter, insuffler la volonté de combattre ce qui fait mal, être un facteur de libération, un militant de l'autonomie.

Accompagner la reconstruction, aider celui qui souffre à donner un sens à sa souffrance, l'aider à redonner sens à sa propre vie… Que ce sens soit conforme à nos propres valeurs ou non…

C'est cela soigner. Ce n'est pas normaliser, ce n'est pas se nier soi en niant l'autre.

Souffrance psychique et non pas maladie, santé mentale ou psychiatrie pour rester le plus près possible du ressenti, avant qu'il ne soit objectivé, caractérisé, nosographié… pour rester le plus près de la vérité intime : expérience de l'ineffable mais aussi énoncé que « Tout m'afflige et me nuit et conspire à me nuire. »

Notre clinique, c'est celle de la relation soignant/soigné, celle qui se noue, se dénoue, se renoue chaque fois qu'un être en souffrance rencontre un soignant ou une équipe soignante.

Accueillir, écouter, apprivoiser, accompagner, soigner, quitter exige du soignant une véritable ascèse. On n'a jamais fini d'apprendre à faire en soi une place à l'autre. Il s'agit d'une véritable quête dont l'objet apparaît d'autant plus lointain que l'on s'en approche. Cette quête implique un constant travail sur soi, des remises en cause parfois déchirantes. Elle implique de renoncer au fonctionnariat, au confort intellectuel. C'est un périple qui conduit le soignant vers de nouvelles contrées : les paysages y sont plus beaux, plus accidentés, les montagnes plus enneigées, la mer plus bleue, le plaisir plus pur, la vie plus intense.

Le soin comme l'enfer est pavé de bonnes intentions. L'ange qui sommeille en chaque soignant, livré à lui-même, confronté à des institutions parfois mortifères se métamorphose souvent en un petit démon pervers qui s'ingénie à bousculer les plus belles stratégies thérapeutiques. L'ange perd ses plumes et devient un homme qui va à la rencontre d'autres hommes. Il soigne autant qu'il se soigne. Sa faiblesse d'homme faillible, incomplet, divisé est sa principale vertu.

Écouter ?

« *Quand je te demande de m'écouter et que tu commences à me donner des conseils, tu n'as pas fait ce que je te demandais.*

Quand je te demande de m'écouter et que tu commences à me dire pourquoi je ne devrais pas ressentir cela, tu bafoues mes sentiments.

Quand je te demande de m'écouter et que tu sens que tu dois faire quelque chose pour résoudre mon problème, tu m'as fait défaut, aussi étrange que cela puisse paraître.

Écoute ce que je te demande, c'est que tu m'écoutes. Non que tu parles ou que tu fasses quelque chose, je te demande uniquement de m'écouter.

Les conseils sont bon marché, pour cinq francs j'aurai dans le même journal le courrier du cœur et l'horoscope.

Je peux agir par moi-même, je ne suis pas impuissant, peut-être un peu découragé ou hésitant, mais non impotent.

Quand tu fais quelque chose pour moi, que je peux et ai besoin de faire moi-même, tu contribues à ma peur, tu accentues mon inadéquation.

Mais quand tu acceptes comme un simple fait que je ressens ce que je ressens (peu importe la rationalité), je peux arrêter de te convaincre, et je peux essayer de commencer à comprendre ce qu'il y a derrière ces sentiments irrationnels. Lorsque c'est clair, les réponses deviennent évidentes et je n'ai pas besoin de conseils.

Les sentiments irrationnels deviennent intelligibles quand nous comprenons ce qu'il y a derrière...

Alors, s'il te plaît, écoute-moi et entends-moi.

Et si tu veux parler, attends juste un instant et je t'écouterai.[1] »

Écouter.

Écouter pour faire en soi une place à l'autre.

Supporter ces images flamboyantes qui ne sont pas des métaphores mais un vécu de morcellement qui broie un sujet qui sent son corps se métamorphoser, devenir une charogne, être envahi par des puissances étranges et toutes puissantes. Écouter quand ce qui constitue pour nous le réel devient un magma informe,

1 Auteur anonyme, extrait de « Aides », cité par le bulletin de l'Église Réformée de Champigny sur Marne, juin 1995.

quand les lois régissant l'espace-temps explosent, quand les corps sont poreux, quand l'esprit est colonisé par l'automatisme mental, quand ne survit plus qu'une sorte de magma psychique.

Écouter quand ce qui s'exprime c'est la folie avec tout ce que cela implique de peur.

Écouter avec la certitude au fond des tripes que le moindre faux pas dans ce sentier escarpé vous fera glisser et chuter, chuter pour tomber, fracassé comme un pantin désarticulé.

Écouter, avec la constante tentation d'abdiquer, de renoncer, de rester là, haletant, de ne plus bouger, incapable de redescendre, incapable de poursuivre.

La folie c'est la haute montagne et j'en connais qui sont des Everest, des Anapurna. Je connais d'étranges alpinistes au regard halluciné qui ne savent dire les beautés terribles qui brûlèrent leurs yeux. Je connais des poètes de quatre sous, qui en vingt mots, les seuls qui leur restent, font vaciller l'âme de celui qui prend le temps de les écouter.

Ils sont là, clinophiles, sous une couverture, tremblant de fièvre et de délire attendant un guide, un soignant qui prendrait le temps de les écouter, de délivrer un message d'espoir.

Écouter, la belle affaire ! Et pourquoi prendrais-je la peine d'écouter ces sujets qui soit n'ont rien à dire, soit balbutient du vent ?

« Au Moyen Âge, trois ouvriers travaillaient sur un chantier. Le premier, auquel un passant avait demandé ce qu'il faisait, répondit : “je pose des pierres les unes sur les autres”, le deuxième répliqua à la même question : “je construis un mur”, et le troisième : “je bâtis une cathédrale” ».

Qu'est-ce que soigner pour moi ? Cette question chaque soignant se la pose à un moment ou à un autre de sa carrière.

Qu'est-ce que soigner pour moi ?

Est-ce poser des pierres les unes sur les autres ? Est-ce construire un mur ou édifier une cathédrale ? De ces trois niveaux de conscience auquel va ma préférence : la valorisation du geste, celle de l'objectif immédiat, celle de la finalité ?[2]

Qu'est-ce que soigner ? La question est-elle de savoir s'il vaut mieux poser des pierres l'une sur l'autre, construire un mur ou édifier une cathédrale ? Ne s'agit-il pas d'abord de savoir ce que nous avons envie de faire, de découvrir la façon dont nous voulons le faire.

Que sais-je réellement ? Je sais, éventuellement, ce que je ferai moi avec Pierre ou Marie parce que cela correspondra à la relation que nous avons établie, à l'ici et maintenant de cette relation, parce que cela correspondra à ce que je suis, à mon histoire, à ce que Pierre ou Marie fait vibrer en moi, mais comment saurais-je ce que vous, lecteurs, pourriez faire ou devriez faire dans une situation donnée ?

Comment saurais-je le trajet qui conduit un sujet à entreprendre de soigner d'autres sujets ? Comment connaîtrais-je les failles qu'il comble ainsi, ce que cela mobilise chez lui ?

---

2 S. Zommerman, *Recherche pour la conception d'un guide d'encadrement des étudiants en soins infirmiers en stage*, Travail de fin d'études d'infirmière, promotion 1991–93.

Écouter parce que l'essentiel est invisible pour les yeux, parce que sans écoute de l'autre, il n'est en psychiatrie aucune cathédrale qui tienne debout. Écouter parce que c'est parfois ce que je fais de mieux.

Écouter oui, mais ni comme un prêtre, ni comme un analyste. Écouter sans mandat pour le faire ne sert à rien, il ne s'agit pas de permettre à l'autre de se répandre en nous mais de l'aider à tisser des liens.

Poser des pierres les unes sur les autres, construire un mur, bâtir une cathédrale, faut-il choisir ? Bien évidemment non !

C'est la situation, c'est le patient qui commande.

Nous ne pourrons parfois que poser des pierres les unes sur les autres, et ce sera déjà énorme, car parfois rien ne tient. Quelques pierres posées les unes sur les autres c'est un point de repère pour qui n'en a plus, c'est un bout d'histoire pour qui les générations se confondent.

Certaines de ces pierres deviendront des murs. Ce sera une autre étape. On peut s'abriter derrière un mur, on peut s'y reposer et attendre que la tempête se calme avant de repartir vers d'autres aventures, vers d'autres murs.

Et puis quelques rares fois, nous bâtirons une cathédrale.

Nous ne savons jamais, au premier accueil, si nous poserons des pierres, si nous construirons un mur ou si nous bâtirons une cathédrale, et pourtant il nous faut faire comme si. Ce n'est jamais celui qui pose les pierres, ni celui qui construit les murs, ni celui qui bâtit un bout de cathédrale qui y prie, c'est toute la communauté.

Prier, rassembler la communauté c'est au fond à ça que sert une cathédrale. C'est à ça que sert un système de soin.

Même s'il est beaucoup de cathédrales avortées.

Comment nouer une relation thérapeutique avec un patient tellement délirant, tellement perdu dans son monde qu'il ne vit les autres que comme des persécuteurs ?

Le but des soins en psychiatrie est de permettre à un sujet qui ne supporte plus les liens d'en tisser sans s'en sentir prisonnier. Comment crée-t-on ces liens ?

À cause de la couleur des blés

Saint-Exupéry dans *Le Petit Prince* nous fournit quelques éléments de réponse. Pour Saint-Exupéry, le verbe apprivoiser est une chose trop oubliée qui signifie « créer des liens ».

« *Il faut être très patient, répondit le renard. Tu t'assoiras d'abord un peu loin de moi, comme ça, dans l'herbe. Je te regarderai du coin de l'œil et tu ne diras rien. Le langage est source de malentendus. Mais chaque jour, tu pourras t'asseoir un peu plus près...*

Le lendemain revint le petit prince.

– Il eût mieux valu revenir à la même heure, dit le renard. Si tu viens, par exemple, à quatre heures de l'après-midi, dès trois heures je commencerai d'être heureux. Plus l'heure avancera, plus je me sentirai heureux. À quatre heures, déjà, je m'agiterai et m'inquiéterai ; je découvrirai le prix du

bonheur ! Mais si tu viens n'importe quand, je ne saurai jamais à quelle heure m'habiller le cœur... Il faut des rites.[3] »

Respecter le sujet là où il en est tout en assumant/assurant les soins prescrits. Se rapprocher progressivement, diminuer la distance entre lui et nous, tout en étant prêt à reculer si nous allons trop vite. Écouter parce que chaque parole chez ces sujets parfois avares de mots est indice. Écouter, être à l'affût de ce qui semble être vivant. Écouter les gestes. On ne soigne qu'en utilisant ce qui est vivant, vibrant comme levier de la relation.

Qu'est-ce qu'un rite ?

« *C'est ce qui fait qu'un jour est différent des autres jours, une heure, des autres heures. Il y a un rite, par exemple chez mes chasseurs. Ils dansent le jeudi avec les filles du village. Alors le jeudi est un jour merveilleux ! Je vais me promener jusqu'à la vigne. Si les chasseurs dansaient n'importe quand, les jours se ressembleraient tous, et je n'aurais point de vacances.*[4] »

Différencier les moments, offrir des pleins et des déliés, donner à la relation une place, qu'elle n'envahisse pas tout. C'est aussi dans le manque que se construit la relation.

Et quand l'heure du départ approche :

« *– Ah ! dit le renard... Je pleurerai.*

– C'est ta faute, dit le petit prince, je ne te souhaitais pas de mal, mais tu as voulu que je t'apprivoise...

– Bien sûr, dit le renard...

– Alors tu n'y gagnes rien !

– J'y gagne, dit le renard, à cause de la couleur du blé.[5] »

« *Tu vois, là-bas, les champs de blé ? Je ne mange pas de pain. Le blé pour moi est inutile. Les champs de blé ne me rappellent rien. Et ça c'est triste ! Mais tu as des cheveux couleur d'or. Alors ce sera merveilleux quand tu m'auras apprivoisé ! Le blé qui est doré, me fera souvenir de toi. Et j'aimerai le bruit du vent dans le blé...*[6] »

Ce n'est pas facile d'apprivoiser un patient psychotique. Comme dirait le renard au petit prince, on est responsable de ce que l'on apprivoise.

Il ne s'agit pas de prendre et de jeter. Il s'agit d'un apprivoisement pas d'une séduction. On se rapproche petit à petit, un petit peu plus chaque jour, un petit peu plus longtemps à chaque fois pour ne pas envahir, pour ne pas être envahi, pour signifier qu'on n'est pas tout et que l'on ne veut pas être tout pour l'autre. Il faut être sensible aux mouvements de l'autre, deviner quand nous sommes de trop, quand nous ne sommes pas assez, savoir voleter un peu plus loin, se rapprocher.

Apprivoiser un patient psychotique implique d'avoir et de se donner du temps. La psychose, c'est trop grave pour justifier de thérapies-minutes. Pour que les

3 A. de Saint-Exupéry, *Le Petit Prince*, Gallimard, 1946.

4 A. de Saint-Exupéry, *Le Petit Prince*, *op. cit*

5 *Ibid*

6 *Ibid*

choses changent, pour que le patient accepte de penser que la pensée ne brûle pas, ne détruit pas, il faut une vraie relation de confiance construite dans le temps, il faut des années. Le psychotique « ignore » le temps. Il faut donc lui donner un laps de temps suffisamment important.

Apprivoiser, implique également de croire, croire que rien n'est écrit, que tout est toujours à construire, que ce n'est pas parce que nous constatons que l'on ne guérit pas d'une psychose, que la guérison est impossible. Ça implique de croire que l'avenir est ouvert, que ce qui compte pour ce patient-là peut se bricoler de telle sorte qu'un équilibre de vie satisfaisant qui laisse place pour le bonheur est possible. Ça implique de croire que le patient sait mieux que nous ce qui est mieux pour lui, même s'il se trompe, même si nous devons ne pas tenir compte de ce qu'il formule, se dire que nous aussi pouvons ne pas intervenir, que c'est la fonction qui veut ça, mais que quelque chose de bien peut en sortir si nous savons trouver l'accès qui va lui permettre de dépasser le passage difficile.

Cela implique de partager. On ne soigne pas un psychotique avec de bons sentiments. Pas de pitié, ni de piété. On se soigne soi, à travers l'autre, parce que cet autre réveille quelque chose chez nous, parce que nous réveillons quelque chose chez lui. Dans la relation, chacun doit prendre autant qu'il donne.

Lorsque l'on donne sans compter on vole quelque chose à l'autre, on lui vole la possibilité, de nous donner quelque chose à nous. Sans ce quelque chose à partager, on en est réduit aux bénéfices secondaires, on se sert de l'autre pour parvenir à nos propres fins qui n'ont rien à voir avec lui.

Pour éviter de ne soigner que nous à travers l'autre, pour faire la part des choses, pour ne pas projeter nos propres fantasmes sur l'autre, il est vital de s'aménager des temps de recul, des temps d'échange avec les autres soignants, de confronter nos perceptions du patient avec d'autres perceptions venant de lieux et de temps différents, de professions différentes.

Je ne pense pas que l'on écoute vraiment l'autre, je crois que sans grille de lecture, on n'entend rien, on n'entend que du bruit. L'autre parle, nous transmet quelque chose et nous donne à penser, on n'entend en fait que nous, sauf si nous utilisons une grille de lecture, de déchiffrage.

S'il faut se réunir, participer à des groupes de travail c'est pour mieux entendre l'autre, c'est pour se décentrer. C'est éventuellement pour remettre en cause notre grille de lecture.

Nul n'écoute qui que ce soit s'il n'est disponible pour cela. Cela suppose aussi de mener une vie qui nous permette d'être disponible, de prendre du plaisir dans notre vie, d'avoir notre paysage de couleurs, d'odeurs. Car la vie est trop courte pour soigner triste...

Bonne route à tous.

Dominique, Friard
ISP, CATTP Le Lombard, Gap (05)

Bibliographie

ANADI — Diagnostics infirmiers 2001-2002. Définitions et classifications. Masson, Paris, 2002.

ANZIEU D. — *Le Groupe et l'Inconscient. L'imaginaire groupal*. Dunod, Paris, 1975.

ANZIEU D. — *Le Moi-peau*. Dunod, Paris, 1985.

AULAGNIER P. — *Les Destins de plaisir. Aliénation – amour – passion*. PUF, Paris, 1979.

AZOULAY J. — Psychothérapies institutionnelles, *in* D. WIDLOCHER et A. BRACONNIER, *Psychanalyse et psychothérapies*. Flammarion Médecine-Sciences, paris, 1996.

BALIER C. — *Psychanalyse des comportements violents*. PUF, Paris, 1988.

BALINT M. — *Le Défaut fondamental*. Payot, Paris, 1971.

BRUNET L. — Crises et impasses relationnelles. Le rôle de l'identification projective et de la fonction contenante. *Neuropsychiatrie de l'Enfance*, 43, 258-264, 1995.

BERGERET J. — *La Violence fondamentale*. Dunod, Paris, 1984.

BERGERET J. et coll. — *Psychologie pathologique*. Masson, Paris, 1993.

BERGERET J. — *La Personnalité normale et pathologique*. Dunod, Paris, 1996.

BION W.R. — *Recherche sur les petits groupes*. PUF, Paris, 1965.

BION W.R. — *Aux sources de l'expérience*. PUF, Paris, 1979.

BION W.R. — *Entretiens psychanalytiques*. PUF, Paris, 1980.

BLEGER J. — Le groupe comme institution et le groupe dans les institutions, *in* R. KAËS et coll., *L'Institution et les institutions*. Dunod, Paris, 1987.

BLEGER J. — Psychanalyse du cadre psychanalytique, *in* R. KAËS et coll., *Crise, rupture et dépassement*. Dunod, Paris, 1990.

BOULANGER J.-J. — Aspect métapsychologique, *in Psychologie pathologique*. Masson, Paris, 1993.

CHABERT C. et coll. — *Névroses et fonctionnements limites*. Dunod, Paris, 1999.

CHAMBON O., MARIE-CARDINE M. — *Les Bases de la psychothérapie*. Dunod, Paris, 1999.

CHANOIT P.F. — *La psychothérapie institutionnelle*. PUF, Paris, 1995.

DARCOURT G. — Moments-limites en cures analytiques, *in* J. BERGERET et coll., *Narcissisme et états-limites*. Dunod, Paris, 1986.

DUBOR P. — Place de l'agir et de l'interprétation dans les psychothérapies. *Revue Française de Psychanalyse*, 3, 733-754, 1991.

DUBOR P. — Structure psychotique, *in* J. BERGERET et coll., *Psychologie pathologique*. Masson, Paris, 1993.

DUBOR P. — Le cadre à « géométrie variable » en appui perceptif sur l'objet réel et total médiateur de l'intériorisation de la permanence et de la continuité. *Revue Française de Psychanalyse*, 2, 401, 427, 1996.

ENRIQUEZ E. — Le travail de mort dans les institutions, *in* R. KAES et coll., *L'institution et les institutions*. Dunod, Paris, 1987.

FERRAND A. — *Pulsion et lien d'emprise*. Dunod, Paris, 2001.

FOUCAULT M. — *Histoire de la folie à l'âge classique*. Gallimard, Paris, 1976.

FREUD S. — *Trois essais sur la théorie de la sexualité* (1905). Gallimard, Paris, 1949.

FREUD S. — Pour introduire le narcissisme (1914), *in La vie sexuelle*. Bibliothèque de psychanalyse, PUF, Paris, 1992.

FREUD S. — Deuil et mélancolie (1917), *in Métapsychologie*. Gallimard, Paris, 1952.

FREUD S. — Au-delà du principe de plaisir (1920), *in Essais de psychanalyse*. Payot, Paris.

FREUD S. — *Abrégé de psychanalyse* (1938), Bibliothèque de psychanalyse, PUF, Paris, 1992.
GADEAU L. — Entre étayage et désétayage : l'activité de liaison, *in Les pouvoirs du négatif dans la psychanalyse et la culture* (collectif). Champvallon, Seyssel, 199-213, 1988.
GILLET M., ELCHARDUS J.-M. — La crise dans l'institution, *in* M. DEBOUT, *Psychiatrie d'urgence. Médecine de la crise*. Masson, Paris, 18-41, 1981.
HOCHMANN J. — « Les fondements autoérotiques de l'activité de pensée ». *Journal de la psychanalyse de l'enfant*, n° 1, 238-263, 1993.
HOCHMANN J. — Corélia ou le silence des sirènes, une relecture de l'autisme infantile de Kanner, *in Autisme de l'enfance*. Monographies de la RFP, PUF, Paris, 29-54, 1994.
HOCHMANN J. — *La consolation*. Odile Jacob, Paris, 1994.
HOCHMANN J. — *Pour soigner l'enfant autiste*. Opus, Odile Jacob, Paris, 1997.
HOCHMANN J. — « Une expérience de groupe thérapeutique avec des enfants autistes possédant le langage : contribution à une étude du développement de la représentation interpersonnelle de soi ». *Psychiatrie de l'enfant*, XLIII, 127-173, 2000.
HOUSER M. — Aspects génétiques, *in Psychologie pathologique*. Masson, Paris, 1993.
IONESCU S. et coll. — *Les mécanismes de défense. Théorie et clinique*. Nathan Université, Paris, 1997.
JEAMMET Ph., REYNAUD M., CONSOLI S. — *Psychologie médicale*. Masson, Paris, 1980.
KAES R. — « Etayage et structuration du psychisme ». *Connexions*, 44, 11-48, 1984.
KAES R. — « Le groupe comme appareil de transformation ». *Revue de psychanalyse de groupe*, 5-6, 92-100, 1986.
KAES R. et coll. — *L'institution et les institutions. Études psychanalytiques*. Dunod, Paris, 1987.
KAES R. — *Le groupe et le sujet du groupe*. Dunod, Paris, 1993.
KAES R. — *La parole et le lien*. Dunod, Paris, 1994.
KAES R. et coll. — *Souffrance et psychopathologie des liens institutionnels*. Dunod, Paris, 1996.
KERNBERG O. — *La thérapie psychodynamique des personnalités limites*. PUF, Paris, 1995.
KLEIN M. — Notes sur quelques mécanismes schizoïdes, *in Développements de la psychanalyse*, traduction J.-B. BOULANGER. PUF, Paris, 1952.
KLEIN M. — *La psychanalyse des enfants*. PUF, Paris, 1959.
LACAN J. — *Écrits*. Le seuil, Paris, 1966.
LAPLANCHE J., PONTALIS J.-B. — *Vocabulaire de la psychanalyse*. PUF, Paris, 1967.
MARQUET D. — « Je suis cadre ». *Actualités en psychiatrie*, n° 1-2., vol. 19, 2002.
MARTY P. — « La dépression essentielle ». *Revue Française de Psychanalyse*, 3, 595-598, 1968.
MORASZ L. — « La prise en charge groupale des organisations limites ». *Nervure*, IX, n° 7, 73-76, 1996.
MORASZ L. — *La psychiatrie de liaison : analyse psychodynamique et institutionnelle*. Thèse d'état. Lyon I, 1996.
MORASZ L., MARIE-CARDINE M., LACHAUX B. — « L'équipe soignante à l'hôpital général sous le regard de la psychologie médicale ». *Revue Française de Psychiatrie et de Psychologie médicale*, n° 5, 1997.
MORASZ L. — « De « l'enfant-roi » à « l'enfant-loi » : la filiation à l'épreuve de la post-modernité ». *Nervure*, XI, 1998.
MORASZ L. — « Le malade alcoolique aux urgences : une sortie sans issue ? » *Revue Française de Psychiatrie et de Psychologie médicale*, n° 01-99, 1999.
MORASZ L. et coll. — « La violence aux urgences - Réalité, fantasme et identification projective ». *Revue Française de Psychiatrie et de Psychologie médicale*, n° O1-99, 1999.
MORASZ L. — *Le soignant face à la souffrance*. Dunod, Paris, 1999.

MORASZ L. — La souffrance dans la relation soignant-soigné, *in* FISCHER et coll., *Traité de psychologie de la santé*. Dunod, Paris, 2001.
MORASZ L. — *Comprendre la violence en psychiatrie*. Dunod, Paris, 2002.
MORASZ L. — *Prendre en charge la souffrance à l'hôpital*. Dunod, Paris, 2003.
MORASZ L. — et coll. – *Comprendre et soigner la crise suicidaire*. Dunod, Paris, 2008.
RACAMIER P.-C. — *Les schizophrènes*. Payot, Paris, 1980.
REID W. — Omnipotence et transfert unidimensionnel, *in* J. BERGERET, W. REID, *Narcissisme et états-limites*. Dunod, Paris, 1986.
ROGERS C. — *Relation d'aide et psychothérapie*. E.S.F, 1987.
ROSENFELD H. — Notes sur le traitement psychanalytique des états psychotiques, *in Traitement au long cours des états psychotiques*. Privat, Toulouse, 1974.
ROUSSILLON R. — « Le médium malléable, la représentation de la représentation et la pulsion d'emprise ». *Revue belge de psychanalyse*, n° 13, 1985.
ROUSSILLON R. — Paradoxes et situations limites de la psychanalyse, 2001.
VANDERMOUTEN M.-J., DUBREUCQ J.-L. — « L'épuisement professionnel en milieu psychiatrique ». *Soins en psychiatrie*, mars 1990.
WINNICOTT D.W. — *Jeu et réalité* (1951). Gallimard, Paris, 1975.
WINNICOTT D.W. — La capacité d'être seul en présence de la mère, *in De la pédiatrie à la psychanalyse* (1957). Payot, Paris.

Elsevier Masson S.A.S - 65, rue Camille-Desmoulins
92442 Issy-les-Moulineaux Cedex
Dépôt Légal : août 2012

Retirage septembre 2019

Imprimé en Pologne par Dimograf